教材精讲

药学专业知识（二）

主　编　马　雪

副主编　李明凯

编　委　（按姓氏笔画排序）

王欣赏　方　超　杨铁虹　陈　周

孟静茹　聂　聃　贾　敏

中国健康传媒集团

中国医药科技出版社

内容提要

本书由从事执业药师职业资格考试考前培训的专家根据新版国家执业药师职业资格考试大纲及考试指南的内容要求精心编写而成。书中内容精炼、重点突出，便于考生在有限的时间内抓住考试重点及难点，进行高效复习，掌握考试的主要内容。随书附赠配套数字化资源，包括黄金40分课程、历年真题、考生手册、思维导图、考点速报、复习规划、高频考点、考前速记等，使考生复习更加高效、便捷；赠2套线上模拟试卷，方便考生系统复习后自查备考。本书是参加2024年国家执业药师职业资格考试考生的辅导用书。

图书在版编目（CIP）数据

药学专业知识. 二/马雪主编.—北京：中国医药科技出版社，2023.12

2024国家执业药师职业资格考试教材精讲

ISBN 978-7-5214-4254-0

Ⅰ.①药…　Ⅱ.①马…　Ⅲ.①药物学–资格考试–自学参考资料　Ⅳ.①R9

中国国家版本馆CIP数据核字（2023）第208689号

美术编辑　陈君杞

责任编辑　李红日　董佳敏

版式设计　友全图文

出版　**中国健康传媒集团**｜中国医药科技出版社

地址　北京市海淀区文慧园北路甲22号

邮编　100082

电话　发行：010-62227427　邮购：010-62236938

网址　www.cmstp.com

规格　787×1092mm $\frac{1}{16}$

印张　17

字数　444千字

版次　2023年12月第1版

印次　2023年12月第1次印刷

印刷　北京盛通印刷股份有限公司

经销　全国各地新华书店

书号　ISBN 978-7-5214-4254-0

定价　**69.00元**

获取新书信息、投稿、为图书纠错，请扫码联系我们。

　　国家执业药师职业资格考试实行全国统一大纲、统一命题、统一组织的考试制度，采用笔试、闭卷考试形式。每科试卷有120题，满分为120分。题型包括A型题（最佳选择题）、B型题（配伍选择题）、C型题（综合分析选择题）和X型题（多项选择题）。

　　为帮助考生在有限的时间里抓住重点、高效复习，我们组织工作在教学一线、有着丰富考前培训经验的专家教授依据新版考纲编写了这套《国家执业药师职业资格考试教材精讲》丛书。

　　本丛书特点如下：

　　1.全面覆盖新版大纲的要点内容，用一颗至三颗星标注考点分级，重要考点用双色突出标示。

　　2.用精准而简洁的文字高度凝练考试指南内容，通过对比记忆、联想记忆和分类记忆为考生理出清晰的记忆思路，在有限的片段时间里掌握考试重点。

　　3.为使考前复习更加高效、便捷，随书附赠配套数字化资源，包括黄金40分课程、历年真题、考生手册、思维导图、考点速报、复习规划、高频考点、考前速记等，并赠2套线上模拟试卷，便于考生熟悉题型，模拟考场，自查备考。获取步骤详见图书封底。

　　国家执业药师职业资格考试从执业药师岗位职责和实践内容出发，以培养具备在药品质量管理和药学服务方面的综合性职业能力、自主学习和终身学习的态度和意识、较好地服务于公众健康素质的人才为目标。希望考生通过对本丛书的学习领会考试精神，顺利通过考试。

　　为不断提升本套考试用书的品质，欢迎广大读者在使用过程中多提宝贵意见和建议，我们将在今后的工作中不断修订完善。

　　在此，祝愿各位考生复习顺利，考试成功！

中国医药科技出版社

2023年12月

目录

第一章　精神与中枢神经系统疾病用药

第一节　镇静与催眠药

考点1 分类 ★★★

类别		代表药物
苯二氮䓬类	长效	氟西泮、夸西泮、地西泮
	中效	艾司唑仑、劳拉西泮、替马西泮
	短效	三唑仑
巴比妥类	长效	苯巴比妥、巴比妥
	中效	戊巴比妥、异戊巴比妥
	短效	司可巴比妥
	超短效	硫喷妥钠
醛类		水合氯醛
环吡咯酮类及其他非苯二氮䓬类		扎来普隆、唑吡坦、佐匹克隆、艾司佐匹克隆
褪黑素类		雷美替胺

考点2 药理作用和作用特点 ★★★

1. 苯二氮䓬类

（1）促进中枢抑制性神经递质 γ-氨基丁酸（GABA）的释放或突触的传递。

（2）中枢抑制作用随剂量增加逐渐增强，表现为镇静、催眠甚至昏迷。

（3）对焦虑型、夜间醒来次数较多或早醒者可选用氟西泮。地西泮也属于长效药，但目前临床不常用于治疗失眠，因其作用持续时间长并且可以导致活性代谢物蓄积。

（4）老年患者对苯二氮䓬类药物较敏感，静脉注射更易出现呼吸抑制、低血压、心动过缓甚至心跳停止。用药后可致人体的平衡功能失调，尤其是老年人较为敏感，可产生过度镇静、肌肉松弛作用，觉醒后可发生震颤、思维迟缓、运动障碍、认知功能障碍、步履蹒跚、肌无力等"宿醉"现象，极易跌倒和受伤。

（5）长期使用易产生耐受性及依赖性。

（6）服药期间可降低驾驶员和机械操作者的注意力，应注意避免驾车、操作机器和高空作业。

2. 巴比妥类

（1）引起中枢神经系统非特异性抑制作用，随剂量增大逐渐引起镇静、催眠、麻醉、昏迷，甚至死亡。

（2）由于不良反应和相互作用较多，不推荐常规应用巴比妥类药物治疗失眠。

（3）药物进入脑组织的快慢取决于药物的脂溶性，异戊巴比妥脂溶性高，中枢抑制作用起效快；苯巴比妥脂溶性低，中枢抑制作用起效慢。

（4）硫喷妥钠起效快，作用维持时间短，主要用于静脉麻醉。

3.醛类（水合氯醛）

（1）作用机制可能与巴比妥类药相似，引起近似生理性睡眠。

（2）催眠作用温和，可缩短睡眠潜伏期，减少夜间醒觉次数，不缩短快动眼睡眠期（REMS）睡眠时间，较大剂量有抗惊厥作用，可用于小儿高热、破伤风及子痫引起的惊厥。

（3）大剂量用药可抑制心肌收缩力、缩短心肌不应期，并抑制延髓呼吸及血管运动中枢，引起昏迷和麻醉效应甚至死亡。

（4）长期用药可产生依赖性及耐受性，突然停药可引起神经质、幻觉、烦躁、异常兴奋、谵妄、震颤等严重撤药综合征。

4.环吡咯酮类及其他非苯二氮䓬类

（1）特异性更好、安全性更高，在改善睡眠持续时间和睡眠质量的同时，还缩短了睡眠潜伏期，减少了觉醒次数。

（2）佐匹克隆（环吡咯酮类）：作用于GABA受体，具有镇静催眠、抗焦虑、肌肉松弛和抗惊厥等作用。

（3）唑吡坦（咪唑并吡啶类）：GABAA型受体激动剂，仅具有镇静催眠作用，而无抗焦虑、肌肉松弛和抗惊厥等作用。镇静催眠的特异性较好。

（4）原发性失眠首选非苯二氮䓬类药物，为改善起始睡眠（难以入睡）和维持睡眠质量（夜间觉醒或早间觉醒过早），可选服唑吡坦、佐匹克隆。

（5）对入睡困难者首选扎来普隆，但不适合长期使用。

5.褪黑素类（雷美替胺）

（1）褪黑素受体激动药，对褪黑素受体的亲和力高于褪黑素本身。

（2）能有效治疗以睡眠诱导困难为特征的慢性和一过性失眠症，用于失眠的短期治疗。

（3）副作用较少，没有催眠副作用、戒断反应和反跳性失眠，依赖性小。

（4）对入睡困难型失眠比睡眠维持型失眠更有效。

考点3 药物相互作用★★

类型	合用药品	药物相互作用
苯二氮䓬类	乙醇	合用中枢神经系统抑制物质时，会发生过度镇静和呼吸抑制（使用时不应饮酒）
	易成瘾药物	成瘾风险增加
	抗高血压药或利尿降压药	增强降压效果
	钙通道阻滞剂	加重体位性低血压
	西咪替丁	抑制药物代谢，血药浓度升高（对劳拉西泮无影响）
	普萘洛尔	可致癫痫发作类型或频率改变，应及时调整剂量

续表

类型	合用药品	药物相互作用
巴比妥类	乙酰氨基酚类、糖皮质激素、洋地黄类、环孢素、奎尼丁、三环类抗抑郁药、抗凝血药	诱导肝药酶活性，加速药物代谢，降低药效
	麻醉剂	应用氟烷、甲氧氟烷前服用巴比妥类药，可增加肝、肾毒性。与氯胺酮同时使用，有血压降低、呼吸抑制风险
	中枢神经系统抑制剂或单胺氧化酶抑制剂	增强神经系统抑制效应
水合氯醛	Ⅰ类及Ⅲ类抗心律失常药、抗精神病药、三环类抗抑郁药（阿米替林）、吩噻嗪类药（氯丙嗪）及其他可延长Q-T间期的药物	增加心脏毒性（Q-T间期延长、峰值扭转，发生心脏停搏）
	中枢神经系统抑制药、中枢抑制性抗高血压药可乐定、三环类抗抑郁药、硫酸镁、单胺氧化酶抑制药	增强中枢抑制作用
	呋塞米	出汗、潮热、高血压、心悸
	酒精（乙醇）	增强镇静作用
	酸性药物	增强药效
唑吡坦	氯丙嗪	延长氯丙嗪血浆药物清除时间
	丙米嗪	增加嗜睡反应和逆行性遗忘的发生，降低丙米嗪的峰浓度
佐匹克隆	肌松药或其他中枢神经抑制剂	增强镇静作用
	苯二氮䓬类	增加戒断症状的出现
褪黑素类（雷美替胺）	氟伏沙明（CYP1A2强效抑制剂）、环丙沙星	由CYP1A2代谢，少量通过CYP2C9及CYP3A4代谢，CYP抑制剂可升高血药浓度，增加雷美替胺毒性
	利福平	诱导CYP，降低药效

考点4 典型不良反应 ★★★

类别	典型不良反应
苯二氮䓬类	①常见嗜睡、精神依赖性、步履蹒跚、共济失调 ②老年人、体弱者、幼儿、肝病和低蛋白血症患者，对本类药较为敏感，突然停药后可能发生撤药症状
巴比妥类	①常见嗜睡、精神依赖性、步履蹒跚、肌无力等"宿醉"现象 ②长期应用后可发生药物依赖性，出现心因性依赖、戒断综合征 ③可致过敏，易出现皮疹，严重者可发生剥脱性皮疹和Stevens-Johnson综合征，一旦发现应立即停药 ④静脉注射，特别是快速给药时，易出现呼吸抑制、暂停，支气管痉挛，瞳孔缩小、心律失常、体温降低甚至昏迷

续表

类别	典型不良反应
醛类 （水合氯醛）	①常见头晕、笨拙、宿醉、嗜睡、步履不稳、腹痛、腹泻 ②可见恶心、呕吐、睡眠障碍、癫痫发作、呼吸停止、肾损害 ③严重不良反应包括心律失常、尖端扭转型室性心动过速
环吡咯酮类及其他非苯二氮䓬类	①与苯二氮䓬类相似，包括残留的日间镇静作用、困倦、头晕、认知损害、动作不协调和依赖性 ②撤药反应以及复杂性睡眠相关行为（睡行、梦游、进食及其他未完全清醒时所做的行为） ③扎来普隆半衰期非常短，出现宿醉性困倦的可能性极低 ④唑吡坦最常见头痛、头晕和嗜睡，进而可导致跌倒
褪黑素类 （雷美替胺）	常见嗜睡、头晕、恶心、乏力和头痛。可发生泌乳素水平升高和睾丸素水平下降

考点5 禁忌★

（1）过敏者、妊娠期妇女、新生儿禁用苯二氮䓬类药。

（2）呼吸抑制、显著的呼吸肌无力、严重肝损害者禁用硝西泮、氟西泮。

考点6 代表药品★

药品	适应证	临床应用注意
地西泮	焦虑、镇静催眠、抗癫痫和抗惊厥，炎症引起的反射性肌肉痉挛；惊厥症、紧张性头痛，家族性、老年性和特发性震颤；手术麻醉前给药	①妊娠期、分娩期、哺乳期尽量规避应用 ②同类药物交叉过敏 ③有药物滥用或依赖史、肝肾功能不全者可延长血浆半衰期；严重的精神抑郁者可使病情加重 ④静脉注射易发生静脉血栓或静脉炎。静注速度过快给药可导致呼吸暂停、低血压、心动过缓或心跳停止 ⑤治疗癫痫时，可能增加癫痫大发作的频度和严重程度，需要增加其他抗癫痫药的用量，突然停用也可使癫痫发作的频度和严重程度增加 ⑥可加重伴呼吸困难的重症肌无力患者和伴严重慢性阻塞性肺部病变者的病情 ⑦原则上不应作连续静脉滴注，但在癫痫持续状态时例外 ⑧长期使用本品，停药前应渐减量，不要骤然停止 ⑨茶叶、咖啡中均含有咖啡因，与地西泮同服可发生药理性拮抗作用而降效
佐匹克隆	各种失眠症	①妊娠期慎用；哺乳期不宜使用 ②禁用于过敏者；失代偿的呼吸功能不全者；重症睡眠呼吸暂停综合征患者；重症肌无力患者；严重肝功能不全者 ③长期服药后骤然停药会出现戒断症状；用药后应避免驾驶或操纵机器 ④15岁以下儿童不宜使用本药
唑吡坦	严重睡眠障碍；偶发性失眠症和暂时性失眠症	①妊娠期、哺乳期慎用 ②禁用于过敏者；睡眠呼吸暂停综合征患者；严重呼吸功能不全者；肌无力患者；严重、急性或慢性肝功能不全者 ③常见意识模糊、精神矛盾反应、头晕、眩晕、头痛、共济失调、嗜睡、警觉度降低、肌力减弱、复视等。在治疗剂量下可出现顺行性遗忘。习惯性、依赖性、反跳性失眠的可能。严重可能出现妄想、躁狂、惊恐发作、人格障碍、自杀企图 ④如存在精神运动能力受损或用药不足8小时，不推荐驾驶、操作机械或从事其他需精神警觉的活动 ⑤与抗精神病药、催眠药、抗焦虑药、麻醉止痛药、抗癫痫药和有镇静作用的抗组胺药合用，增强中枢抑制作用；麻醉性镇痛药会增强欣快症，导致精神依赖性增加；酒精可能增强镇静效果，影响驾驶或操作机械的能力

第二节　抗癫痫药

考点1 分类★★

类别	代表药物
二苯并氮䓬类	卡马西平、奥卡西平
乙内酰脲类	苯妥英钠
巴比妥类	苯巴比妥、扑米酮
苯二氮䓬类	氯硝西泮
脂肪酸衍生物	丙戊酸钠
其他抗癫痫药	加巴喷丁、拉莫三嗪、左乙拉西坦、托吡酯、唑尼沙胺

考点2 药理作用与作用机制★★★

作用分类	代表药物	作用机制
钠通道阻滞（最常见）	卡马西平、奥卡西平、苯妥英钠、拉莫三嗪	电压依赖性的钠通道阻滞剂，减少钠离子内流而使神经细胞膜稳定减少
γ-氨基丁酸（GABA）调节	丙戊酸钠、苯巴比妥、拉莫三嗪、托吡酯	减少对GABA的代谢和再摄取，增加GABA生成，增加脑内或突触的GABA水平
	苯二氮䓬类、左乙拉西坦、非氨酯	改善内源性GABA介导的抑制作用
钙通道阻滞作用	乙琥胺	减弱丘脑神经元中的T型钙电流
	加巴喷丁、普瑞巴林	与电压依赖性钙通道的 $\alpha_2-\delta$ 亚基结合，抑制钙离子内流并减少神经递质释放
影响谷氨酸受体	非氨酯、托吡酯	拮抗离子通道型谷氨酸受体N-甲基-D-天冬氨酸(NMDA)
促进氯离子的内流	苯巴比妥	与GABAA受体结合，通过延长GABA介导的氯离子通道开放的时间，来增强GABA的作用。该过程使跨膜的氯离子流增加，引起神经元超极化

考点3 作用特点★★★

1. 卡马西平　肝药酶诱导剂，由于自身诱导代谢差异，起效时间也存在差异。

2. 苯妥英钠

（1）产生抗癫痫作用时，不引起中枢神经系统全面抑制。

（2）肝药酶诱导剂，可加速相关药物代谢。

（3）体内代谢过程存在限速或饱和现象，小剂量时呈一级动力学过程，大剂量、血药浓度较高时为零级动力学过程，半衰期随剂量与血药浓度的变化而改变，当剂量增大、血药浓度较高时，半衰期延长，容易蓄积中毒。因此强调进行血药浓度监测，根据测定结果合理调整剂量，以免发生毒性反应。

（4）对局限性发作和全面强直-阵挛性发作有效，对失神发作、失张力发作、肌阵挛发作疗效较差。

3. 丙戊酸（VPA）

（1）广谱抗癫痫发作药，可单用或与其他药物联用，治疗全面性和局灶性癫痫发作。

（2）作用机制多：通过增加GABA释放和合成，减少GABA代谢，增加脑内GABA浓度；通过阻断电压依赖性钠通道来抑制神经元高频率重复放电，但其与钠通道结合的部位与卡马西平和苯妥英钠不同。

4. 苯巴比妥　治疗全面性和局灶性癫痫发作。但具有镇静作用，临床应用有限。

5. 左乙拉西坦

（1）广谱抗癫痫发作药，在以下情况作为辅助治疗：儿童及成人癫痫患者的局灶性发作、12岁及12岁以上青少年肌阵挛性癫痫患者的肌阵挛性癫痫发作、6岁及6岁以上特发性全面性癫痫患者的原发性全面强直-阵挛性癫痫发作。

（2）最常见的副作用为镇静。

6. 拉莫三嗪　电压依赖性钠通道阻滞药，通过减少钠内流而稳定神经细胞膜。可对抗超强电刺激引起的强直性惊厥，作用强于苯妥英钠。

考点4 药物相互作用★★

药品	合用药品	药物相互作用
卡马西平	对乙酰氨基酚	肝毒性增加，降低对乙酰氨基酚疗效
	香豆素类抗凝血药	诱导肝药酶，减弱抗凝作用
	单胺氧化酶抑制剂	引起高热或高血压危象、严重惊厥甚至死亡，两药应用至少间隔14日
	丙戊酸钠	抑制丙戊酸钠代谢，延长半衰期，剂量应减半
奥卡西平	卡马西平、苯妥英钠	诱导肝药酶，缩短卡马西平、苯妥英钠的半衰期
苯妥英钠	糖皮质激素、含雌激素的口服避孕药、促皮质激素、环孢素、左旋多巴	诱导肝药酶，加速药物代谢，降低疗效
	香豆素类抗凝血药、氯霉素、异烟肼	增加苯妥英钠的血药浓度，增强疗效或引起不良反应
	卡马西平	诱导肝药酶，降低卡马西平血药浓度
	大量抗精神病药或三环类抗抑郁药	诱发癫痫发作，需调整剂量
丙戊酸钠	乙醇	加重丙戊酸钠的中枢抑制作用
	麻醉药或其他中枢抑制药	中枢抑制作用增强
	亚胺培南、美罗培南、厄他培南、多立培南等抗生素	降低本品血药浓度，癫痫失控风险增加
	拉莫三嗪	减慢拉莫三嗪代谢，出现毒性及严重皮肤反应的风险增加
	华法林或肝素等抗凝药、溶血栓药	出血
	阿司匹林、双嘧达莫	抑制血小板聚集，使出血时间延长

续表

药品	合用药品	药物相互作用
加巴喷丁	吗啡	升高本品血药浓度
	其他具镇静作用的药物	协同镇静
	含氢氧化铝和氢氧化镁的抗酸药	降低本药生物利用度。推荐给予抗酸药至少2h后再使用本药
	乙醇	加重嗜睡、头晕，用药期间不应饮酒
拉莫三嗪	丙戊酸钠	代谢减慢，出现不良反应的风险增加
	苯妥英钠、卡马西平、苯巴比妥和扑米酮	代谢加快，血药浓度降低
左乙拉西坦	治疗剂量范围内不易产生药物相互作用	

考点 5 典型不良反应和禁忌 ★★★

药品	典型不良反应	禁忌
卡马西平	①常见视物模糊、复视、眼球震颤、头痛 ②少见变态反应、Stevens-Johnson综合征或中毒性表皮坏死松解症、皮疹、严重腹泻、稀释性低钠血症或水中毒、红斑狼疮样综合征。使用卡马西平发生皮疹的患者，在使用奥卡西平、拉莫三嗪、苯妥英钠时也更可能发生皮疹。亚裔患者开始治疗前筛查是否携带HLA-B*1502等位基因 ③可致再生障碍性贫血和粒细胞缺乏，治疗期间出现明显骨髓抑制应考虑停药	过敏者、房室传导阻滞、血清铁严重异常、骨髓抑制史、肝卟啉病、严重肝功能不全；避免与单胺氧化酶抑制剂合用（服用卡马西平之前，停服单胺氧化酶抑制剂至少两周）
苯妥英钠	①常见行为改变、笨拙或步态不稳、思维混乱、共济失调、眼球震颤、肌力减弱、嗜睡、发音不清、手抖、齿龈增生、出血及昏迷 ②不良反应与血浆药物浓度密切相关，血浆药物浓度超过$20\,\mu g/ml$时出现眼球震颤，超过$30\,\mu g/ml$时出现共济失调，超过$40\,\mu g/ml$会出现严重不良反应，如嗜睡、昏迷	过敏者、阿斯综合征、二～三度房室传导阻滞、窦房结阻滞、窦性心动过缓等心功能损害者
丙戊酸钠	①常见食欲减退、体重减轻、腹泻、消化不良、恶心或呕吐、月经周期改变、视力模糊、情绪反复无常 ②罕见食欲增加、便秘、脱发、眩晕、疲乏、健忘、头痛、共济失调、眼球震颤、异常兴奋、不安和烦躁 ③应注意：过敏性皮疹；血小板减少症或血小板聚集抑制以致异常出血或瘀斑；肝毒性可致黄疸，使眼球结膜和皮肤黄染；致死性肝功能障碍；胰腺炎；月经不规则及多囊卵巢；体重增加	过敏者；肝病或明显肝功能损害(包括急慢性肝炎、肝卟啉病)；严重肝炎(尤其药源性)史或家族史；药源性黄疸个人史或家族史
加巴喷丁	①最常见嗜睡、疲劳、眩晕、头痛、恶心、呕吐、体重增加、血糖波动、共济失调、眼球震颤、感觉异常 ②偶有抑郁及情绪化倾向 ③可引发过敏反应，严重的Stevens-Johnson综合征、罕见癫痫大发作、昏迷	过敏者、急性胰腺炎
左乙拉西坦	①常见呕吐、食欲不振，感染，虚弱困倦、头痛、头晕，行为异常、抑郁、紧张、情感障碍、心境不稳、敌意行为 ②严重的有血细胞减少，肝衰竭等	本药或其他吡咯烷酮衍生物过敏者
拉莫三嗪	①常见高血压、心悸、直立性低血压、晕厥、心动过速、血管舒张、热潮红 ②严重的有面部皮肤水肿、肢体坏死、腹胀、光敏性皮炎等 ③注意多形红斑、Stevens-Johnson综合征、中毒性表皮坏死、贫血等	过敏者

考点6 特殊人群用药★

1. 驾驶员和机械操作者 癫痫病史患者，在1年无发作，或已确定在3年中只在睡眠时发作而无觉醒发作时，才可驾驶轿车或小型货车；有晕厥的患者不应驾驶或操作机械。患者不要在撤用抗癫痫药物期间开车，而应于撤药后6个月再驾车。

2. 妊娠及哺乳期妇女 用药有致畸风险，特别是与卡马西平、拉莫三嗪、奥卡西平、苯妥英钠、丙戊酸钠联合应用。为降低神经管缺陷风险，建议在妊娠前和妊娠期应补充叶酸，一日5mg。抗癫痫药在血浆中的浓度在妊娠期可以改变，尤其是在妊娠后期。在妊娠后期3个月给予维生素K，一日10mg，预防药物相关的新生儿出血。

3. 老年人 较敏感，可引起认知功能障碍、精神错乱、激动、不安、焦虑、房室传导阻滞或心动过缓，也可引起再生障碍性贫血。

考点7 代表药品★★

药品	适应证	临床应用注意
卡马西平	①癫痫、躁狂症、三叉神经痛、神经源性尿崩症、糖尿病神经病变引起的疼痛 ②预防或治疗躁狂-抑郁症	①妊娠期慎用；哺乳期妇女不宜使用 ②冠状动脉硬化等心脏病、肝脏疾病、肾脏疾病或尿潴留者、糖尿病、青光眼、使用其他药物有血液系统不良反应史者、抗利尿激素分泌异常或其他内分泌紊乱者慎用 ③老年人较敏感，可引起认知功能障碍、精神错乱、激动、不安、焦虑、房室传导阻滞或心动过缓，也可引起再生障碍性贫血 ④用药前、后及用药时应监测全血细胞计数及血清铁检查
苯妥英钠	①强直-阵挛性发作、单纯及复杂部分性发作、继发性全面发作和癫痫持续状态 ②三叉神经痛、隐性营养不良性大疱性表皮松解症、发作性舞蹈手足徐动症、发作性控制障碍、肌强直症及三环类抗抑郁药过量时心脏传导障碍等 ③洋地黄中毒所致的室性及室上性心律失常	①可透过胎盘屏障而致畸；新生儿发生危及生命的出血风险增高，分娩前一个月应预防性补充维生素K，产后立即给新生儿注射维生素K减少出血危险。用药期间应停止哺乳 ②嗜酒、贫血、心血管病、糖尿病、肝肾功能损害、甲状腺功能异常者慎用 ③儿童应经常监测血药浓度。儿童齿龈增生发生率高 ④用药期间须监测血常规、肝功能、血钙、脑电图和甲状腺功能等，静脉使用应监测心电图、血压 ⑤老年患者用量应偏低 ⑥治疗后需观察9~14日，当患者不能耐受或有过敏反应时，须立即停药 ⑦出现中枢神经或小脑中毒症状时，减量或停药可改善或消失
丙戊酸钠	各种类型的癫痫，包括全身性强直-阵挛性发作及部分性发作；双相情感障碍相关的躁狂发作	①妊娠期、哺乳期慎用 ②3岁以下儿童发生肝功能损害的危险较大，且可蓄积在发育的骨骼内 ③用药前、后及用药时应监测全血细胞计数、出凝血时间、肝肾功能；必要时监测血药浓度 ④出现腹痛、恶心、呕吐时应及时检查血清淀粉酶 ⑤用药期间禁酒 ⑥停药时应渐减量 ⑦避免与具有肝毒性的药物合用

第三节 抗抑郁药

考点1 分类与药理作用 ★★★

类别	代表药物	药理作用与作用机制
选择性5-羟色胺（5-HT）再摄取抑制剂（SSRI）	氟西汀、帕罗西汀、舍曲林、西酞普兰、氟伏沙明	选择性抑制5-HT再摄取，增加突触间隙5-HT浓度，增强中枢5-HT能神经功能
5-HT及去甲肾上腺素再摄取抑制剂（SNRI）	文拉法辛、度洛西汀	抑制5-HT及去甲肾上腺素（NE）再摄取，增强中枢5-HT能及NE能神经功能
去甲肾上腺素能及特异性5-HT能抗抑郁药	米氮平	拮抗中枢NE能和5-HT能神经末梢突触前 α_2 受体，增加NE和5-HT的间接释放，增强中枢NE能及5-HT能神经功能，并拮抗5-HT$_2$、5-HT$_3$受体以调节5-HT$_1$功能
三环类抗抑郁药	阿米替林、丙米嗪、氯米帕明、多塞平	抑制突触前膜对5-HT及NE的再摄取，使突触间隙的去甲肾上腺素和5-HT浓度升高，促进突触传递功能
四环类抗抑郁药	马普替林	抑制突触前膜对NE的再摄取，增强中枢去甲肾上腺素能神经功能
单胺氧化酶抑制剂	吗氯贝胺	抑制A型单胺氧化酶，减少NE、5-HT及多巴胺的降解，增强NE、5-HT和多巴胺能神经功能
选择性去甲肾上腺素再摄取抑制剂	瑞波西汀	选择性抑制突触前膜对NE的再摄取，增强中枢NE能神经功能
5-HT受体拮抗剂/再摄取抑制剂	曲唑酮	抑制突触前膜5-HT再摄取，拮抗5-HT$_1$受体，也能拮抗中枢 α_1 受体。拮抗突触前膜 α_2 受体增加NE释放

考点2 作用特点 ★★★

1. 选择性5-羟色胺再摄取抑制剂（SSRI）

（1）除舍曲林口服吸收缓慢外，口服吸收均较良好。除西酞普兰、艾司西酞普兰外，均存在首关效应，血浆蛋白结合率较高。西酞普兰蛋白结合率低于80%，体内分布广，进入乳汁量极少。

（2）氟西汀需停药5周才能换用单胺氧化酶抑制剂，其他SSRI需2周。单胺氧化酶抑制剂在停用2周后才能换用SSRI。

（3）SSRI如迅速停药，可出现胃肠功能紊乱、头晕、感觉障碍、睡眠障碍、恶心、出汗、激惹、震颤、意识模糊等，其中出汗是突然停药或大剂量减药的最常见症状。建议在停止治疗前逐渐减量。

（4）SSRI与单胺氧化酶抑制剂合用可引起5-HT综合征，表现为不安、肌阵挛、腱反射亢进、多汗、震颤、腹泻、高热、抽搐和精神错乱，严重者可致死。

2.5-HT 及去甲肾上腺素再摄取抑制剂（SNRI）

（1）对难治性抑郁症的疗效明显优于SSRI。

（2）文拉法辛口服易吸收，存在首关效应，生物利用度45%，血浆蛋白结合率27%，在肝脏内经肝药酶代谢为活性的代谢产物。度洛西汀肠溶剂口服吸收完全，蛋白结合率高，在肝脏中代谢成无活性代谢产物。

3. 去甲肾上腺素能及特异性 5-HT 能抗抑郁药　米氮平对组胺 H_1 受体亲和力较高，具有特异性的镇静作用，临床广泛用于治疗中性抑郁、广泛焦虑障碍和伴有紧张型头痛的抑郁症。

4. 三环类、四环类和单胺氧化酶抑制剂类　这三类药物易出现不良反应，药物相互作用多，临床使用逐渐减少。

5. 抗抑郁药的个体化治疗

（1）抗抑郁药的应用因人而异，须全面考虑，予以个体化合理用药。使用抗抑郁药时，应从小剂量开始，逐增剂量，尽可能采用最小有效量，使不良反应减至最少，以提高服药依从性。当小剂量疗效不佳时，可根据不良反应和患者对药物的耐受情况，逐渐增至足量。

（2）治疗期间应密切观察病情变化和不良反应，若条件允许，优选每日服用1次、不良反应轻微、起效较快的新型抗抑郁药，如SSRI类的氟西汀、帕罗西汀、舍曲林等；5-HT及NE再摄取抑制剂类的文拉法辛，NE能及特异性5-HT能抗抑郁药类的米氮平等。

（3）抗抑郁药起效缓慢，一般4~6周方显效（起效较快的米氮平和文拉法辛需要1周左右），切忌频繁换药。

（4）只有在足量、足疗程使用某种抗抑郁药仍无效时，方可考虑换用同类另一种或作用机制不同的另一类药，对难治性抑郁可以联合用药以增加疗效。

考点 3 药物相互作用★★

1. 选择性 5-HT 再摄取抑制剂（SSRI）

（1）与单胺氧化酶抑制剂合用可引起5-HT综合征，表现为不安、肌阵挛、多汗、震颤、腹泻、高热、抽搐和精神错乱，严重者可致死亡。

（2）与增强5-HT能神经功能的药物合用可引起5-HT综合征。

（3）帕罗西汀能增强口服抗凝血药（华法林）和强心苷的药效。

（4）舍曲林与锂盐合用可出现震颤。舍曲林与华法林合用可延长凝血酶原时间。

（5）氟伏沙明与苯二氮䓬类药合用可升高氟伏沙明的血浆药物浓度。

2.5-HT 及去甲肾上腺素再摄取抑制剂（SNRI）

（1）文拉法辛、米氮平、曲唑酮与单胺氧化酶抑制剂合用可导致严重不良反应；与乙醇合用可增强中枢抑制作用。

（2）文拉法辛、曲唑酮与增强5-HT能神经功能的药物合用可引起5-HT综合征。

（3）文拉法辛与三环类抗抑郁药合用，两类药毒性均增加。

（4）文拉法辛与华法林合用，凝血酶原时间延长。

（5）度洛西汀与CYP1A2抑制剂氟伏沙明、西咪替丁、环丙沙星和依诺沙星合用时，血药浓度升高。

3. 去甲肾上腺素能及特异性 5-HT 能抗抑郁药（米氮平）

（1）可加重苯二氮䓬类药的镇静作用。

（2）避免与单胺氧化酶抑制剂同时使用或两者使用时间间隔小于14日。

4. 三环类抗抑郁药

（1）西咪替丁、哌醋甲酯、抗精神病药、钙通道阻滞剂等肝药酶抑制剂可降低药物代谢，升高血药浓度，易引起或加重不良反应。巴比妥类等肝药酶诱导剂可加速药物代谢，降低血药浓度，减弱抗抑郁作用。

（2）与单胺氧化酶抑制剂合用，可引起5-HT综合征，如高血压、高热、肌阵挛、意识障碍等。

（3）与抗惊厥药合用，可降低癫痫阈值，降低抗惊厥药作用，需调整抗惊厥药剂量。

（4）氯米帕明、丙米嗪、多塞平等与华法林、双香豆素、茴茚二酮等抗凝血药合用，可增加出血风险。

（5）氯米帕明与抗组胺药或抗胆碱药合用，可增强抗胆碱作用；与雌激素合用，可降低氯米帕明的抗抑郁作用，并增加不良反应；与肾上腺素受体激动剂合用，可引起严重的高血压和高热；与5-HT受体激动剂合用，可产生5-HT综合征。

5. 四环类抗抑郁药

（1）马普替林与抗组胺药合用可增强抗胆碱作用；与单胺氧化酶抑制剂合用易引起5-HT综合征；与甲状腺激素合用可增加心律失常的危险；与抗癫痫药合用，增加癫痫发作危险，降低抗癫痫药疗效。

（2）与麻醉药、肌松药、巴比妥类和苯二氮䓬类镇静催眠药、吩噻嗪类、三环类抗抑郁药、镇痛药等合用可导致过度嗜睡。

6. 单胺氧化酶抑制剂

（1）与加强单胺类神经功能药合用，可出现高血压危象或5-HT综合征等严重不良反应。

（2）与肝药酶诱导剂合用，可加速代谢，降低血药浓度，影响疗效；与肝药酶抑制剂合用，可减慢代谢，增高血药浓度，产生不良反应。

考点 4 典型不良反应 ★★★

药物	典型不良反应
选择性5-HT再摄取抑制剂（SSRI）	①常见焦虑、震颤、嗜睡、睡眠异常、欣快感等；少见多梦、感觉异常；偶见躁狂、精神紊乱、人格障碍、动作异常、癫痫发作；罕见幻觉、惊厥、反射亢进、锥体外系反应、精神运动性兴奋、自杀倾向、5-HT综合征 ②生殖系统常见性功能减退或障碍、阴茎勃起功能障碍；罕见高泌乳素血症、溢乳、痛经、闭经、抗利尿分泌异常综合征 ③戒断反应：长期服SSRI使脑内5-HT受体敏感性下调，当突然停服就会使突触间隙中5-HT浓度下降，神经信息传递低下引起头晕、过度睡眠、精神错乱、梦境鲜明、神经敏感性增强、抑郁、恶心等（帕罗西汀中最易出现）。长期服药者需停药时，应逐步减量

续表

药物	典型不良反应
5-HT及去甲肾上腺素再摄取抑制剂（SNRI）	①文拉法辛常见嗜睡、失眠、焦虑、性功能障碍等；严重有粒细胞缺乏、紫癜；少见无力、震颤、心悸、躁狂、惊厥、体重下降、肝脏氨基转移酶AST及ALT升高、视物模糊等；偶见抗利尿激素分泌异常、皮疹和瘙痒等 ②度洛西汀常见嗜睡、眩晕、疲劳、性功能障碍等；少见肝功能损伤、皮疹、抗利尿激素分泌过多综合征、5-HT综合征、高血糖等
去甲肾上腺素能及特异性5-HT能抗抑郁药（米氮平）	①常见体重增加、困倦 ②严重不良反应有急性骨髓功能抑制 ③少见体位性低血压、震颤、肌痉挛、肝脏氨基转移酶AST及ALT升高、皮疹等
三环类抗抑郁药	常见口干、出汗、便秘、尿潴留、排尿困难、视物模糊、眼内压升高、心动过速、心律失常、溢乳、嗜睡、体重增加、心电图异常、性功能障碍等
四环类（马普替林）	①常见抗胆碱能效应：口干、出汗、便秘、尿潴留、排尿困难、视物模糊、眼内压升高 ②偶见肝脏氨基转移酶AST及ALT升高、眩晕、嗜睡、体重改变等
单胺氧化酶抑制剂（吗氯贝胺）	①常见多汗、口干、失眠、困倦、心悸等 ②少见震颤、肝脏氨基转移酶AST及ALT升高、可逆性意识模糊

考点5 禁忌★

1. 选择性5-HT再摄取抑制剂（SSRI） 过敏者、正在服用单胺氧化酶抑制剂者（易引发5-HT综合征，停用单胺氧化酶抑制剂后14日才可应用）。

2. 5-HT及去甲肾上腺素再摄取抑制剂（SNRI）

（1）过敏者、正在服用单胺氧化酶抑制剂者禁用文拉法辛、度洛西汀。

（2）未经治疗的窄角型青光眼患者禁用度洛西汀。

3. 去甲肾上腺素能及特异性5-HT能抗抑郁药（米氮平） 过敏者、正在服用单胺氧化酶抑制剂者禁用。

4. 三环类抗抑郁药

（1）阿米替林：过敏者、严重心脏病、高血压、肝肾功能不全、青光眼、排尿困难、尿潴留，以及同时服用单胺氧化酶抑制剂者禁用。

（2）氯米帕明：过敏者、对苯二氮䓬类药和三环类抗抑郁药过敏者及同时服用单胺氧化酶抑制剂治疗者、心肌梗死急性发作期者禁用。

（3）多塞平：严重心脏病、近期有心肌梗死发作史、癫痫、青光眼、尿潴留、甲状腺功能亢进、肝功能损害、谵妄、粒细胞减少、对三环类药过敏者禁用。

5. 四环类（马普替林） 过敏者、急性心肌梗死或心脏传导阻滞、癫痫或有惊厥病史、窄角型青光眼、尿潴留、合并使用单胺氧化酶抑制剂者禁用。

6. 单胺氧化酶抑制剂（吗氯贝胺） 过敏者、有意识障碍者、嗜铬细胞瘤患者、儿童及正在服用某些可影响单胺类药物浓度的药物的患者禁用。

考点 6 代表药品★

药品	适应证	临床应用注意
氟西汀	抑郁症、强迫症以及神经性贪食症	①妊娠期或哺乳期妇女不宜服用 ②癫痫、心脏病、糖尿病、闭角型青光眼、有躁狂病史、出血性疾病、正在服用增加出血风险药物的患者、驾驶车辆、高空作业、操纵机器人员、明显肝、肾功能不全患者慎用 ③未满18周岁儿童和青少年，容易发生自杀相关行为和敌对行为 ④注意对青春期发育影响 ⑤如发生躁狂，立即停药 ⑥可能增加与血浆蛋白结合药物，或经CYP2D6代谢的药物的血中浓度
帕罗西汀	抑郁症、强迫症、惊恐障碍及社交恐惧症等	①妊娠期妇女需停止使用，慎用于哺乳期妇女 ②闭角型青光眼、癫痫病、肝肾功能不全患者慎用 ③出现转向躁狂发作倾向时应立即停药 ④不宜驾驶车辆、操作机械或高空作业 ⑤应避免饮酒 ⑥与华法林合用，导致出血增加；与三环类抗抑郁药阿米替林、丙米嗪合用，使后者血药浓度增高；抑制CYP2D6，使甲硫哒嗪血药浓度升高，可导致Q-T间期延长，并伴有严重的室性心律失常，例如尖端扭转型室性心动过速和猝死
度洛西汀	各种抑郁症	①妊娠期应权衡利弊，哺乳期不推荐使用 ②肝功能不全者、终末期肾病患者不推荐使用 ③不用于有习惯性饮酒和慢性肝病患者 ④治疗前应测量血压，治疗后应定期测量 ⑤有癫痫发作史和躁狂史的患者慎用
米氮平	各种抑郁症（在用药1~2周后起效）	①妊娠期及哺乳期妇女避免使用 ②可引起可逆性的粒细胞缺乏症 ③儿童、严重肝肾功能不全、心血管疾病、癫痫、器质性脑综合征、糖尿病、黄疸、排尿困难、青光眼等患者慎用 ④患精神分裂症及其他精神病的患者服用后，症状可能加重 ⑤长期服用后突然停药可引起恶心、头疼及不适 ⑥可能影响注意力和机动性，避免从事相关活动

第四节　脑功能改善及抗记忆障碍药

考点 1 分类与药理作用★★

类别	代表药物	药理作用与作用机制
酰胺类中枢兴奋药	吡拉西坦、茴拉西坦、奥拉西坦	①作用于大脑皮质，激活、保护和修复神经细胞，促进大脑对磷脂和氨基酸的利用，增加大脑蛋白质合成，改善各种类型的脑缺氧和脑损伤，提高学习和记忆能力 ②促进突触前膜对胆碱的再吸收，影响胆碱能神经元兴奋传递，促进乙酰胆碱合成

续表

类别	代表药物	药理作用与作用机制
乙酰胆碱酯酶抑制剂	石杉碱甲、多奈哌齐、利斯的明（卡巴拉汀）、加兰他敏	抑制胆碱酯酶活性，阻止乙酰胆碱的水解，提高脑内乙酰胆碱的含量，从而缓解因胆碱能神经功能缺陷所引起的记忆和认知功能障碍
其他类	胞磷胆碱钠	核苷衍生物，可改善脑组织代谢，促进大脑功能恢复
	艾地苯醌	激活脑线粒体呼吸活性，改善脑缺血部位的能量代谢，改善脑内葡萄糖利用率，使脑内ATP产生增加，进而改善脑功能
	银杏叶提取物	清除氧自由基生成，抑制细胞脂质过氧化，促进脑血液循环，改善脑细胞代谢，进而改善脑功能

考点 2 作用特点★

1. 酰胺类中枢兴奋药

（1）吡拉西坦，能促进脑内ATP，促进乙酰胆碱合成并增强神经兴奋的传导，具有促进脑内代谢作用。

（2）可以对抗由物理因素、化学因素所致的脑功能损伤。

（3）对缺氧所致的逆行性健忘有改进作用。

（4）用于脑外伤、脑动脉硬化、脑血管病等多种原因所致的记忆及思维功能减退。

2. 乙酰胆碱酯酶抑制剂　剂量依赖性胆碱能效应，应从小剂量用起，并依据其反应和耐受性增加剂量。

3. 银杏叶提取物

（1）用于脑部、周边等血液循环障碍，改善急、慢性脑功能不全及其后遗症，如脑卒中、注意力不集中、记忆力衰退、痴呆症。

（2）改善耳部血流及神经障碍如耳鸣、眩晕、听力减退、耳迷路综合征。

（3）用于眼部血流及神经障碍，也用于治疗末梢循环障碍如各种动脉闭塞症、间歇性跛行症、手脚麻痹冰冷、四肢酸痛。

考点 3 药物相互作用★

药物	合用药物	药物相互作用
吡拉西坦	华法林	抗凝血酶原时间延长，合用时应减少剂量，防止出血
多奈哌齐	肝药酶抑制剂（抑制CYP3A4的伊曲康唑、红霉素等、抑制CYP2D6的氟西汀、奎尼丁等）	血药浓度升高
	肝药酶诱导剂（利福平、苯妥英钠、卡马西平等）	血药浓度降低
	洋地黄、华法林	改变凝血功能
银杏叶提取物	抗凝血药、抗血小板药	血小板活化因子诱导的血小板聚集作用被银杏苷B抑制，出血风险增加

考点4 典型不良反应和禁忌★

药物	典型不良反应	禁忌
吡拉西坦	①消化道不良反应常见恶心、腹部不适、纳差、腹胀、腹痛等，症状的轻重与服药剂量直接相关 ②中枢神经系统不良反应包括兴奋、易激动、头晕、头痛和失眠等，但症状轻微，且与服用剂量大小无关。停药后以上症状消失	锥体外系疾病、亨廷顿病患者、过敏者、妊娠期妇女
茴拉西坦	常见口干、嗜睡、全身皮疹	过敏者或对其他吡咯酮类药不能耐受者
奥拉西坦	偶见前胸和腹部发热感、肝肾功能异常。	过敏者、严重肾功能损害者
多奈哌齐	①常见幻觉、易激惹、攻击行为、昏厥、失眠、肌肉痉挛、尿失禁、疼痛 ②少见癫痫、心动过缓、胃肠道出血、胃和十二指肠溃疡、血肌酸激酶浓度的轻微增高 ③罕见锥体外系症状、房室传导阻滞、潜在的膀胱流出道梗阻	对多奈哌齐、六环吡啶类衍生物过敏者；妊娠期妇女
石杉碱甲	偶见乏力、视物模糊。剂量过大时可引起头晕、恶心、胃肠道不适等反应，可自行消失	癫痫、肾功能不全、机械性肠梗阻、心绞痛
利斯的明	①常见嗜睡、震颤、意识模糊、出汗、体重减轻 ②少见晕厥、抑郁、失眠 ③罕见胃或十二指肠溃疡、心绞痛、癫痫 ④十分罕见消化道出血、胰腺炎、幻觉、锥体外系症状、皮疹	对利斯的明、氨基甲酸衍生物过敏者及严重肝损伤者

第五节　治疗缺血性脑血管病药

考点1 药理作用和作用特点★★★

1. 倍他司汀

（1）新型组胺类药物，能选择性作用于H_1受体，扩张毛细血管、改善微循环，还能降低内耳静脉压、促进内耳淋巴吸收、增加内耳动脉血流量。

（2）主要用于内耳眩晕症，亦可用于脑动脉硬化、缺血性脑血管疾病及高血压所致体位性眩晕、耳鸣。

2. 丁苯酞

（1）我国开发，具有较强的抗脑缺血作用：①促进梗死灶内及灶周微血管增多，重构缺血区微循环；②保护线粒体功能，抑制神经细胞凋亡；③恢复缺血区脑能量代谢，改善脑细胞能量平衡；④抗脑血栓形成和抗血小板聚集作用。

（2）治疗轻、中度急性缺血性脑卒中。

3. 尼麦角林

（1）半合成的麦角衍生物，具有较强的α受体拮抗作用和血管扩张作用。

（2）能加强脑细胞的能量代谢、增加血氧及葡萄糖的利用、促进神经递质多巴胺的转换、加强脑部蛋白质生物合成，从而增强神经传导、改善慢性脑功能不足。可通过即时的末梢肾上腺素能阻滞而降低动脉血压，还可通过延迟的中枢性作用导致心动过缓和血压降低。

（3）用于急、慢性脑血管疾病和代谢性脑供血不足，动脉高血压、脑卒中后偏瘫患者的辅助治疗，急、慢性周围血管障碍（如肢体血管闭塞性疾病、雷诺综合征），血管性认知障碍。

考点2 药物相互作用★

药物	合用药物	药物相互作用
倍他司汀	抗抑郁药	建议减少抗抑郁药剂量；同时服用单胺氧化酶抑制剂，可增强作用效应
丁苯酞	食物	减少丁苯酞吸收，延迟药物达峰时间，降低血药浓度峰值
尼麦角林	α肾上腺素受体拮抗药或β肾上腺素受体拮抗药（如普萘洛尔）	增强对心脏的抑制作用，禁止合用
	降压药	增加降压药作用

考点3 典型不良反应和禁忌★

药物	典型不良反应	禁忌
倍他司汀	常见口干、食欲缺乏、恶心、呕吐、胃部不适、心悸等，偶有头晕、头痛、头胀、多汗。偶见出血性膀胱炎、发热、过敏反应	过敏者、嗜铬细胞瘤者禁用；慎用于有消化性溃疡史和活动期消化性溃疡者、支气管哮喘、肝脏疾病和肾上腺髓质瘤患者
丁苯酞	少见肝酶异常，偶见恶心、腹部不适、轻度幻觉和消化道不适	过敏者、对芹菜过敏者（芹菜中所含的左旋芹菜甲素与本药的化学结构相同）、有严重出血倾向者
尼麦角林	长期安全性好。用药8周以上，血尿素氮和总胆固醇可出现轻度改变，偶见尿频、口裂。可引起低血压伴昏厥和心动过缓。长期使用可引起胸膜及肺部病变。可引起中枢神经系统紊乱，包括出汗、睡眠障碍、激动、嗜睡、头昏、失眠、烦躁不安	妊娠期、哺乳期妇女，过敏者，急性出血或有出血倾向者，直立性血压调节功能障碍者，严重心动过缓，近期发生心肌梗死者禁用。慎用于高尿酸血症或有痛风史的患者

第六节　镇痛药

考点1 分类★★

类别		代表药物
麻醉性镇痛药	阿片生物碱	吗啡、可待因
	半合成吗啡	双氢可待因、丁丙诺啡、氢吗啡酮、羟吗啡酮

类别			代表药物
麻醉性镇痛药	合成阿片类	苯哌啶类	芬太尼、舒芬太尼、阿芬太尼
		二苯甲烷类	美沙酮、右丙氧芬
		吗啡烷类	左啡诺、布托啡诺
		苯并吗啡烷类	喷他佐辛、非那佐辛
非麻醉性镇痛药	非甾体抗炎药		吲哚美辛、布洛芬
	中枢性镇痛药		曲马多

考点2 药理作用与作用机制 ★★

1. 镇痛 阿片类镇痛药通过作用于中枢神经组织内的阿片受体，选择性抑制某些兴奋性神经的冲动传递，发挥竞争性抑制作用，从而解除对疼痛的感受和伴随的心理行为反应。阿片类受体的分类如下。

受体类型		效应
阿片类受体	μ_1受体激动	中枢镇痛、欣快感和依赖性
	μ_2受体激动	呼吸抑制、心动过缓、胃肠道运动抑制和恶心呕吐
	κ受体激动	镇痛、镇静和轻度呼吸抑制
	δ受体激动	镇痛，引起血压下降、缩瞳、欣快感

2. 止泻 通过局部与中枢作用，改变肠道蠕动功能。

3. 镇咳 直接抑制延髓和脑桥的咳嗽反射中枢。

考点3 作用特点 ★★★

1. 治疗强度 根据止痛强度分为弱、强阿片类药。

类别	代表药物	临床应用
弱阿片类	可待因、双氢可待因	轻、中度疼痛和癌性疼痛的治疗
强阿片类	吗啡、哌替啶、芬太尼	全身麻醉的诱导和维持、术后止痛以及中到重度癌性疼痛、慢性疼痛的治疗

2. 治疗评估 使用前应充分评估，不应用强阿片类药物长期治疗慢性疼痛。不宜随意调整治疗剂量。

3. 依赖性 可致生理或心理依赖性，突然停药可出现戒断症状。强阿片类包括哌替啶、芬太尼等成瘾性较常见。处理原则是逐渐停药，减少用量或戒毒治疗。

4. 规避不利的应用方法

（1）使用阿片类镇痛药时，需按患者情况调整用药量。休克患者血压偏低，外周毛细血管流通不畅，不宜作皮下注射。

（2）硬膜外与蛛网膜下隙给药不得使用含防腐剂的制剂。

（3）门诊患者的镇痛，按需选用本类药与对乙酰氨基酚等非甾体抗炎药组成的复方制剂为宜。

（4）哌替啶在体内可转变为毒性代谢产物去甲哌替啶，产生神经系统毒性，表现为震颤、抽搐、癫痫大发作。不适用于癌性疼痛治疗。

5.镇痛药的使用原则

（1）口服给药，尽可能避免创伤性给药。

（2）"按时"给药而不是"按需"给药。

（3）按阶梯给药：轻度疼痛（非甾体抗炎药）；中度疼痛（弱阿片类药）；重度疼痛（强阿片类药）。

（4）用药应个体化，剂量由小到大，直至疼痛消失，不应对药量限制过严，否则会导致用药不足。

考点4 药物相互作用★★★

（1）与抗胆碱药（阿托品）合用，加重便秘，增加麻痹性肠梗阻和尿潴留危险。

（2）抗生素诱发的假膜性肠炎，出现严重水泻时，不宜应用阿片类药。

（3）与硫酸镁合用可增强中枢抑制，增加呼吸抑制和低血压风险。

（4）可引起胃肠道蠕动减缓，使甲氧氯普胺效应减低。

（5）单胺氧化酶抑制剂与阿片类镇痛药尤其是吗啡、哌替啶合用可发生严重的，甚至致死的不良反应，包括躁狂、多汗、僵直、呼吸抑制、昏迷、惊厥和高热。

考点5 典型不良反应★★

（1）常出现便秘、恶心、呕吐、镇静、精神运动功能受损及尿潴留；监测有无呼吸抑制、支气管痉挛；少见瞳孔缩小、黄视；罕见视觉异常或复视。

（2）强阿片类药物注射剂连续应用3~5日即可产生身体和精神依赖性；对于晚期中、重度癌痛患者，如治疗适当，少见耐受性或依赖性。

（3）对认知功能的影响可损害患者的驾驶能力；可诱发痛觉过敏；长期用药可导致睡眠呼吸障碍、性腺功能减退、免疫抑制并增加心肌梗死风险。吗啡还可出现少尿、尿频、尿急、尿潴留和排尿困难等情况，对于有前列腺疾病的老年男性患者风险更高。

（4）给药过程中如发生危象征兆，应先作对症处理，待好转后才能给予足量。

危象征兆	对症处理
心动过缓	肌内注射或静脉注射阿托品
呼吸抑制	给氧，进行人工呼吸
血压下降	按需给予适宜的升压药和补液
肌肉僵直	严重时应即静脉注射适量的肌松药，并进行人工呼吸

（5）成瘾性镇痛药过量处理，口服给药4~6h内应即洗胃；注射给药后出现危象，可静脉注射纳洛酮。

（6）曲马多，胃部不适的发生率更高，还有癫痫发作风险，也与自杀风险增加有关。

考点6 禁忌 ★★

药物	禁忌
吗啡	过敏者、婴幼儿、未成熟新生儿、妊娠期及哺乳期妇女、临盆产妇，以及呼吸抑制已显示发绀、颅内压增高和颅脑损伤、支气管哮喘、肺源性心脏病代偿失调、甲状腺功能减退、皮质功能不全、前列腺增生、排尿困难及严重肝功能不全、休克尚未纠正前、麻痹性肠梗阻等患者
哌替啶	室上性心动过速、颅脑损伤、颅内占位性病变、慢性阻塞性肺疾病、严重肺功能不全患者。严禁与单胺氧化酶抑制剂合用
芬太尼	支气管哮喘、呼吸抑制、呼吸道梗阻、敏感者及重症肌无力患者
曲马多	过敏者，妊娠期妇女，1岁以下儿童，酒精、镇静剂、镇痛药、阿片类或神经类药物急性中毒患者，正在接受单胺氧化酶抑制剂治疗或过去14日内服用过此类药物的患者
羟考酮	呼吸抑制、颅脑损伤、麻痹性肠梗阻、急腹症、胃排空延迟、慢性阻塞性呼吸道疾病、肺源性心脏病、慢性支气管哮喘、高碳酸血症、中重度肝功能障碍、重度肾功能障碍、慢性便秘、使用单胺氧化酶抑制剂小于2周的患者及妊娠期妇女或哺乳期妇女、术前或术后24h内患者

考点7 特殊人群用药 ★

（1）能透过胎盘屏障，成瘾产妇的新生儿可立即出现戒断症状，应立即进行戒断治疗。

（2）儿童及老年患者易引起呼吸抑制，应减少镇痛药给药剂量。

考点8 代表药品 ★★

药物	适应证	临床应用注意
吗啡	其他镇痛药无效的急性锐痛，如严重创伤、战伤、烧伤、晚期癌症等疼痛；心肌梗死而血压尚正常者；心源性哮喘；麻醉和手术前给药；与阿托品等解痉药合用于内脏绞痛；缓、控释片主要用于重度癌痛患者的镇痛	①急性中毒的主要症状为昏迷，呼吸深度抑制，瞳孔极度缩小、两侧对称或呈针尖样大，血压下降，发绀，尿少，体温下降，皮肤湿冷，肌无力，由于严重缺氧致休克、循环衰竭、瞳孔散大、死亡 ②与吩噻嗪类、镇静催眠药、单胺氧化酶抑制剂、三环抗抑郁药、抗组胺药等合用，加剧及延长抑制作用；增强香豆素类药物的抗凝血作用；与西咪替丁合用，引起呼吸暂停、精神错乱、肌肉抽搐等
曲马多	中、重度疼痛	①妊娠期权衡利弊，哺乳期妇女单次应用不必中断哺乳 ②对阿片类药成依赖、有头部损伤、休克、不明原因神志模糊、呼吸中枢及呼吸功能异常、颅内压升高患者，应慎用 ③超过推荐的日使用剂量上限时有出现惊厥的危险 ④有药物滥用或依赖性倾向的患者不宜使用；对阿片类有依赖性的患者禁止作为其代替品 ⑤奎尼丁、利托那韦可抑制或减少本药代谢；与苯海拉明合用可增强中枢抑制作用；可增加地高辛的不良反应；卡马西平可降低本药的血药浓度；与苯丙羟香豆素、华法林合用可增加出血危险；与吩噻嗪类或丁酰苯类抗精神病药、抗抑郁药合用，可增加癫痫发作危险；与单胺氧化酶抑制药合用，可引起躁狂、昏迷、惊厥，甚至严重的呼吸抑制导致死亡

续表

药物	适应证	临床应用注意
芬太尼	麻醉前、中、后的镇静与镇痛，是目前复合全麻中常用的药物 ①麻醉前给药和麻醉诱导，作为辅助用药与全麻药、局麻药合用于各种手术 ②手术前、后及术中等各种剧烈疼痛	①老年人首次剂量应适当减量 ②单胺氧化酶抑制剂停用14日以上方可给药，且应先试用小剂量（1/4常用量） ③硬膜外注入本品时，可有全身瘙痒，而且仍有呼吸频率减慢和潮气量减少的可能，处理应及时 ④有一定刺激性，不得误入气管、支气管及涂抹于皮肤上 ⑤快速注射本品可引起胸壁、腹壁肌肉僵硬而影响通气 ⑥利托那韦可增加本药的中枢和呼吸抑制；与肌松药合用时，肌松药用量应减少；不宜与单胺氧化酶抑制药合用；与M胆碱受体拮抗药（阿托品）合用时，便秘加重，还可发生麻痹性肠梗阻和尿潴留；静注硫酸镁后的呼吸抑制和低血压，会因同时使用本药而加剧
羟考酮	持续的中、重度疼痛	①甲状腺功能低下者应适当减量 ②部分经CYP2D6酶代谢，抗抑郁剂，胺碘酮和奎尼丁等心血管药物可能阻断该代谢途径；西咪替丁、红霉素等CYP3A4酶抑制剂可能抑制其代谢 ③服药过量可发生呼吸抑制 ④可产生耐受性和依赖性

第七节　抗帕金森病药

考点1 分类★★★

类别	代表药物	
拟多巴胺（DA）药	DA的前体	左旋多巴
	外周多巴脱羧酶抑制剂	卡比多巴、苄丝肼
	儿茶酚胺氧位甲基转移酶（COMT）抑制剂	恩他卡朋
	中枢DA受体激动剂	溴隐亭、培高利特、普拉克索
抗胆碱药	苯海索	
单胺氧化酶-B（MAO-B）抑制剂	司来吉兰、雷沙吉兰	
其他	金刚烷胺、美金刚	

考点2 药理作用和作用特点★★★

1. 左旋多巴

（1）DA的前体，无药理活性，在脑内经多巴脱羧酶脱羧形成DA后发挥作用。

（2）大多在脑外脱羧成DA，仅少部分（约1%）进入脑内。

（3）帕金森病（PD）对症治疗最有效的药物，对轻中度患者的疗效较好。运动徐缓相关症状显著应首选左旋多巴。

2. 儿茶酚 –O– 甲基转移酶（COMT）抑制剂　恩他卡朋

（1）左旋多巴增效剂，单用无效。

（2）恩他卡朋，COMT的选择性、可逆性抑制药，与左旋多巴/卡比多巴合用，可增加左旋多巴进入脑组织的药量，延长和稳定左旋多巴的治疗作用。

3. 抗胆碱药　苯海索

（1）对于<70岁、有震颤问题困扰、不伴明显运动徐缓及步态障碍的PD患者，抗胆碱能药物作为单一疗法最有用。

（2）苯海索，部分阻滞神经中枢（纹状体）的胆碱受体，抑制乙酰胆碱的兴奋作用，同时抑制突触间隙中DA的再摄取，使基底核的胆碱与多巴胺功能平衡。①最常用的抗胆碱能药，可减轻流涎症状，缓解帕金森病症状及药物诱发的锥体外系症状，但迟发性运动障碍不会减轻，反而加重；②对于经左旋多巴或DA治疗后仍有持续性震颤的较晚期PD患者也有用；③不良反应较普遍，年龄较大患者和认知受损的患者特别容易出现记忆损害、意识模糊和幻觉，不应使用；④总疗效不及左旋多巴、金刚烷胺；⑤还有直接抗平滑肌痉挛的作用；⑥小剂量时可抑制中枢神经系统，大剂量则引起中枢神经系统兴奋。

4. 选择性 MAO-B 抑制剂　司来吉兰

（1）选择性抑制脑内的MAO-B，还能抑制突触前膜对DA的再摄取，从而提高DA活性，改善帕金森病相关症状。

（2）轻度有效的PD对症治疗药物，可能具有神经保护特性。

5. 金刚烷胺　作用相对较弱，毒性小，治疗较年轻的早期或轻度PD患者最有用。

考点3 药物相互作用★

药物	合用药物	药物相互作用
左旋多巴	非选择性单胺氧化酶抑制剂	急性肾上腺危象
	罂粟碱、维生素B₆、乙酰螺旋霉素	降低本品药效
	利血平	抑制本品作用，避免合用
	抗精神病药	互相拮抗，避免合用
恩他卡朋	氨苄西林、氨苄西林/舒巴坦、氯霉素、考来烯胺、丙磺舒、利福平、红霉素、红霉素/磺胺异噁唑	减少本药的胆汁排泄，使腹泻、运动障碍增强的危险增加
	阿扑吗啡、比托特罗、多巴酚丁胺、多巴胺、甲基多巴、去甲肾上腺素、肾上腺素、异丙肾上腺素、异他林	抑制经COMT代谢的药物，出现心动过速、血压升高和心律失常的危险增加
	多巴胺激动药（溴隐亭）、司来吉兰、金刚烷胺	多巴胺能不良反应增加
	铁制剂	在胃肠道能与铁形成螯合物，服药间隔至少2~3h
苯海索	乙醇或其他中枢抑制药	中枢抑制作用加强
	金刚烷胺、抗胆碱药、单胺氧化酶抑制剂帕吉林及丙卡巴肼	加强抗胆碱作用，可发生麻痹性肠梗阻
	单胺氧化酶抑制剂	高血压
	强心苷类	延长强心苷胃肠道停留时间，吸收增加，易中毒

续表

药物	合用药物	药物相互作用
司来吉兰	三环类抗抑郁药	心脏停搏、出汗过多、高血压、昏厥、行为及精神状态改变、意识障碍、高热、癫痫发作、肌强直及震颤，应在停药至少14日后方可应用三环类药
	5-羟色胺再摄取抑制药(SSRIs)	类似5-HT综合征，停用文拉法辛、氟西汀至少7日后方可应用
	左旋多巴	加重左旋多巴引起的异动症、恶心、直立性低血压、精神错乱、幻觉、疲劳、头晕，个别患者发生意识或视物模糊
	哌替啶	危及生命的不良反应，用药2~3周内应避免使用哌替啶

考点 4 典型不良反应和禁忌 ★★

药物	典型不良反应	禁忌
左旋多巴	常见严重或连续的恶心、呕吐、食欲缺乏等；开始治疗时可发生直立性低血压；异常不随意运动（面部、舌、上肢、头部及身体上部），舞蹈样或其他不随意运动；精神抑郁、情绪或精神改变；严重的反应有眼睑痉挛、高血压、极度疲劳或无力、溶血性贫血等	过敏者；消化性溃疡患者；严重心律失常及心力衰竭者；严重精神疾患者；有惊厥史者；闭角型青光眼患者
恩他卡朋	常见腹泻、帕金森病症状加重、头晕、腹痛、失眠、口干、疲乏、便秘、肌张力障碍、多汗、运动功能亢进、头痛、腿部痉挛、意识模糊、噩梦、跌倒、体位性低血压、眩晕和震颤。可使尿液变成红棕色。大剂量出现中枢神经系统反应，幻觉、谵妄及精神病样反应	过敏者；嗜铬细胞瘤患者；有精神安定药恶性综合征（NMS）病史者；有非创伤性横纹肌溶解症病史者
苯海索	常见口干、视物模糊等，偶见心动过速、恶心、呕吐、尿潴留、便秘等。长期应用可出现嗜睡、抑郁、记忆力下降、幻觉、意识混浊。停药后可出现戒断症状，还可发生锥体外系综合征及一过性精神症状恶化	青光眼患者；尿潴留者；前列腺肥大患者
司来吉兰	较常见口干、恶心、呕吐、腹痛或胃痛、眩晕、身体不自主运动增加、失眠、情绪或其他精神改变。长期应用可出现嗜睡、抑郁、记忆力下降、幻觉、意识混浊。严重的反应有心绞痛、心律不齐、窦性心动过缓、严重高血压、直立性低血压；哮喘、呼吸困难或胸部压迫感	过敏者；严重的精神病及严重痴呆；迟发性运动障碍；有消化性溃疡病史者

考点 5 代表药品 ★

药物	适应证	临床应用注意
左旋多巴	帕金森病及帕金森综合征	①妊娠期和哺乳期禁用 ②有骨质疏松的老年人治疗有效时，应缓慢恢复正常活动，以减少引起骨折的危险 ③用药期间需检查血常规、肝肾功能及心电图

续表

药物	适应证	临床应用注意
恩他卡朋	作为标准药物左旋多巴/苄丝肼或左旋多巴/卡比多巴的辅助用药，用于治疗以上药物不能控制的帕金森病及剂末现象	①妊娠期、哺乳期不建议使用 ②和左旋多巴联用可引起头晕、直立性低血压，用药后驾驶和操纵机器应谨慎；骤然停药或减量可导致出现帕金森病症状和体征，还可出现类似NMS的症状，伴高热和精神紊乱。建议缓慢停药，如仍出现症状和体征，则需增加左旋多巴剂量
苯海索	①帕金森病，脑炎后或动脉硬化引起的帕金森综合征（用于轻症及不能耐受左旋多巴的患者） ②药物引起的锥体外系反应 ③肝豆状核变性、痉挛性斜颈和面肌痉挛	①妊娠期、哺乳期慎用 ②应用利尿剂或血容量减少者，可能会引起血压过度下降，故首次剂量宜从2.5mg开始 ③定期做白细胞计数、肾功能及血钾测定 ④老年人长期应用易促发青光眼 ⑤有动脉硬化的老年患者，使用常规剂量也易出现精神错乱、定向障碍、焦虑、幻觉及精神病样症状
司来吉兰	①单用治疗早期帕金森病或与左旋多巴及外周多巴脱羧酶抑制剂合用 ②与左旋多巴合用特别适用于治疗运动波动（大剂量左旋多巴治疗引起的剂末波动）	①妊娠期、哺乳期不推荐使用 ②有胃及十二指肠溃疡，不稳定高血压，心律失常，严重心绞痛或精神病患者服用需特别注意 ③服用大剂量本药及含高酪胺食品（芝士、香肠、腌肉类）可能有引发高血压的危险 ④运动员慎用

第八节 抗精神病药

考点 1 分类 ★★★

类别		代表药物
第一代（典型）抗精神病药（FGAs）	D_2受体拮抗剂	氯丙嗪、氯哌噻吨、氟哌啶醇、舒必利
第二代（非典型）抗精神病药（SGAs）	多巴胺-5-HT受体拮抗剂	氯氮平、奥氮平、喹硫平、利培酮、齐拉西酮
	5-HT-DA 系统稳定剂	阿立哌唑

考点 2 药理作用和作用特点 ★★★

1. 第一代抗精神病药（FGAs，典型抗精神病药物）

（1）作用于脑内多巴胺D_2受体，为D_2受体拮抗剂。

（2）拮抗多巴胺D_2受体>拮抗5-HT_{2A}受体。

（3）治疗的靶症状主要局限于阳性症状群，对幻觉、妄想、思维障碍、行为紊乱、兴奋、激越、紧张症候群具有明显疗效。

2. 第二代抗精神病药（SGAs）

（1）具有较高的5-HT_2受体拮抗作用，称多巴胺-5-HT受体拮抗剂。

（2）拮抗5-HT$_{2A}$受体＞拮抗多巴胺D$_2$受体。

（3）对中脑边缘系统的作用比对纹状体系统的作用更具有选择性。

（4）对精神分裂症多维症状具有广谱疗效。SGA已作为首发患者的一线用药选择，但不推荐氯氮平作为首发精神分裂症患者的一线治疗选择。

（5）较少发生第一代药物常见的锥体外系反应（EPS）和泌乳素水平升高，提高了患者的依从性。

（6）阿立哌唑，5-HT-DA系统稳定剂。①对突触后多巴胺D$_2$受体具有弱激动作用，DA活动过高时可以下调DA的活动，治疗精神分裂症阳性症状；②对突触前膜DA自身受体具有部分激动作用，对DA活动降低的脑区可以上调DA功能，治疗精神分裂症和阴性症状认知功能损害；③对突触后膜5-HT$_{2A}$受体具有拮抗作用，有助于5-HT与DA系统功能的协调，提高疗效；④对突触后膜5-HT$_{1A}$受体有部分激动作用。

考点3 药物相互作用★★

（1）乙醇增强抗精神病药（尤其是FGAs）的中枢抑制作用；增加锥体外系不良反应发生；可能发生呼吸抑制、低血压和肝脏毒性。治疗时不饮酒。

（2）锂盐可明显降低氯丙嗪、氯氮平的血药浓度，联合治疗时监测血锂浓度。氟哌啶醇与锂盐合用发生意识障碍。氟奋乃静与锂盐合用时发生恶性综合征（NMS）的危险增加。

（3）卡马西平对CYP450酶有诱导作用，合用时需考虑药物相互作用。

（4）与单胺氧化酶抑制剂合用增加发生NMS的危险。增加抗胆碱能样不良反应和锥体外系不良反应的发生。

（5）与三环类抗抑郁药合用会减慢代谢，增加药物浓度，易发生不良反应。

（6）与苯二氮䓬类药物合用可能会增强各自的镇静作用、影响认知功能。

（7）避免合并使用氯氮平和卡马西平，可使二者各自的血药浓度降低，同时可能会增大粒细胞缺乏风险。

考点4 典型不良反应★★★

1. **锥体外系不良反应** FGAs最常见的不良反应，包括急性肌张力障碍、震颤、类帕金森综合征、静坐不能及迟发性运动障碍，与拮抗多巴胺D$_2$受体密切相关。SGAs较少引起。

2. **代谢紊乱** 体重增加及糖脂代谢异常等代谢综合征的症状是SGAs常见的不良反应。

3. **高泌乳素血症** 引起泌乳素升高，进一步导致月经紊乱、性激素水平异常及性功能异常。

4. **心血管系统不良反应** 几乎所有药物均可引起，表现为体位性低血压、心动过速、心动过缓和传导阻滞。

5. **外周抗胆碱能反应** 口干、视物模糊、便秘和尿潴留等。氯丙嗪、硫利达嗪及氯氮平多见。

6. **肝功能损害** 氯丙嗪可能引起胆汁淤积性黄疸，更常见的是无黄疸性肝功能异常，一过性的丙氨酸氨基转移酶升高。低效价抗精神病药物及氯氮平、奥氮平常见。

7. **诱发癫痫发作**　氯丙嗪风险最高，氟哌啶醇风险最少。

8. **恶性综合征（NMS）**　是一种严重的不良反应，几乎所有抗精神病药物均可引起。

考点5 代表药物★

药物	适应证	临床应用注意
氯氮平	精神分裂症、躁狂症	①治疗开始3个月内应坚持每1~2周检查白细胞计数及分类，以后定期检查 ②定期检查肝功能、心电图、血糖 ③用药期间出现不明原因发热，应暂停用药 ④与抗高血压药合用有增加体位性低血压的危险；与抗胆碱药合用可增加抗胆碱作用；与地高辛、肝素、苯妥英钠、华法林合用，可加重骨髓抑制；与碳酸锂合用，增加惊厥、恶性综合征、精神错乱与肌张力障碍的危险；与抗抑郁药、大环内酯类合用可升高血浆氯氮平水平 ⑤禁用于严重心、肝、肾疾病患者、昏迷、谵妄、低血压、癫痫、青光眼、骨髓抑制或白细胞减少者及对本品过敏者 ⑥12岁以下儿童不宜使用
碳酸锂	主要治疗躁狂症，对躁狂和抑郁交替发作的双相情感性精神障碍有很好的治疗和预防复发作用，对反复发作的抑郁症也有预防发作作用。也用于治疗分裂-情感性精神病	①监测血锂浓度，及时发现急性中毒 ②服药期间不可低盐饮食 ③定期检查肾功能和甲状腺功能 ④与抗利尿药、ACEI合用，易出现锂中毒；与肌松药合用，肌松作用增强；与吩噻嗪类合用，后者的胃肠道不良反应会影响对锂中毒先兆的观察；可减弱去甲肾上腺素的升压作用；与碘化物合用，可促使甲状腺功能低下 ⑤禁用于肾功能不全者、严重心脏疾病患者
利培酮	精神分裂症（可减轻与精神分裂症有关的情感障碍），双相情感障碍的躁狂发作	①用药初期和加药速度过快时会发生体位性低血压 ②帕金森综合征慎用 ③增强中枢神经系统抑制药的抑制作用；加重单胺氧化酶抑制药的不良反应；与肝药酶诱导药合用，血药浓度下降；拮抗左旋多巴和其他多巴胺促效药的作用；与锂剂合用，引起锥体外系症状和运动障碍；与帕罗西汀合用，可出现5-HT综合征 ④常见失眠、焦虑、激越、头痛、口干。严重的会出现脑血管不良事件，如中风、短暂性脑缺血的发作 ⑤由于患者烦渴或抗利尿激素分泌失调（SIADH）引发水中毒
阿立哌唑	精神分裂症（对急性复发者、慢性患者及情感性精神分裂症有效）	①CYP2D6抑制剂（如氟西汀、帕罗西汀）可升高本药血药浓度；CYP3A4诱导剂卡马西平可降低本药血药浓度 ②常见不良反应有高血压、低血压、心动过速、心动过缓；头痛、焦虑、失眠、抑郁、神经过敏

第二章　解热、镇痛、抗炎、抗风湿药及抗痛风药

第一节　解热、镇痛、抗炎、抗风湿药

第一亚类　解热、镇痛、抗炎药

考点 1 分类 ★★★

类别		代表药物
非选择性COX抑制剂	水杨酸类	阿司匹林、贝诺酯、赖氨匹林
	乙酰苯胺类	对乙酰氨基酚、丙帕他莫
	芳基乙酸类	吲哚美辛、双氯芬酸
	芳基丙酸类	布洛芬、萘普生、氟比洛芬
	1,2-苯并噻嗪类	吡罗昔康
	吡唑酮类	保泰松
	非酸性类	萘丁美酮
选择性COX-2抑制剂	塞来昔布、依托考昔、帕瑞昔布、尼美舒利、洛索洛芬、美洛昔康	

考点 2 药理作用和作用特点 ★★

解热、镇痛、抗炎药又名非甾体抗炎药（NSAID），通过抑制炎症细胞的花生四烯酸代谢物过程中的环氧化酶（COX）减少炎症介质，从而抑制前列腺素和血栓素的合成。

1. 解热作用　抑制中枢前列腺素的合成，引起外周血管扩张，皮肤血流增加，出汗，使散热增加而起解热作用。使发热者的体温下降，对正常体温没有影响。

2. 镇痛作用　中等程度的镇痛作用。氟比洛芬可减轻内脏平滑肌痛感。对慢性疼痛如头痛、关节肌肉疼痛、牙痛等效果较好。机制：①抑制前列腺素的合成；②抑制淋巴细胞活性和活化的 T 淋巴细胞的分化，减少对传入神经末梢的刺激；③直接作用于伤害性感受器，阻止致痛物质的形成和释放。

3. 抗炎作用　大多数 NSAID 具有抗炎作用（但对乙酰氨基酚几乎没有抗炎作用）。通过抑制前列腺素的合成，抑制白细胞的聚集，减少缓激肽形成，抑制血小板凝集等发挥消炎作用。

4. 抗风湿作用　对控制风湿性和类风湿关节炎的症状疗效肯定。机制除解热、镇痛外，主要在于抗炎作用。

5. 抑制血小板聚集的作用　抑制血小板的环氧化酶，减少前列腺素的生成。

6. 预防肿瘤作用　NSAID 特别是 COX-2 抑制剂对预防结直肠癌有一定作用。

考点 3 药物相互作用 ★

1. 阿司匹林 与其他 NSAID 合用时疗效并不增强，但可降低其他药的生物利用度。

2. 对乙酰氨基酚 长期大量与阿司匹林、水杨酸制剂或其他 NSAID 合用时，可明显增加肾毒性，包括肾乳头坏死、肾癌及膀胱癌等。

3. NSAID

（1）与肝素、香豆素等抗凝血药或抗血小板药合用可增加出血风险（塞来昔布、萘丁美酮除外）。

（2）与利尿剂、血管紧张素 Ⅱ 受体拮抗剂合用，在治疗开始前应监控肾功能，应补充足够水分，避免急性肾衰竭。

（3）降低 ACEI、血管紧张素 Ⅱ 受体拮抗剂、β 受体拮抗剂的抗高血压效果。

（4）增加环孢素的肾毒性，合用期间要测定肾功能。

（5）与锂盐合用，减少锂盐自尿排泄，增加锂盐血药浓度。

考点 4 典型不良反应 ★★★

（1）胃肠道不良反应最常见，包括胃及十二指肠溃疡和出血、胃穿孔等。

（2）COX-2 选择性抑制剂可避免胃肠道损害，但抑制血管内皮的前列腺素生成，使血管内的前列腺素和血小板中的血栓素动态平衡失调，导致血栓素升高促进血栓形成，存在心血管不良反应风险。长期使用塞来昔布可能增加严重心血管血栓性不良事件、心肌梗死和脑卒中的风险。

（3）某些 NSAID 可引起下肢浮肿、血压升高、电解质紊乱等不良反应，在有潜在性肾病变者甚至可引起一过性肾功能不全。

（4）塞来昔布有类磺胺过敏反应，常见皮疹、瘙痒、荨麻疹，严重者出现 Stevens-Johnson 综合征、中毒性表皮坏死松解症、剥脱性皮炎。

（5）尼美舒利可引起肝损伤表现为肝药酶升高、黄疸，个别患者有轻度肾毒性表现。

考点 5 禁忌 ★★★

（1）过敏者、妊娠期、哺乳期禁用 NSAID。

（2）12 岁以下儿童禁用尼美舒利。

（3）重度肝损伤者、有心肌梗死病史或脑卒中病史者禁用塞来昔布。

（4）血友病或血小板减少症患者禁用阿司匹林。

（5）癫痫、帕金森病及精神疾病患者使用吲哚美辛可加重病情。

考点 6 特殊人群用药 ★

（1）发现消化性溃疡、出血、肾损害等应及时停药，并积极治疗并发症。定期复查血常规、大便潜血及肾功能。

（2）既往有消化性溃疡、血压高、心功能不全、脱水病情或应用利尿剂、皮质激素、氨基糖苷类药物的患者，在平衡风险与获益后，慎用 NSAID。

（3）老年人（>70岁）慎用NSAID，退热一般应从小剂量开始。

（4）服用期间不得饮酒或含有酒精的饮料。

（5）痛风、肝肾功能减退、心功能不全、鼻出血、月经过多，以及有溶血性贫血史的患者慎用。

（6）儿童常用退热药为对乙酰氨基酚、布洛芬，两种药物对于儿童发热较为安全有效。2个月以上婴幼儿可使用对乙酰氨基酚，6个月以上婴幼儿可使用布洛芬。

考点7 代表药品★

药品	适应证	临床应用注意
对乙酰氨基酚	普通感冒或流行性感冒引起的发热，缓解轻至中度疼痛如头痛、关节痛、偏头痛、牙痛、肌肉痛、神经痛、痛经	①妊娠期及哺乳期妇女慎用 ②禁忌：活动性及重度肝疾病。重度肝功能不全 ③应用巴比妥类（苯巴比妥）或解痉药（颠茄）的患者，长期应用本品可致肝损害
吲哚美辛	关节炎；软组织损伤和炎症；解热；偏头痛、痛经、手术后痛、创伤后痛等	①妊娠期、哺乳期禁用 ②能导致水钠潴留，心功能不全及高血压等患者慎用；可使出血时间延长，血友病及其他出血性疾病患者慎用；对造血系统有抑制作用，再生障碍性贫血、粒细胞减少患者慎用 ③不良反应较大，不作为治疗关节炎首选药
布洛芬	①缓解轻至中度疼痛如头痛、关节痛、偏头痛、牙痛、肌肉痛、神经痛、痛经 ②普通感冒或流行性感冒引起的发热 ③儿童用混悬液用于儿童普通感冒或流行性感冒引起的发热。也用于缓解儿童轻至中度疼痛	①不良反应：胃肠系统最常见，发生率高达30%，从腹部不适到严重的出血或溃疡复发；中枢神经系统症状较常见，其中头痛、眩晕、耳鸣和失眠的发生率最高；长期大剂量使用时可发生血液病或肾损伤 ②相互作用：增高地高辛、甲氨蝶呤、口服降血糖药的血药浓度；减弱呋塞米的排钠和降压作用；降低抗高血压药的降压效果
双氯芬酸	各种急、慢性关节炎和软组织风湿所致的疼痛，以及创伤后、术后的疼痛、牙痛、头痛等，对成年人及儿童的发热有解热作用，起效迅速，可用于痛经及拔牙后止痛	①禁用于冠状动脉搭桥手术（CABG）围手术期疼痛的治疗，重度心力衰竭的患者 ②可增加地高辛与锂剂的血浆浓度
美洛昔康	类风湿关节炎、疼痛性骨关节炎（关节病、退行性骨关节病）	①出现胃肠道溃疡及出血风险略低于其他传统非甾体抗炎药 ②服用时宜从最小有效剂量开始 ③有消化性溃疡史者慎用 ④服用者定期监测肝肾功能，尤其是65岁以上老年患者
尼美舒利	慢性关节炎症（类风湿关节炎和骨关节炎等）；手术和急性创伤后的疼痛和炎症；耳鼻咽部炎症引起的疼痛；痛经；上呼吸道感染引起的发热	禁止12岁以下儿童使用。禁用于冠状动脉搭桥手术（CABG）围手术期疼痛的治疗

续表

药品	适应证	临床应用注意
塞来昔布	①缓解骨关节炎的症状和体征 ②缓解成人类风湿关节炎的症状和体征 ③治疗成人急性疼痛 ④缓解强直性脊柱炎的症状和体征	①对磺胺过敏者，重度心力衰竭者禁用。禁用于冠状动脉搭桥手术（CABG）围手术期疼痛的治疗 ②长期使用塞来昔布可能增加严重心血管血栓性不良事件、心肌梗死和脑卒中的风险，其风险可能是致命的 ③可能引起严重的皮肤副作用，如剥脱性皮炎、Stevens-Johnson综合征和中毒性表皮坏死溶解症
依托考昔	骨关节炎急性期和慢性期、急性痛风性关节炎、原发性痛经	当依托考昔、其他选择性COX-2抑制剂、非甾体抗炎药与阿司匹林（即使是低剂量）合用时，发生胃肠道不良事件（胃肠道溃疡或其他胃肠道并发症）的危险性增高

第二亚类　抗风湿药

考点8 分类★★

类别		代表药物
非甾体抗炎药（NSAID）		布洛芬、双氯芬酸、萘普生
糖皮质激素		泼尼松、泼尼松龙、地塞米松等
缓解和阻止病情进展的药物	慢作用抗风湿药（SAARD）	甲氨蝶呤、柳氮磺吡啶、来氟米特、羟氯喹和氯喹、金制剂、双醋瑞因、青霉胺、雷公藤总苷、硫唑嘌呤、环孢素
	生物制剂	融合蛋白类：依那西普
		单克隆抗体：阿达木单抗、英夫利西单抗

考点9 药理作用★

1. 非甾体抗炎药（NSAID） 镇痛、解热、抗炎，对肌肉、关节、关节周围的软组织的疼痛和肿胀有一定缓解作用，是风湿病中常用的对症药物。

2. 糖皮质激素 某些结缔组织病，如系统性红斑狼疮、皮肌炎（多肌炎）等的首选治疗药物，有强大的抗炎作用。

3. 慢作用抗风湿药（SAARD） 起效较慢，具有缓解和阻止关节炎和结缔组织病进展的作用，又名缓解病情抗风湿药（DMARD）。

（1）甲氨蝶呤（MTX）：抑制细胞内二氢叶酸还原酶，使嘌呤合成受抑，同时具抗炎作用。

（2）柳氮磺吡啶：磺胺类抗菌药。口服不易吸收，吸收部分在肠微生物作用下分解成5-氨基水杨酸和磺胺吡啶，从而抑制前列腺素及白三烯的合成，发挥抗炎、抗风湿作用。

（3）来氟米特：抑制合成嘧啶的二氢乳清酸脱氢酶，使活化的淋巴细胞生长受抑。

（4）羟氯喹和氯喹：抗疟药本身具有抗炎、调节免疫等作用。

（5）金制剂（金诺芬）：含金的口服抗风湿药，有抗炎作用，起效慢。能减少类风湿因子及其抗体形成，抑制前列腺素合成和溶菌酶的释放，并有与免疫球蛋白补体结合的作用，阻断关节炎的发展。

（6）双醋瑞因：为骨关节炎IL-1的重要抑制剂。可诱导软骨生成，具有止痛、抗炎及退热作用；不抑制前列腺素合成；对骨关节炎有延缓疾病进程的作用。

考点10 代表药品★

药品	适应证	临床应用注意
来氟米特	成人类风湿关节炎、狼疮性肾炎	①妊娠期、哺乳期妇女，过敏者及严重肝肾损害者禁用 ②有肝脏损害和明确的乙肝或丙肝血清学指标阳性的患者、免疫缺陷、未控制的感染、活动性胃肠道疾病、肾功能不全、骨髓发育不良的患者慎用
双醋瑞因	退行性关节疾病（骨关节炎及相关疾病）	①禁用于已知过敏或有蒽醌衍生物过敏史的患者 ②饭后服用可以提高药物吸收率，不良反应（例如加速肠道转运）的发生率与未吸收的药量有关，在禁食或摄入食物很少时，会增加药物不良反应的发生率
金诺芬	活动性类风湿关节炎、对非甾体抗炎药效果不显或无法耐受患者	①可延缓类风湿关节炎病变发展，改善症状，耐受好 ②与非甾体药合用，可提高治愈率用于成人类风湿关节炎的治疗 ③服用本药前应检查血、尿常规，血小板计数，肝、肾功能。前三项在服药后至少每月检查一次

第二节 抗痛风药

考点1 分类与药理作用★★★

类别	代表药物	药理作用与作用特点
抑制粒细胞浸润炎症反应药	秋水仙碱、NSAID	①机制：抑制粒细胞浸润和白细胞趋化；抑制磷脂酶 A_2，减少单核细胞和中性白细胞释放前列腺素和白三烯；抑制局部细胞产生IL-6等，控制关节局部疼痛、肿胀及炎症反应 ②秋水仙碱用于痛风的急性期、痛风性关节炎急性发作和预防
促进尿酸排泄药	丙磺舒、苯溴马隆	①抑制近端肾小管对尿酸盐的重吸收，使尿酸排出增加；促进尿酸结晶的重新溶解 ②肾功能下降时，丙磺舒的促尿酸排泄作用明显减弱或消失。苯溴马隆可用于肾功能不全者
抑制尿酸生成药	别嘌醇、非布司他	①抑制黄嘌呤氧化酶，阻止次黄嘌呤和黄嘌呤代谢为尿酸，减少尿酸生成 ②别嘌醇尤其适用于血尿酸和24h尿酸过多或有痛风结石、肾结石、泌尿系统结石、不宜应用促进尿酸排出药者
碱化尿液药	碳酸氢钠	抗酸剂，也可碱化尿液，合用苯溴马隆等促进尿酸排出的药物，提高降尿酸的效果

考点 2 药物相互作用 ★

药物	药物相互作用
秋水仙碱	①致可逆性维生素 B_{12} 吸收不良 ②降低口服抗凝血药、抗高血压药的作用
别嘌醇	①氯噻酮、依他尼酸、呋塞米、吡嗪酰胺或噻嗪类利尿剂可增加血尿酸含量，降低本品效力 ②与氨苄西林同用时，皮疹发生率增多 ③可增强抗凝血药（双香豆素、茚满二酮衍生物等）效应
丙磺舒	①可抑制肾小管对吲哚美辛、萘普生及氨苯砜的排出而增加药物毒性 ②可影响利福平和肝素的代谢，毒性增大 ③与水杨酸盐和阿司匹林合用时，可抑制丙磺舒的排酸作用 ④与别嘌醇合用时，可加速别嘌醇的排出，而别嘌醇则可延长本品的半衰期
苯溴马隆	水杨酸盐、吡嗪酰胺等可减弱本品的促尿酸排泄作用，但增强口服抗凝血药的作用

考点 3 典型不良反应 ★★

1. 秋水仙碱　常见尿道刺激症状（尿频、尿急、尿痛、血尿），晚期中毒症状有血尿、少尿、肾衰竭，长期应用可引起骨髓造血功能抑制。

2. 别嘌醇　剥脱性皮炎、血小板计数减少、少尿、尿频、间质性肾炎。常见皮疹、过敏、紫癜性病变、多形性红斑等，长期服用可出现黄嘌呤肾病和黄嘌呤结石。

3. 促尿酸排泄药　少见尿频、肾结石、肾绞痛、风团、皮疹、斑疹、皮肤潮红、瘙痒、脓疱、痛风急性发作，偶见骨髓造血功能抑制、类磺胺药过敏反应。

考点 4 禁忌 ★★

（1）妊娠期及哺乳期妇女、过敏者禁用。

（2）骨髓增生低下及中、重度肝肾功能不全者禁用秋水仙碱。

（3）肾功能不全者，伴有肿瘤的高尿酸血症者，使用细胞毒类的抗肿瘤药、放射治疗患者及 2 岁以下儿童禁用丙磺舒。

（4）痛风性关节炎急性发作期，有中、重度肾功能不全或肾结石者禁用苯溴马隆。

考点 5 代表药品 ★

药品	适应证	临床应用注意
秋水仙碱	治疗痛风性关节炎的急性发作，预防复发性痛风性关节炎的急性发作	①老年人、胃肠道疾病、心功能不全及肝肾功能有潜在损害者应减量或慎用 ②治疗急性痛风，每一个疗程应停药3日，以免发生蓄积中毒，尽量避免静脉注射或长期给药 ③痛风性关节炎症状控制后可继续减量、短程与降血尿酸药联用以防痛风复发 ④用药期间应定期检查血常规与肝、肾功能
苯溴马隆	原发性和继发性高尿酸血症、各种原因引起的痛风以及痛风性关节炎非急性发作期	①急性痛风发作结束之前，不要用药。为避免治疗初期痛风急性发作，建议最初几天合用秋水仙碱或抗炎药 ②治疗期间需大量饮水以增加尿量，为促使尿液碱化，可酌情给予碳酸氢钠，并注意酸碱平衡

续表

药品	适应证	临床应用注意
别嘌醇	①原发性和继发性高尿酸血症，尤其是尿酸生成过多而引起的高尿酸血症 ②反复发作或慢性痛风者 ③痛风石 ④尿酸性肾结石和（或）尿酸性肾病 ⑤有肾功能不全的高尿酸血症	①不能控制急性炎症症状，促使尿酸结晶重新溶解时可再次诱发并加重关节炎急性期症状 ②必须在痛风性关节炎的急性炎症症状消失后（一般在发作后两周左右）方开始应用 ③服药期间应多饮水，碱化尿液 ④必须由小剂量开始，用最小有效量维持较长时间 ⑤用药前及用药期间要定期检查血尿酸及24h尿尿酸水平 ⑥与排尿酸药合用可加强疗效。不宜与铁剂同服 ⑦用药期间应定期检查血常规与肝、肾功能 ⑧可致超敏反应综合征（AHS），建议应用前做基因（HLA-B*5801）筛查
非布司他	痛风患者高尿酸血症的长期治疗（不推荐用于无临床症状的高尿酸血症）	①在痛风性关节炎（痛风发作）时使用可使血尿酸值降低，加重痛风性关节炎（痛风发作），故在在症状稳定前，不可使用本药 ②在使用过程中发现痛风发作时，可不改变本药用量继续用药，亦可根据具体症状合用秋水仙碱、非甾体抗炎药、肾上腺皮质激素等 ③在第一次使用前应进行一次肝功检查（血清ALT、AST、碱性磷酸酶和总胆红素），如果发现功能异常（ALT超过参考范围上限的3倍以上），应中止服药 ④已有出现严重的皮肤反应和过敏反应的报告，包括Stevens-Johnson综合征和中毒性表皮坏死松解症（TEN）

第三章　呼吸系统疾病用药

第一节　镇咳药

考点1 分类和药理作用 ★★★

类别	药理作用	代表药物
中枢性镇咳药	抑制延髓的咳嗽中枢，抑制支气管腺体的分泌，产生中枢性镇咳作用	可待因、双氢可待因、福尔可定、喷托维林、右美沙芬、苯丙哌林、依普拉酮、二氧丙嗪
外周性镇咳药	抑制呼吸道黏膜上的牵张感受器，发挥止咳作用	那可定、左羟丙哌嗪
兼有中枢性和外周性两种镇咳作用的药物	—	苯丙哌林、依普拉酮

考点2 作用特点 ★★★

中枢性镇咳药可使痰液黏稠，黏痰难以咳出，故痰多黏稠患者不宜单独使用，痰多者宜与祛痰药合用。特别适用于无痰、干咳患者。除了镇咳作用外，通常还具有较强的镇痛、镇静作用，服药期间不得驾驶车、船，从事高空作业、机械作业及操作精密仪器。

1. **可待因**　镇咳作用强而迅速，约为吗啡的1/4，适用于各种原因引起的剧烈干咳和刺激性咳嗽，尤其适合于伴有胸痛的剧烈干咳，具有成瘾性。

2. **喷托维林**　镇咳作用强度约为可待因的1/3。

3. **福尔可定**　具有与可待因相似的镇咳、镇痛作用。成瘾性比可待因小，呼吸抑制较吗啡弱，新生儿和儿童对福尔可定耐受性较好，不致引起便秘或消化功能紊乱。

4. **苯丙哌林**　镇咳作用较强，为可待因的2~4倍。无麻醉作用，不抑制呼吸，不引起胆道和十二指肠痉挛，不引起便秘，无成瘾性，未发现耐受性。

5. **右美沙芬**　镇咳强度与可待因相等或略强，无镇痛作用，主要用于干咳。治疗剂量不抑制呼吸，长期应用未见耐受性和成瘾性。

考点3 药物相互作用 ★

（1）乙醇及其他中枢神经系统抑制剂可增强中枢性镇咳药的中枢抑制（镇静）作用，用药期间不宜饮酒。

（2）与单胺氧化酶抑制剂合用可出现痉挛、反射亢进、异常发热、昏睡等，故正在使用单胺氧化酶抑制剂患者及单胺氧化酶抑制剂停药不满2周的患者禁用。

考点4 典型不良反应 ★

（1）重复使用可产生耐受性，久用有成瘾性。

（2）长期用药要预防可能引起的便秘。

（3）大剂量、连续用药时，一些患者可能出现兴奋、烦躁不安。

（4）典型不良反应包括成瘾性、兴奋、幻想、惊厥、便秘、心率增快、情绪激动、耳鸣、口干、口咽喉部麻木感等。

考点5 特殊人群用药★★

（1）可透过胎盘屏障，使胎儿成瘾，引起新生儿的戒断症状（啼哭、打喷嚏、打呵欠、腹泻、呕吐等）、呼吸抑制，故妊娠期妇女禁用。

（2）多数可自乳汁排出，哺乳期妇女慎用。

（3）由于呼吸抑制、镇静的不良反应，一般不宜给儿童应用，1岁以下儿童禁用。

考点6 代表药品★

药品	适应证	临床应用注意
可待因	①镇咳（较严重的频繁干咳，如痰液量较多宜并用祛痰药） ②镇痛（中度以上疼痛） ③镇静（局麻或全麻时）	①麻醉药品，具有成瘾性 ②胆结石患者使用可引起胆管痉挛 ③颅脑外伤或颅内病变慎用，可引起瞳孔变小 ④前列腺增生患者易引起尿潴留而加重病情 ⑤可待因为前药，约15%经CYP2D6代谢为吗啡，有四种代谢类型，若为超快代谢型基因，易出现嗜睡、呼吸困难、中毒甚至致死，因此CYP2D6超快代谢者、12岁以下儿童禁用，含有可待因的咳嗽感冒药禁用于18岁以下青少年儿童
福尔可定	①镇咳（剧烈干咳） ②镇痛（中度疼痛）	新生儿和儿童通常耐受此药，一般不引起便秘和消化功能紊乱
喷托维林	各种原因引起的干咳	①对普通感冒、支气管炎或鼻窦炎等引起的干咳效果较好 ②与奋乃静、丁螺环酮、水合氯醛、溴苯那敏等药合用，可增强本品中枢神经系统和呼吸系统的抑制作用 ③禁用于2岁以下儿童
右美沙芬	各种原因引起的干咳，包括上呼吸道感染（如感冒和咽炎）、支气管炎等引起的咳嗽	①胺碘酮可提高本品的血药浓度 ②与氟西汀、帕罗西汀合用，不良反应加重
苯丙哌林	急、慢性支气管炎及各种刺激引起的刺激性干咳	①非麻醉性镇咳药，兼具中枢性及外周性镇咳作用，并具有罂粟碱样平滑肌解痉作用 ②服用时需整粒吞服，切勿嚼碎，以免引起口腔麻木

第二节 祛痰药

考点1 分类和药理作用★★

类别	代表药物	药理作用
恶心性祛痰药	氯化铵、愈创甘油醚、桔梗流浸膏	刺激胃黏膜，引起轻微的恶心，反射性引起支气管黏膜腺体分泌增加，降低痰液黏性，痰液稀释而易于咳出。适用于呼吸道感染引起的咳嗽、多痰

类别	代表药物	药理作用
刺激性祛痰药	桉叶油、碘化钾、安息香酊、愈创木酚磺酸钾	挥发性药物，加入沸水中其蒸汽可刺激呼吸道黏膜，增加腺体分泌，使痰液变稀而易于咳出。使用麻烦，祛痰作用弱，基本上被其他药替代
黏痰溶解剂	溴己新、氨溴索、乙酰半胱氨酸、桉柠蒎、糜蛋白酶	氨溴索、溴己新、乙酰半胱氨酸从不同途径，分解痰液中的黏液成分如黏多糖和黏蛋白，使黏痰液化，痰液黏度降低而易于咳出。均适用于痰液黏稠不易咳出的患者
黏痰稀释剂	羧甲司坦	①分裂黏蛋白、糖蛋白多肽链上分子间的二硫键，使分子变小，降低痰液的黏度 ②增加黏膜纤毛的转运，增加痰液排出 ③改善呼吸道分泌细胞的功能，修复黏膜，促进气管分泌 ④抑制支气管杯状细胞的增生 ⑤对抗炎症和修复黏膜，增加抗感染药物向支气管黏膜和上皮组织的渗透，提高抗生素在气道的药物浓度，并抑制血浆的渗出

第一亚类 恶心性祛痰药

考点 2 临床用药评价★★

（1）适用于干咳、咳嗽伴黏稠痰的患者。系对症治疗，不宜长期使用，用药7日症状未缓解应停药。

（2）除中枢性不良反应如头晕、嗜睡外，由于对胃黏膜刺激作用较强，故存在胃肠道反应，主要表现为恶心、呕吐、胃肠不适等。

考点 3 代表药品★

药品	适应证	临床应用注意
氯化铵	①干咳以及痰不易咳出等 ②酸化尿液 ③纠正代谢性碱中毒	①镰状细胞贫血患者可引起缺氧或酸中毒 ②酸化尿液，纠正代谢性碱中毒，代谢性酸中毒患者忌用 ③与磺胺嘧啶、呋喃妥因等配伍禁忌 ④肝、肾功能严重损害，尤其是肝昏迷、肾功能衰竭、尿毒症患者禁用
愈创甘油醚	呼吸道感染引起的咳嗽、多痰	①肺出血、肾炎、急性胃肠炎患者禁用 ②妊娠3个月内妇女禁用 ③消化道溃疡者、过敏体质者、孕妇及哺乳期妇女慎用

第二亚类 黏痰溶解剂

考点 4 药物特点★★★

黏痰溶解剂仅改善咳痰症状，使用时应查明咳嗽、咳痰原因，如使用7日未见好转，应及时就医。避免与中枢性镇咳药（右美沙芬等）同时使用，以免稀化的痰液堵塞气道。

1. 溴己新 口服吸收迅速、完全，服用后 1h 起效，作用持续 6~8h。

2. 氨溴索 祛痰作用比溴己新强。口服吸收迅速，药物可进入脑脊液，也可透过胎盘屏障。严重肾功能不全时消除半衰期延长。口服或雾化吸入后 1h 起效，作用持续 3~6h。

3. 乙酰半胱氨酸

（1）具有较强的黏痰溶解作用，不仅能溶解白色黏痰，也能溶解脓性痰，雾化吸入祛痰效果显著优于氨溴索、溴己新、糜蛋白酶。

（2）口服吸收后在小肠黏膜和肝脏存在首关效应，故口服生物利用度极低。

（3）适用于大量黏痰阻塞而引起的呼吸困难，如急、慢性支气管炎，慢性阻塞性肺疾病（COPD），肺炎，肺气肿，肺结核及手术等引起的痰液黏稠、咳痰困难。

（4）乙酰半胱氨酸是合成谷胱甘肽（GSH）的必需氨基酸，可保护细胞免受氧自由基等毒性物质的损害，可用于对乙酰氨基酚中毒的解救，治疗环磷酰胺引起的出血性膀胱炎。

4. 桉柠蒎 促进黏痰溶解外，还有抗炎作用，可减轻支气管黏膜肿胀、扩张支气管，并可用于支气管造影后促进造影剂的排出。

5. 糜蛋白酶 经常性雾化吸入给药可导致气道上皮鳞状化生，并偶可致过敏反应，现已逐渐被取代。

考点 5 代表药品★

药品	适应证	临床应用注意
氨溴索	伴有痰液分泌异常或排痰功能不良引起的痰液黏稠而不易咳出者	①妊娠前3个月内禁用，妊娠中、晚期慎用。哺乳期慎用 ②与抗菌药物（阿莫西林、头孢呋辛、红霉素、多西环素）同时服用，可导致抗菌药物在肺组织浓度升高，局部抗菌作用增强
乙酰半胱氨酸	黏痰黏稠引起的呼吸困难、咳痰困难者	①雾化吸入可在1min内起效，5~10min作用最强 ②颗粒剂用温开水溶解后直接服用，也可加入果汁服用 ③黏痰溶解作用在pH 7时最强，加服适量碳酸氢钠能增强疗效 ④可与支气管扩张剂和血管收缩剂等药物合用；与镇咳药不应同时服用，因为镇咳药对咳嗽反射的抑制作用可能会导致支气管分泌物的积聚 ⑤能减弱青霉素、头孢菌素、四环类药物的抗菌活性，不宜合用。必需合用时，可间隔4h或交替用药 ⑥与硝酸甘油合用会导致明显的低血压并增强颞动脉扩张 ⑦与碘化油、糜蛋白酶、胰蛋白酶存在配伍禁忌 ⑧为巯基化合物，易被氧化，可与金属离子络合，储存期间应避免接触空气、氧化剂、某些金属、橡胶 ⑨雾化液或水溶液中有硫化氢的臭味，部分患者可引起恶心、呕吐、流涕、胃炎等，偶可引起咯血 ⑩对呼吸道黏膜有刺激作用，故有时引起呛咳或支气管痉挛。支气管哮喘、有消化道溃疡病史者慎用。支气管哮喘患者发生支气管痉挛应立即停药

第三亚类　黏液稀释剂

考点 6 代表药品★

药品	适应证	临床应用注意
羧甲司坦	慢性支气管炎、支气管哮喘等疾病引起的痰液黏稠、咳出困难	①消化道溃疡活动期禁用。妊娠期、哺乳期妇女，消化道溃疡史患者，过敏体质者，2岁以下儿童慎用 ②避免同时服用强效镇咳药，以免痰液堵塞气道

第三节 平喘药

考点1 分类★★★

1. 按治疗目的分类

类别	代表药物	药理作用
控制症状类药物	吸入性糖皮质激素（ICS，最有效、最安全的控制症状类药物）、ICS与长效β₂受体激动剂复方制剂（ICS/LABA）、全身性糖皮质激素、白三烯受体拮抗剂（LTRA）、缓释茶碱、抗IgE单克隆抗体	①通过其抗炎作用使哮喘患者维持在临床控制状态 ②每天需要使用并长时间维持应用
缓解症状类药物（急救药物）	速效吸入和短效口服β₂受体激动剂（SABA）、ICS与福莫特罗复方制剂、全身性糖皮质激素、吸入型抗胆碱能药物、短效茶碱	①通过迅速解除支气管痉挛从而缓解患者哮喘症状 ②急性发作时可按需使用

2. 按作用机制分类★★★

药物分类	代表药物	药理作用
β₂受体激动剂	沙丁胺醇、特布他林、沙美特罗	激动呼吸道平滑肌和肥大细胞膜表面的β₂受体，激活腺苷酸环化酶，使细胞内的cAMP含量增加，游离Ca²⁺减少，从而松弛支气管平滑肌，减少肥大细胞和嗜碱性粒细胞脱颗粒和介质的释放，降低微血管的通透性，增加气道上皮纤毛的摆动，缓解哮喘症状
M胆碱受体拮抗剂	异丙托溴铵、噻托溴铵	阿托品衍生物，选择性拮抗位于气道平滑肌、气管黏膜下腺体及血管内皮细胞的M₃受体，扩张支气管平滑肌，减少黏液分泌和收缩血管，缓解哮喘症状
黄嘌呤类药物	茶碱、氨茶碱、多索茶碱、二羟丙茶碱	松弛气道平滑肌、呼吸兴奋、强心，适用于慢性喘息的治疗和预防，辅助治疗急性哮喘、急性心功能不全和心源性哮喘，但急性心肌梗死伴血压显著降低患者禁用
过敏介质阻释剂	肥大细胞膜稳定剂（色甘酸钠、曲尼司特）	稳定肺组织肥大细胞膜，抑制过敏介质释放。还可降低哮喘患者的气道反应性。与β₂受体激动剂合用，可提高平喘效果，还可防止β₂受体下调而稳定β₂受体激动剂的疗效
	H₁受体拮抗剂（酮替芬、西替利嗪、氯雷他定）	高选择性地抑制H₁受体，抑制组胺诱导的气道高反应性；稳定肺组织肥大细胞膜和拮抗其他介质，降低急、慢性哮喘反应。用于预防哮喘发作，若与平喘药、肾上腺糖皮质激素联合应用于哮喘发作期也有一定协同作用
吸入型肾上腺糖皮质激素	布地奈德、氟替卡松、倍氯米松	抑制参与哮喘发病的多种炎症介质及免疫细胞，具有强大抗炎、抗免疫作用，并具有抗过敏、减少微血管渗漏、减轻黏膜水肿作用，从多个环节阻断哮喘的发生，缓解哮喘症状。早期即可大剂量使用，对频发性及持续性哮喘具有较好疗效，适用于重症哮喘（哮喘持续状态）、慢性反复发作的哮喘、激素依赖性哮喘
白三烯受体拮抗剂	孟鲁司特、扎鲁司特、普仑司特	对1型半胱氨酰白三烯受体（CysLT1）有高度的亲和性和选择性，有效地抑制半胱氨酰白三烯(LTC4、LTD4、LTE4)与受体结合，抑制炎症细胞的黏附、聚集和增殖，诱导炎症细胞凋亡，促进细胞因子及抑制炎症介质释放，降低气道高反应性，降低毛细血管通透性并减少腺体黏液分泌，抑制气道重塑及抗肺纤维化，显著改善哮喘炎症指标，减轻过敏性鼻炎引起的症状。适用于哮喘的长期治疗和预防，治疗对阿司匹林敏感的哮喘以及预防运动诱发的支气管收缩，减轻过敏性鼻炎引起的症状

第一亚类　β_2肾上腺素受体激动剂

考点 2 分类和作用特点★★★

类别	代表药物	作用特点
短效 β_2 受体激动剂	沙丁胺醇、特布他林	①缓解轻、中度急性哮喘症状的首选药 ②吸入剂型有气雾剂、干粉剂和溶液。溶液经雾化泵吸入，适用于轻至重度哮喘发作 ③气雾剂主要用于缓解哮喘或慢性阻塞性肺疾病（COPD）患者的支气管痉挛，预防运动诱发的急性哮喘或其他过敏原诱发的支气管痉挛
长效 β_2 受体激动剂	福莫特罗、沙美特罗、丙卡特罗	不推荐单独使用，须与吸入型肾上腺糖皮质激素联合应用，不适合初始用于快速恶化的急性哮喘发作，仅用于需要长期用药的患者。但福莫特罗可作为气道痉挛的应急缓解药物

考点 3 典型不良反应★★

可能会引起低钾血症。与黄嘌呤类药物、肾上腺糖皮质激素、利尿药合用及缺氧都可能增加低钾血症的发生，需监测血钾水平。血钾降低一般是暂时的，通常不需要补充。应告诫患者有诱发低血钾而造成心律不齐的可能性，特别是联用洋地黄类药物患者。

考点 4 代表药品★

药品	适应证	临床应用注意
沙丁胺醇	支气管哮喘或喘息性慢性支气管炎伴支气管痉挛	①长期使用可形成耐受性，药效降低 ②与其他 β_2 受体激动剂、茶碱类合用，药效可增加，但不良反应也增加 ③与 β_2 受体拮抗剂合用，药效减弱或消失 ④避免与单胺氧化酶抑制剂及三环类抗抑郁药同时应用 ⑤常见震颤、恶心、心悸、头痛、失眠等不良反应，尤其可能引起严重的血钾过低 ⑥运动员、哺乳期妇女以及高血压、冠状动脉供血不足、心血管功能不全、糖尿病、甲状腺功能亢进等患者慎用
沙美特罗	①长期常规治疗哮喘的可逆性呼吸道阻塞和慢性支气管炎 ②须常规使用支气管扩张剂的患者 ③预防夜间哮喘发作或控制日间哮喘的不稳定（如运动前或接触致敏原前）	①不可取代口服或吸入型肾上腺糖皮质激素的作用 ②起效相对较慢，不适用于急性哮喘发作、重度或危重哮喘发作患者，此时应先用短效药物 ③不适用于冠心病、高血压、心律失常、惊厥、甲状腺毒症的哮喘患者及对所有拟交感神经药物高度敏感的哮喘患者。急剧恶化哮喘、哮喘急性发作的患者禁用，运动员慎用 ④急性哮喘发作时，可能出现血钾过低 ⑤与短效 β_2 受体激动剂联用，不增加心血管不良反应发生率 ⑥避免与单胺氧化酶抑制剂及三环类抗抑郁药同时应用 ⑦常见不良反应为头痛、呕吐、肌痉挛、颤抖、心悸等
福莫特罗	支气管哮喘及慢性阻塞性肺疾病伴支气管痉挛	①连续过量口服本品可引起心律失常甚至心搏停止 ②与肾上腺素及异丙肾上腺素等儿茶酚胺类药物合用时，可引起心律不齐，甚至导致心搏停止 ③与单胺氧化酶抑制药合用，可出现毒副反应 ④可增强泮库溴铵、维库溴铵的神经–肌肉阻滞作用 ⑤常规使用可产生耐受性

续表

药品	适应证	临床应用注意
特布他林	支气管哮喘、慢性支气管炎、肺气肿和其他伴有支气管痉挛的肺部疾病	①长期应用可产生耐受性 ②大剂量口服给药可使有癫痫病史的患者发生酮症酸中毒 ③并用茶碱类药品可增加疗效，但心悸等不良反应也可能加重 ④不良反应程度取决于剂量和给药途径 ⑤少数病例有手指震颤、头痛、心悸、呕吐、强直性痉挛、心动过速和心悸，在开始用药1~2周内自然消失 ⑥不推荐12岁以下儿童使用 ⑦运动员及甲状腺功能亢进、冠心病、高血压、糖尿病患者慎用

第二亚类　M胆碱受体拮抗剂

考点5 作用特点★★

M胆碱受体拮抗剂松弛支气管平滑肌作用比β₂受体激动剂弱，持续时间与β₂受体激动剂相同或略长，两类药联用对慢性哮喘患者产生协同效果。

1. 异丙托溴铵

（1）强效抗胆碱（M受体）作用，对支气管平滑肌有较高选择性，对呼吸道腺体和心血管系统的作用不明显，对心血管的不良反应小，喷吸后无刺激性咳嗽，对平喘、气憋的效果较为明显。

（2）用于防治支气管哮喘和哮喘型慢性支气管炎，尤其适用于因用β受体激动产生肌肉震颤、心动过速而不能耐受此类药物的患者。

（3）与β₂受体激动剂合用可相互增强疗效。

2. 噻托溴铵　与M₃受体的亲和力是异丙托溴铵的10倍，松弛气道平滑肌作用更强。

考点6 代表药品★

药品	适应证	临床应用注意
异丙托溴铵	主要用于慢性阻塞性肺疾病的维持治疗，也可用于支气管哮喘	①吸入气雾剂时最好坐下或站立 ②对于急性或迅速恶化的呼吸困难，可考虑使用吸入用异丙托溴铵溶液 ③雾化吸入液可与吸入性β₂受体激动剂联合使用，可以和祛痰剂氨溴索、溴己新、非诺特罗雾化吸入液共同吸入使用 ④由于可出现沉淀，吸入用异丙托溴铵溶液和含有防腐剂苯扎氯铵的色甘酸钠雾化吸入液不要在同一个雾化器中同时吸入使用 ⑤最常见的不良反应是头痛、恶心和口干，可出现瞳孔扩大、眼压增高 ⑥对大豆卵磷脂、大豆、花生、阿托品及其衍生物过敏者、青光眼、前列腺增生禁用气雾剂，闭角型青光眼慎用
噻托溴铵	慢性阻塞性肺疾病的维持治疗，包括慢性支气管炎和肺气肿，伴随性呼吸困难的维持治疗及急性发作的预防	①胶囊仅供吸入，不能口服。每天用药不得超过1次。胶囊应该密封于囊泡中保存，仅在用药时取出尽快使用 ②起效慢，不用作支气管痉挛急性发作的抢救药物 ③药粉误入眼内可能引起或加重窄角型青光眼、眼睛疼痛或不适、短暂视力模糊、视觉晕轮或彩色影像，并伴有结膜充血引起的红眼和角膜水肿的症状 ④与肾上腺素及异丙肾上腺素等儿茶酚胺合用时，可能引起心律不齐，甚至导致心搏停止。可增加洋地黄类药物导致心律失常的易感性。与肾上腺糖皮质激素合用，可加重血钾浓度的降低，并有可能发生高血糖症。与利尿药、茶碱合用，可增加低钾血症危险。与单胺氧化酶抑制药合用，可出现毒副反应。可增强泮库溴铵、维库溴铵的神经-肌肉阻滞作用 ⑤最常见口干、咳嗽，常见咽炎、上呼吸道感染、口苦、短暂性变态反应、头痛、兴奋、眩晕，可能引起吸入性支气管痉挛，长期使用可引起龋齿 ⑥不推荐小于18岁患者使用，闭角型青光眼、前列腺增生、膀胱颈梗阻、心律失常慎用

第三亚类 黄嘌呤类药物

考点7 作用特点★★

哮喘急性发作首选短效β₂受体激动剂，当单用β₂受体激动剂疗效不佳时，配合静脉滴注黄嘌呤类药物可增强疗效。茶碱与盐基或碱基形成复盐（氨茶碱、胆茶碱、茶碱甘氨酸钠），水溶性显著提高，但并不增强药理作用。茶碱衍生物（多索茶碱、二羟丙茶碱、羟丙茶碱、巴米茶碱）对胃肠道刺激较小，但药理作用比茶碱弱。茶碱缓释制剂口服血清浓度波动小，有效地降低了茶碱中毒风险，适用于慢性哮喘，尤其是夜间发作的哮喘患者。

考点8 药物相互作用★

（1）红霉素、罗红霉素、克拉霉素、克林霉素、依诺沙星、环丙沙星、氧氟沙星、左氧氟沙星、西咪替丁、地尔硫䓬、维拉帕米、咖啡因、美西律（红霉素和依诺沙星更明显），可提高茶碱血药浓度，增强毒性。

（2）苯巴比妥、利福平可使茶碱血药浓度下降。

（3）与苯妥英钠相互干扰吸收，二者血清浓度均下降，合用时应二者均需增加剂量。

考点9 典型不良反应★★★

黄嘌呤类药物易发生中毒。茶碱及其复盐可监测茶碱血清浓度来调整剂量，预防中毒。茶碱血药浓度15~20 μg/ml时可出现毒性反应，早期多见恶心、呕吐、易激动、失眠等；当血药浓度超过20 μg/ml可出现心动过速、心律失常；当血药浓度超过40 μg/ml时可出现发热、失水、惊厥，严重者呼吸、心跳停止，可致死。

考点10 代表药品★

药品	适应证	临床应用注意
茶碱	用于支气管哮喘、喘息性支气管炎、阻塞性肺气肿等，缓解喘息症状；也可用于心源性肺水肿引起的哮喘	①茶碱类药物治疗窗窄，应当进行血药浓度监测，既保证疗效又防止毒性反应 ②胃肠道刺激性大，可见血性呕吐物或柏油样大便 ③老年人血浆清除率降低，潜在毒性增加 ④禁用于活动性消化性溃疡和未控制的惊厥性疾病患者，不适用于哮喘持续状态或急性支气管痉挛发作的患者，慎用于低氧血症、高血压、消化道溃疡病史、孕妇、产妇、哺乳期妇女、55岁以上患者
多索茶碱	用于支气管哮喘、喘息性慢性支气管炎及其他支气管痉挛引起的呼吸困难	①急性心肌梗死患者禁用 ②个体差异较大，必要时监测血药浓度，维持在10~20 μg/ml范围内有效且比较安全。老年患者应监测血药浓度 ③进食可使峰浓度降低、达峰时间延迟，宜增加剂量 ④与依诺沙星、环丙沙星合用，宜减量 ⑤使用期间不要同时饮用含咖啡因的饮料或食品 ⑥少数患者出现心悸、窦性心动过速、呕吐、头痛、兴奋、失眠、呼吸急促、高血糖、蛋白尿等症状 ⑦过量使用会出现严重心律不齐、阵发性痉挛（初期中毒表现），应暂停用药并监测血药浓度，在上述中毒症状完全消失后仍可继续使用

第四亚类　过敏介质阻释剂

考点11 作用特点★★

（1）色甘酸钠对速发型过敏反应有良好的预防作用。

（2）酮替芬兼具很强的组胺 H_1 受体拮抗作用和抑制过敏反应介质释放的作用。抗组胺作用较氯苯那敏强约10倍，且具长效。能抑制抗原、组胺、阿司匹林和运动诱发的气道痉挛，防治支气管哮喘。适用于多种类型的支气管哮喘，尤其对过敏性哮喘疗效显著，对预防各种支气管哮喘发作及外源性哮喘的疗效比对内源性哮喘更好。

考点12 典型不良反应★

H_1 受体拮抗剂常见嗜睡、倦怠，故用药期间不得驾驶车、船，从事高空作业、机械作业及操作精密仪器。

考点13 代表药品★

药品	适应证	临床应用注意
色甘酸钠	预防支气管哮喘和过敏性鼻炎	①孕妇、哺乳期妇女及肝肾功能不全者慎用 ②预防性地阻断肥大细胞脱颗粒，而非直接舒张支气管，对支气管哮喘应在易发病季节之前2~3周提前用药 ③极少数患者在开始用药时出现哮喘加重，此时可先吸入少许扩张支气管的气雾剂如沙丁胺醇 ④不要中途突然停药，以免引起哮喘复发 ⑤起效较慢，需连用数日甚至数周后才起作用，对正在发作的哮喘无效
酮替芬	预防支气管哮喘或其他过敏性疾病	①孕妇慎用 ②与多种中枢神经抑制剂或乙醇并用，可增强本品的镇静作用，应予避免 ③不得与口服降血糖药并用 ④常见嗜睡、倦怠、口干、恶心等胃肠道反应，偶见头痛、头晕、迟钝以及体重增加

第五亚类　吸入型肾上腺糖皮质激素

考点14 作用特点★★★

吸入型肾上腺糖皮质激素局部抗炎作用强、全身不良反应少，为治疗哮喘的一线药物。

1.布地奈德　强效肾上腺糖皮质激素，与肾上腺糖皮质激素受体的亲和力约为皮质醇的200倍，局部抗炎能力约为皮质醇的1000倍。吸入用布地奈德混悬液抗炎作用是强的松龙的15倍，是氢化可的松的100倍，是二丙酸倍氯米松局部作用的1.6~3倍。布地奈德吸入、雾化给药避免了口服给药显著的肝脏首关效应，获得相对更高的局部抗炎作用，减少哮喘患者的支气管高反应性。布地奈德适用于轻度持续型（2级以上）哮喘的长期治疗，吸入剂用于哮喘和COPD的预防和长期维持治疗。

2.氟替卡松　作用强于布地奈德。适用于轻度持续型（2级以上）哮喘的长期治疗及抗过敏反应。气雾剂、喷鼻剂适用于成人及 4 岁以上儿童哮喘的预防性治疗，以及季节性鼻炎、严重变应性鼻炎。

3. 倍氯米松　进入肺部后，经肝脏迅速灭活，一般治疗剂量较小故不易出现全身作用，但其局部作用强，适用于轻度持续型（2 级以上）哮喘的长期治疗。气雾吸入法可以缓解哮喘和过敏性鼻炎的症状，对支气管喘息的疗效比口服更有效。粉雾剂胶囊适用于支气管哮喘，特别是支气管扩张剂或其他平喘药如色苷酸钠不足以控制的哮喘患者。

4. 肾上腺糖皮质激素与 β_2 受体激动剂配伍而成的复方制剂　沙美特罗替卡松粉吸入剂，为目前治疗哮喘夜间发作和哮喘维持治疗的理想方案。

考点15 典型不良反应★★

（1）注意吸入型肾上腺糖皮质激素使用技巧及吸入疗法可能引起的支气管痉挛。

（2）少数长期吸入给药可能引起口腔、咽喉部的白假丝酵母菌感染，表现为声音嘶哑、咽部不适，吸药后用水漱口及局部应用抗霉菌药物可降低发生率。

（3）吸入给药较常见上呼吸道感染、咽喉刺激、鹅口疮、咳嗽、头痛，长期大剂量应用可引起骨质疏松症、高血压、糖尿病、下丘脑垂体与肾上腺轴的抑制、肥胖症、白内障、青光眼、肌无力、皮肤变薄导致皮纹和瘀斑。

（4）伴有结核病、寄生虫感染、骨质疏松、青光眼、糖尿病、严重忧郁或消化性溃疡的哮喘患者应慎用。

（5）长期使用肾上腺糖皮质激素（包括吸入剂）影响儿童生长发育。

考点16 代表药品★

药品	适应证	临床应用注意
布地奈德	持续性哮喘的长期治疗（具有轻度持续性哮喘以上程度即可使用）	中度及重度支气管扩张症患者禁用
氟替卡松	①持续性哮喘的长期治疗（具有轻度持续性哮喘以上程度即可使用）②鼻喷剂可用于预防和治疗季节性过敏性鼻炎（包括花粉症）及常年性过敏性鼻炎	①哮喘持续状态或其他哮喘急性发作者禁用本药干粉吸入剂②玫瑰痤疮、寻常痤疮、酒渣鼻、口周皮炎、肛周及外阴瘙痒、原发性皮肤病毒感染（如单纯疱疹、水痘等）及细菌（真菌）感染等患者禁用本药乳膏和软膏③长期吸入本药每日用量超过 2mg 者，可能导致肾上腺功能被抑制，应监测其肾上腺储备功能
倍氯米松	①持续性哮喘的长期治疗（具有轻度持续性哮喘以上程度即可使用）②常年性变应性鼻炎和季节性变应性鼻炎及血管运动性鼻炎③鼻息肉手术后，预防息肉的再生	妊娠期的前 3 个月一般不用本品

第六亚类 白三烯受体拮抗剂

考点17 作用特点★★★

（1）不良反应少而轻。

（2）起效慢，一般连续应用4周显效。

（3）作用较弱，相当于色甘酸钠。仅适用于轻、中度哮喘和稳定期的控制，或合并应用以减少肾上腺糖皮质激素和 β_2 受体激动剂的剂量。治疗哮喘时不宜单独应用。

考点18 药物相互作用★

白三烯受体拮抗剂可抑制肝脏CYP450酶系，竞争性抑制茶碱的代谢，使茶碱血清浓度升高，故与茶碱类药物合用时宜监测茶碱的血清浓度。

考点19 典型不良反应

（1）孟鲁司特可出现严重神经系统不良反应。主要表现为攻击性行为、异常兴奋、焦虑、抑郁、方向知觉丧失、注意力不集中、夜梦异常、口吃、幻觉、失眠、记忆损伤、精神运动过激（易激惹、烦躁不安和震颤）、梦游、自杀的想法和行为、抽搐、眩晕、嗜睡、触觉减退等。通常发生在用药2～7日内，大多停药后好转。

（2）对于有精神性疾病史的患者，使用时应密切关注该药引起的精神异常现象；若患者出现精神症状或复发、加重，应考虑可能与孟鲁司特有关，并及时处理。

（3）过敏性鼻炎患者不宜首选孟鲁司特，仅适宜用于吸入性糖皮质激素、过敏介质阻释剂等药物治疗无效或不能耐受的情况。

（4）超过1%的患者用药后出现腹痛和头痛，但症状轻微时，通常不需要停药。

考点20 代表药品★

药品	适应证	临床应用注意
孟鲁司特	成人及儿童哮喘的预防和长期治疗。适用于减轻过敏性鼻炎引起的症状	①12岁以下儿童、妊娠期及哺乳期妇女宜慎重，权衡利弊后决定是否应用 ②规格10mg的片剂不适于儿童用药 ③老年患者、肾功能不全患者、轻至中度肝损害患者无需调整剂量 ④合并使用苯巴比妥后，孟鲁司特的血浆浓度减少，但不推荐调整本品的使用剂量

第四章　消化系统疾病用药

第一节　抗酸药和胃黏膜保护药

考点1 分类和药理作用 ★★★

类别	代表药物	药理作用与机制
抗酸药 （口服的弱碱性化合物，可直接中和胃酸）	氢氧化铝	具有抗酸、吸附、局部止血和保护溃疡面等作用，但也可能引起便秘
	铝碳酸镁	在胃中可迅速转化为氢氧化铝和氢氧化镁。铝离子可松弛胃平滑肌引起胃排空延迟和便秘，而镁有导泻作用，因此对胃排空和小肠功能影响很小，基本抵消了便秘和腹泻等不良反应
胃黏膜保护药	铋剂 （枸橼酸铋钾、胶体果胶铋）	在酸性环境中能形成高黏度溶胶覆盖于溃疡面上，形成保护膜，增强胃黏膜的屏障功能。还可降低胃蛋白酶活性，增加黏蛋白分泌，促进黏膜释放前列腺素，从而保护胃黏膜。对幽门螺杆菌具有杀灭作用。胶体果胶铋的胶体特性更好
	硫糖铝	在酸性环境下，解离出硫酸蔗糖复合离子，聚合成不溶性的带负电荷的胶体，与溃疡或炎症处带正电荷的蛋白质渗出物相结合，形成保护膜，促进溃疡愈合
	吉法酯 （金合欢乙酸香叶醇酯）	保护胃黏膜，促进溃疡修复愈合，增加胃黏膜前列腺素，促进可溶性黏液分泌，增强胃黏膜屏障，扩张胃黏膜微循环，改善血流分布

考点2 作用特点 ★

1. 抗酸药　仅中和已经分泌的胃酸，不能抑制胃酸分泌，药效持续时间很短，可造成反跳性的胃酸分泌增加。常用于轻度间歇性胃食管反流病引起的烧心，不是酸相关性疾病的首选药。

2. 碳酸氢钠　含有可吸收的碱，口服具有调节体内酸碱平衡和碱化尿液的作用，目前较少用作抗酸药，多作为碱化尿液使用。

考点3 药物相互作用 ★

1. 铝、镁剂　同服可使阿奇霉素、喹诺酮类、异烟肼、吩噻嗪类、地高辛、头孢泊肟酯、四环素类、H_2受体拮抗剂、左甲状腺素、苯二氮䓬类等药物的吸收减少（服用时间应间隔1~2h）。

2. 铝剂　可吸附胆盐而减少脂溶性维生素的吸收，特别是维生素A。

3. 抗酸药　与肠溶药物同服，可使肠溶包衣或胶囊加快溶解，不应同用。

考点4 典型不良反应 ★

1. 铝、钙剂　可致便秘，与剂量相关。

2. 抗酸药的不良反应也和风险人群有关

（1）镁剂：腹泻和高镁血症（高镁血症只在肾功能不全者引起问题）。

（2）铝剂：严重铝潴留仅发生于肾衰竭患者，可能会在长期应用氢氧化铝后出现神经毒性和贫血。氢氧化铝会阻碍肠道对磷酸盐的吸收，中等剂量氢氧化铝治疗2周可导致严重低磷血症。

考点5 代表药品★★

药品	适应证	临床应用注意
铝碳酸镁	胆酸相关性疾病；急、慢性胃炎；反流性食管炎；胃、十二指肠溃疡；与胃酸有关的胃部不适症状；预防非甾体类药物的胃黏膜损伤	口服（嚼服），餐后1~2h、睡前或胃部不适时服用。妊娠期妇女如需使用，应短期应用
枸橼酸铋钾	胃及十二指肠溃疡、急慢性胃炎、幽门螺杆菌根除	①妊娠期妇女、肾功能不全者禁用 ②可见恶心、呕吐、便秘及腹泻。服药期间口中可能带有氨味并可使舌苔及大便灰黑色 ③避免同服牛奶，如需合用应至少间隔0.5h；不能同时服用抗酸药 ④铋剂有一定肾毒性，肾功能不全者可出现铋的蓄积，导致神经病变、脑病、骨关节病、齿龈炎、口腔炎和结肠炎
硫糖铝	胃及十二指肠溃疡。慢性胃炎及缓解胃酸过多引起的胃痛、胃灼热感（烧心）、反酸	常见不良反应是便秘
吉法酯	胃及十二指肠溃疡、急慢性胃炎、胃酸过多、胃灼热、腹胀、消化不良、空肠溃疡及痉挛	①孕妇及哺乳期妇女不宜使用 ②有前列腺素类药物禁忌者（如青光眼患者）慎用

第二节　抑酸剂

考点1 分类和药理作用★★★

类别	代表药物	药理作用
H_2受体拮抗剂	西咪替丁、雷尼替丁、法莫替丁、尼沙替丁、罗扎替丁、拉夫替丁	竞争性拮抗组胺与胃壁细胞上的H_2受体结合，抑制基础胃酸分泌及由组胺和食物刺激后引起的胃蛋白酸分泌，降低胃蛋白酶的活性，还能抑制胃蛋白酶原的分泌
质子泵抑制剂（PPI）	奥美拉唑、兰索拉唑、泮托拉唑、雷贝拉唑、艾司奥美拉唑、艾普拉唑、右兰索拉唑	①前体药物，在壁细胞微管的酸性环境中，转换为活性形式（亚磺酰胺），与质子泵的硫基不可逆结合形成复合物，抑制H^+，K^+-ATP酶的活性，使壁细胞内的H^+不能转运到胃腔中，阻断了胃酸分泌的最后步骤 ②对基础胃酸分泌和各种刺激因素引起的胃酸分泌有很强的抑制作用 ③对质子泵的抑制作用不可逆，故抑酸作用时间长

续表

类别	代表药物	药理作用
钾竞争性酸阻滞剂（P-CABs）	伏诺拉生、瑞伐拉生、特戈拉生、替戈拉生	竞争胃壁细胞膜腔面的钾离子，对质子泵产生可逆性抑制，从而抑制胃酸分泌。起效迅速，体内代谢慢，具有更持久的胃酸分泌抑制作用
前列腺素类	米索前列醇	①降低胃壁细胞的胃酸分泌，还可增强黏膜的防御机制，增加碳酸氢盐和黏液的分泌 ②米索前列醇是前列腺素的类似物，也是终止早孕药，具有宫颈软化，增强子宫张力及宫内压作用，与米非司酮序贯用，显著增高或诱发早孕子宫自发收缩的频率和幅度

第一亚类　H_2受体拮抗剂

考点2 药物相互作用★★★

（1）西咪替丁：肝药酶抑制剂，可显著降低环孢素、茶碱、卡马西平、华法林、利多卡因、奎尼丁、苯二氮䓬类等药物在体内的消除速度。雷尼替丁和法莫替丁不属于肝药酶抑制剂，不影响上述药物代谢。

（2）雷尼替丁：减慢苯妥英钠的代谢，干扰磺酰脲类口服降糖药的药效，导致低血糖或高血糖。

（3）硫糖铝需经胃酸水解后才能发挥作用，H_2受体拮抗剂抑制胃酸分泌，降低硫糖铝的疗效，宜避免合用。

考点3 典型不良反应★★★

（1）H_2受体拮抗剂可透过血-脑屏障，引起头痛、头晕、乏力，也可出现可逆性的神志不清、精神异常、行为异常、幻觉、激动、失眠等。

（2）西咪替丁：不良反应相对较多，具有轻度抗雄性激素作用，可出现脂质代谢异常、高泌乳素血症、血浆睾酮水平下降和促性腺激素水平增加，长期用药可出现男性乳房肿胀、胀痛及女性溢乳等（雷尼替丁和法莫替丁对性激素影响较轻）。

考点4 代表药品★

药品	适应证	临床应用注意
雷尼替丁	十二指肠溃疡、预防十二指肠溃疡复发、胃溃疡、反流性食管炎、预防与治疗应激性溃疡及药物性溃疡等；治疗卓-艾综合征、消化性溃疡并发出血，以及缓解胃酸过多所致胃痛、烧心、反酸	①哺乳期、苯丙酮尿症、既往有急性间歇性血卟啉病史者、8岁以下儿童禁用 ②对老年患者、肝肾功能不全者应予以特殊监护，出现精神症状或明显窦性心动过缓时应停止用药 ③静脉给药时，罕见与快速给药有关的心动缓慢（静脉给药不应超过推荐的给药速度） ④可减少肝脏血流，延长普萘洛尔、利多卡因等药物的作用；升高苯妥英钠的血药浓度；增加糖尿病患者口服磺酰脲类降糖药（如格列吡嗪和格列本脲）的降糖作用（雷尼替丁致格列本脲作用减弱），合用时应警惕低血糖或高血糖。避免同时应用雷尼替丁和磺酰脲类降糖药

续表

药品	适应证	临床应用注意
法莫替丁	因消化性溃疡、急性应激性溃疡、出血性胃炎引起的上消化道出血；卓-艾综合征；预防应激溃疡的上消化道出血以及麻醉前给药预防吸入性肺炎	①哺乳期、妊娠期妇女，严重肾功能不全者禁用 ②主要通过肾脏排泄，高龄者常有肾功能低下现象，会出现血中浓度蓄积，应减少给药量或延长给药间隔

第二亚类 质子泵抑制剂（PPI）

考点5 作用特点★★★

（1）多数PPI（奥美拉唑、雷贝拉唑、泮托拉唑、艾司奥美拉唑）主要经肝脏细胞色素P450酶系CYP2C19代谢，兰索拉唑主要代谢酶是CYP3A4，推测艾普拉唑主要代谢酶也是CYP3A4。

（2）PPI对质子泵的抑制作用不可逆，待新的质子泵生成后，才能恢复泌酸作用，故虽然PPI的体内半衰期只有1~2h，但单次抑酸作用时间可维持12h以上。

（3）PPI代谢速度差异可能造成了各PPI所需剂量和临床疗效的不同。

（4）PPI遇酸会快速分解，口服必须采用肠溶剂型，不能嚼服。

（5）PPI注射剂型都是粉针剂，都在辅料中添加了氢氧化钠，确保稀释后的溶液pH在9~10之间，才能保证PPI不降解和变色，有的PPI针剂在辅料中添加EDTA，螯合那些能催化PPI降解的（微量）金属杂质。

考点6 药物相互作用★★★

PPI和氯吡格雷的相互作用 氯吡格雷被CYP2C19代谢为活性代谢产物，使用抑制CYP2C19的药物会导致氯吡格雷活性代谢产物转化减少，血小板抑制作用降低。不推荐氯吡格雷与奥美拉唑或艾司奥美拉唑联合使用。与奥美拉唑相比，右兰索拉唑、兰索拉唑和泮托拉唑对氯吡格雷的抗血小板活性影响较小，可以联合给药。根据氯吡格雷英文说明书，右兰索拉唑对氯吡格雷的影响是所有PPI中最小的。

考点7 典型不良反应★★★

（1）增加胃肠道和呼吸道感染风险：PPI作为强效抑酸药，可以减少胃酸分泌，干扰胃酸的非特异性杀菌能力，增加艰难梭状芽孢杆菌相关性腹泻风险，肝硬化合并腹水患者可增加自发性细菌性腹膜炎发生风险；可增加反流至喉部的胃液中的细菌载量，增加吸入性肺炎发生率。

（2）高胃泌素血症：抑制胃酸会引起胃泌素反应性升高。

（3）PPI可使检测是否有幽门螺杆菌感染的 ^{13}C 或 ^{14}C 尿素呼气试验（UBT）出现假阴性结果，其机制可能是PPI对幽门螺杆菌有直接或间接的抑制作用。临床上应在PPI治疗后至少4周才能进行UBT试验。

（4）如果患者长期服用PPI，在用药过程中，需注意可能出现的骨折风险（尤其是老年患者）；定期监测血镁水平，防治低镁血症的出现。

（5）葡萄糖注射液偏酸性，会加快PPI稀释后的降解速度，一般不建议用5%葡萄糖稀释PPI针剂。

考点 8 代表药品★

药品	适应证	临床应用注意
奥美拉唑	胃、十二指肠溃疡，消化性溃疡急性出血，反流性食管炎，卓-艾综合征，与抗菌药物合用治疗Hp相关性消化性溃疡	①建议哺乳期妇女尽可能不用 ②需注意国内有普通针剂和"仅供静脉注射用"两种针剂，辅料中氢氧化钠的添加量不同
泮托拉唑	胃、十二指肠溃疡，急性胃黏膜病变，复合性胃溃疡等引起的急性上消化道出血，与抗生素合用根除Hp治疗	①妊娠期权衡利弊使用，根据用药对哺乳期妇女是否获益决定是否终止哺乳或终止药物 ②常见头痛、腹泻、恶心、腹痛、腹胀、呕吐、头晕、关节痛；静脉注射可能引起血栓性静脉炎 ③肾功能受损和老年患者每日剂量一般不应超过40mg，但为根除Hp感染而使用联合疗法时，老年患者在1周治疗中也使用常规剂量（40mg每日2次）
艾司奥美拉唑	胃、十二指肠溃疡，与抗菌药合用治疗Hp相关消化性溃疡，反流性食管炎，卓-艾综合征，静脉注射用于消化性溃疡急性出血，降低溃疡出血内镜治疗后再出血风险	①哺乳期间不应使用 ②禁止与奈非那韦联合使用；不推荐与阿扎那韦、沙奎那韦联合使用

第三亚类　钾竞争性酸阻滞剂（P-CABs）

考点 9 代表药品★★

药品	作用特点	适应证	典型不良反应
伏诺拉生	①首个获批的适应证是反流性食管炎，除这个适应证之外，在日本还获批了联合抗菌药根除幽门螺杆菌的适应证 ②主要由非CYP3A4酶系代谢 ③对质子泵的抑制作用无需酸的激活，直接作用于质子泵，快速起效，1h内就能达到最大效果	反流性食管炎	常见腹泻、便秘；偶见腹胀、恶心、皮疹、肝酶升高

第四亚类　前列腺素类抑酸剂

考点 10 代表药品★★

药品	适应证	临床应用注意
米索前列醇	十二指肠溃疡、胃溃疡，及由NSAID引起的消化性溃疡。预防NSAID引起的消化性溃疡。与米非司酮序贯合并使用，可用于终止停经49日内的早期妊娠	①妊娠期会增加子宫的张力和收缩，引起胎儿不完全或完全流产 ②哺乳期不应使用，经乳汁分泌的米索前列醇酸会导致婴儿出现腹泻 ③心、肝、肾疾病患者及肾上腺皮质功能不全者禁用；有使用前列腺素类药物禁忌者，如青光眼、哮喘及过敏体质者禁用 ④最常见不良反应是剂量依赖性的腹部绞痛、腹痛和腹泻。其他包括皮疹、头晕、头痛

第三节 解痉药、胃肠动力药和治疗功能性胃肠病药

考点1 分类★★★

	类别	代表药物
解痉药	抗胆碱M受体药	颠茄、阿托品、山莨菪碱、丁溴东莨菪碱、东莨菪碱
	季铵类药	匹维溴铵
	罂粟碱及其衍生物	罂粟碱、屈他维林
胃肠动力药	中枢和外周多巴胺D_2受体拮抗剂	甲氧氯普胺
	外周性多巴胺D_2受体拮抗剂	多潘立酮
	既可拮抗多巴胺D_2受体又能抑制乙酰胆碱酯酶活性药	伊托必利
	$5\text{-}HT_4$受体激动剂	莫沙必利、普芦卡必利（国内未上市，便秘治疗药）、西沙必利（可致Q-T间期延长，撤市）、替加色罗（增加心血管缺血事件，国内停止销售）
治疗功能性胃肠病药		匹维溴铵、曲美布汀

第一亚类 解痉药

考点2 药理作用与作用机制★

类别	代表药物	药理作用与作用机制
抗胆碱M受体药（莨菪碱类）	颠茄、阿托品、山莨菪碱、丁溴东莨菪碱、东莨菪碱	松弛胃肠平滑肌作用，解除平滑肌痉挛，缓解胃肠绞痛。抑制腺体分泌，解除毛细血管痉挛，改善微循环，扩张支气管，解除平滑肌痉挛；中枢作用以抑制为主，对大脑有镇静、催眠作用，对呼吸中枢有兴奋作用
季铵类药	匹维溴铵	对胃肠道具有高度选择性的钙拮抗剂，通过抑制钙离子流入肠道平滑肌细胞，防止肌肉过度收缩而达到解痉作用，能消除肠壁平滑肌高反应性，并增加肠道蠕动能力
罂粟碱及其衍生物	罂粟碱、屈他维林	①罂粟碱通过抑制磷酸二酯酶，增加细胞内环磷酸腺苷的水平，抑制肌球蛋白轻链肌酶，使平滑肌舒张而解除痉挛。对血管、胃肠道、胆道平滑肌均有松弛作用。除了治疗肾、胆或胃肠道等内脏痉挛，还可治疗脑、心及外周围血管痉挛所致的缺血 ②屈他维林是人工合成的罂粟碱衍生物，只针对胆道和泌尿系统平滑肌痉挛，无心脑血管痉挛适应证

考点3 作用特点★

1. 阿托品 伴随剂量增加可依次出现腺体分泌减少、瞳孔扩大和调节麻痹、心率加快、膀胱和胃肠道平滑肌的兴奋性降低、胃液分泌抑制。

2. 山莨菪碱 作用与阿托品相似或稍弱，但扩瞳和抑制腺体分泌（如唾液腺）作用较弱，且极少引起中枢兴奋症状。

3. 丁溴东莨菪碱 外周作用与阿托品相似。不进入中枢神经系统，不产生中枢抗胆碱能的不良反应。

4. 东莨菪碱 散瞳及抑制腺体分泌作用比阿托品强，更易通过血－脑屏障和胎盘屏障，对呼吸中枢具有兴奋作用，但对大脑皮层有明显的抑制作用，还有扩张毛细血管，改善微循环及抗晕船、晕车等作用。临床上用于全身麻醉前给药、预防和控制晕动症、震颤麻痹、狂躁性精神病，还用于内脏平滑肌痉挛、睫状肌麻痹、感染性休克和有机磷酸酯类中毒等。

考点4 药物相互作用★

（1）莨菪碱类药拮抗M受体，减少唾液分泌，使舌下含化的药物吸收减慢。

（2）吩噻嗪类抗精神病药、三环类抗抑郁药、金刚烷胺，可增强阿托品的不良反应。

考点5 典型不良反应和禁忌★★★

1. 抗胆碱能效应 包括口鼻咽喉干燥、便秘、出汗减少、瞳孔散大、视物模糊、眼睑炎、眼压升高、排尿困难、心悸、皮肤潮红、胃肠动力低下、胃食管反流等。

2. 禁忌 青光眼患者、前列腺增生患者、高热患者、重症肌无力患者、幽门梗阻与肠梗阻者。

考点6 特殊人群用药★

老年人用药后容易发生排尿困难、便秘、口干（尤其是男性）。老年人汗液分泌减少，散热功能弱，夏季用药时，因其抑制腺体分泌，可使体温升高，老年人夏天尤要慎用。

考点7 代表药品★

药品	适应证	临床应用注意
颠茄	胃及十二指肠溃疡，胃肠道、肾、胆绞痛等	①常见便秘、出汗减少、口鼻咽喉及皮肤干燥、视力模糊、排尿困难（尤其老年人） ②用药过量：视力模糊或视野改变、动作笨拙不稳、神志不清、抽搐、眩晕、昏睡不醒、严重口鼻或咽部发干、发热、婴幼儿多见；幻觉、谵妄，多见于老年人，呼吸短促及呼吸困难（呼吸抑制）、言语不清、易激动、神经质、坐立不安等，儿童多见；心跳异常加快、皮肤特别温热、干燥、发红，儿童多见
阿托品	①各种内脏绞痛，如胃肠绞痛及膀胱刺激症状。对胆绞痛、肾绞痛的疗效较差 ②全身麻醉前给药，严重盗汗和流涎症 ③迷走神经过度兴奋所致的窦房阻滞、房室阻滞等缓慢性的心律失常 ④抗休克 ⑤解救有机磷酸酯类农药中毒	①婴幼儿对毒性反应极其敏感，特别是痉挛性麻痹与脑损伤儿童。环境温度较高时，因闭汗有体温急骤升高的危险 ②中毒症状与剂量相关：0.5mg时，轻微心率减慢，略有口干及少汗；1mg时，口干、心率加快、瞳孔轻度散大；2mg时，心悸、显著口干、瞳孔扩大，有时出现视物模糊；5mg时，上述症状加重，并有语言不清、烦躁不安、皮肤干燥发热、小便困难、肠蠕动减少；过量但小于100mg时，幻听、谵妄；大于100mg时，呼吸麻痹；成人最低致死量为80~130mg，儿童为10mg ③抗组胺药可增强阿托品的外周和中枢效应，可加重口干或一过性声音嘶哑、尿潴留、眼压增高等不良反应

续表

药品	适应证	临床应用注意
东莨菪碱	胃肠道痉挛、胆绞痛、肾绞痛、胃肠道蠕动亢进，内镜检查的术前准备、内镜逆行胰胆管造影、气钡双重造影、腹部CT扫描的术前准备。东莨菪碱贴片用于预防晕动病伴发的恶心、呕吐	不能与抗抑郁、治疗精神病和帕金森病的药物合用

第二亚类　胃肠动力药

考点8 药理作用与作用机制 ★★★

1. 甲氧氯普胺　兼有中枢和外周多巴胺 D_2 受体抑制作用，能抑制中枢催吐化学感受区的多巴胺受体，提高该感受区的阈值，具有较强的中枢性镇吐作用，同时有胃肠道兴奋作用，可促进胃肠蠕动，此外还能刺激泌乳素的释放。用于治疗胃肠运动障碍，改善恶心、呕吐症状，还常用于肿瘤化疗、放疗引起的各种呕吐。哺乳期少乳者可短期用于催乳。

2. 多潘立酮　外周多巴胺受体拮抗剂，直接拮抗胃肠道多巴胺 D_2 受体及血-脑屏障外的化学感受器触发区的多巴胺受体，促进胃肠蠕动，使张力恢复正常，促进胃排空，增加胃窦和十二指肠运动，协调幽门的收缩，同时抑制恶心、呕吐，并有效地防止胆汁反流，通常也能增强食管的蠕动和食管下端括约肌的张力，但对小肠和结肠平滑肌无明显作用。多潘立酮不易透过血-脑屏障，在脑内的浓度很低，使用者（尤其成人）中罕见锥体外系反应，但有促进脑垂体泌乳素释放的作用。

3. 莫沙必利　选择性 $5-HT_4$ 受体激动剂，通过兴奋胃肠道胆碱能中间神经元及肌间神经丛的 $5-HT_4$ 受体，促进乙酰胆碱的释放，从而增强上消化道（胃和小肠）运动。莫沙必利不影响胃酸分泌。

考点9 典型不良反应和禁忌 ★

（1）锥体外系反应：甲氧氯普胺易透过血-脑屏障，常引起锥体外系反应，如嗜睡和倦怠。多潘立酮可导致神经系统不良反应，如头晕、头痛、眩晕、嗜睡、震颤、锥体外系反应，新生儿及1岁以下婴儿使用时，中枢神经系统不良事件，如椎体外系反应、惊厥和兴奋的发生风险高于成人和儿童，在2022年10月新修订的药品说明书【注意事项】中强调了"12岁以下儿童（尤其是婴儿）、体重小于35kg的青少年和成人慎用，且用药时密切监测不良反应"。莫沙必利选择性作用于上消化道 $5-HT_4$ 受体，口服后主要分布在胃肠道和肝肾组织，脑内几乎没有分布，因此不会引起锥体外系反应和泌乳素分泌增多，同时也不会导致Q-T间期延长。

（2）机械性消化道梗阻、消化道出血、穿孔患者禁用胃肠动力药。

考点10 代表药品 ★

药品	适应证	临床应用注意
多潘立酮	因胃排空延缓、胃食管反流、食管炎引起的消化不良。功能性、器质性、感染性疾病以及放、化疗所引起的恶心和呕吐	①泌乳素瘤、嗜铬细胞瘤、乳癌、中重度肝功能不全患者禁用 ②禁止与红霉素或其他可能会延长Q-T间期的CYP3A4酶强效抑制剂（氟康唑、伏立康唑、克拉霉素、胺碘酮、伊曲康唑、泊沙康唑、利托那韦、沙奎那韦）合用

续表

药品	适应证	临床应用注意
多潘立酮		③有时会导致血清泌乳素水平升高、溢乳、男子乳房女性化、女性月经不调等，停药后可恢复正常 ④日剂量超过 30 mg 和（或）伴有心脏病患者、接受化疗的肿瘤患者、电解质紊乱等严重器质性疾病的患者、年龄大于 60 岁的患者中，发生严重室性心律失常甚至心源性猝死的风险可能升高 ⑤饭后服用吸收延迟 ⑥与抗酸剂或抑酸剂不应同时服用，建议间隔使用
莫沙必利	缓解慢性胃炎伴有的消化系统症状（烧心，早饱、上腹胀、上腹痛、恶心、呕吐）	①常见不良反应有腹泻、腹痛、稀便、口干、嗜酸性粒细胞增多、三酰甘油升高 ②抗胆碱药物（如阿托品等莨菪碱类药物）合用可能会减弱本品作用

第三亚类　治疗功能性胃肠病药

考点11 代表药品★

药品	适应证	临床应用注意
匹维溴铵	对症治疗与肠道功能紊乱有关的疼痛、排便异常和肠道不适；对症治疗与胆道功能紊乱有关的疼痛；为钡灌肠做准备	①妊娠期妇女忌服，哺乳期应避免服用 ②药物可能对食管有刺激性，需要粒吞服，切勿咀嚼或掰碎药片，不要在卧位时或临睡前服用，宜在进餐时用水吞服
曲美布汀	胃肠道运动功能紊乱引起的食欲不振、恶心、呕吐、嗳气、腹胀、腹鸣、腹痛、腹泻、便秘等症状的改善。肠易激综合征	不良反应偶有口渴、口内麻木、腹泻、腹鸣、便秘和心动过速、困倦、眩晕、头痛、皮疹等

第四节　止吐药

考点1 分类和药理作用★★★

类别	代表药物	药理作用与机制
抗胆碱能药物	东莨菪碱	易通过血-脑屏障，能有效预防晕动病，可抗晕船、晕车
多巴胺受体拮抗剂	氯丙嗪	吩噻嗪类药物，拮抗脑内多巴胺受体，小剂量抑制延脑催吐化学感受区的多巴胺受体，大剂量直接抑制呕吐中枢，也有阻滞 M_1 毒蕈碱受体和 H_1 组胺受体的作用，兼有镇静作用

续表

类别	代表药物	药理作用与机制
多巴胺受体拮抗剂	甲氧氯普胺	苯甲酰胺类，低剂量对中枢和外周多巴胺D_2受体有拮抗作用，高剂量时有较弱的$5-HT_3$受体拮抗作用，可用于化疗所致恶心、呕吐（CINV）
	氟哌啶醇、氟哌利多	丁酰苯类抗精神病药物，能增强阿片类药物的作用，单独应用时具有止吐作用，主要用于前驱麻醉或程序镇静，对于术后恶心和呕吐也有效
5-羟色胺受体3（$5-HT_3$）拮抗剂	昂丹司琼、格拉司琼、托烷司琼、帕洛诺司琼、雷莫司琼、阿扎司琼	能高效预防CINV，特别对于中至高度致吐性化疗药物引起的急性呕吐，$5-HT_3$受体拮抗剂是治疗方案的基础药物。帕洛诺司琼属于长效的$5-HT_3$受体拮抗剂，半衰期约40h
神经激肽（NK-1）受体拮抗剂	阿瑞匹坦	口服NK_1受体拮抗剂。P物质是哺乳动物的神经肽，参与呕吐的诱导，通过NK-1受体介导致吐作用。阿瑞匹坦可透过血-脑屏障，占领脑内NK-1受体
糖皮质激素	地塞米松	对CINV有效，且耐受良好，作用机制尚不明确
苯二氮䓬类药	劳拉西泮、阿普唑仑	单独应用时止吐作用相对较弱，主要作为辅助药物，用于减轻地塞米松所致焦虑和甲氧氯普胺所致静坐不能，也可用于减少预期性的CINV
抗精神病药	奥氮平	拮抗$5-HT_2$受体和多巴胺D_2受体的作用，对预防CINV有效

考点2 化疗所致恶心呕吐的分类 ★

1. 急性恶心、呕吐 给药数分钟至数小时发生，给药后5~6h达高峰，多在24h内缓解。

2. 延迟性恶心、呕吐 多在化疗24h之后发生，常见于顺铂、卡铂、环磷酰胺和阿霉素化疗时，可持续数天。

3. 预期性恶心、呕吐 患者在前一次化疗时经历了难以控制的CINV后，在下一次化疗开始之前即发生的恶心呕吐，是一种条件反射，主要由于精神、心理因素等引起。

4. 暴发性呕吐 即使进行了预防处理但仍出现的呕吐，并需要进行"解救性治疗"。

5. 难治性呕吐 以往的化疗周期中使用预防性和（或）解救性止吐治疗失败，在接下来的化疗周期中仍然出现呕吐。

考点3 化疗所致恶心、呕吐（CINV）的药物预防 ★★★

1. 高度催吐性化疗方案 推荐化疗前用三药方案，包括单剂量$5-HT_3$受体拮抗剂、地塞米松和NK-1受体拮抗剂。

2. 中度催吐性化疗方案 推荐第1日采用$5-HT_3$受体拮抗剂联合地塞米松，第2和第3日继续使用地塞米松。

3. 低度催吐性化疗方案 建议用单一药物，如地塞米松、$5-HT_3$受体拮抗剂或多巴胺受体拮抗剂（如甲氧氯普胺）预防呕吐。

4. 轻微催吐性化疗方案　对于无恶心和呕吐史的患者，不必在化疗前常规给予止吐药。

5. 多日化疗所致恶心及呕吐　5-HT₃受体拮抗剂联合地塞米松是标准治疗，通常主张在化疗期间每日使用5-HT₃受体拮抗剂，地塞米松应连续使用至化疗结束后2~3日。对于高度催吐性或延迟性恶心呕吐高风险的多日化疗方案，可以考虑加入阿瑞匹坦。

考点 4　典型不良反应 ★

锥体外系症状主要见于甲氧氯普胺。便秘是5-HT₃受体拮抗剂最常见的不良反应。腹胀是应用止吐药物的不良反应之一。头痛是5-HT₃受体拮抗剂的常见不良反应。

考点 5　代表药品 ★

药品	适应证	临床应用注意
昂丹司琼	控制癌症化疗和放射治疗引起的恶心和呕吐；亦适用于预防和手术后恶心呕吐	①妊娠期、哺乳期妇女禁用 ②头痛是常见不良反应，便秘、腹部不适、皮肤温热或潮红的感觉、口干 ③可延长Q-T间期，并具有剂量依赖性，出现或可能出现Q-T间期延长的患者应慎用，包括电解质紊乱、充血性心力衰竭、缓慢性心律失常或者正在服用其他可能导致Q-T间期延长药物的患者
帕洛诺司琼	预防重度致吐化疗药引起的急性恶心、呕吐；预防中度致吐化疗药引起的恶心、呕吐	①不良反应最常见头痛、便秘 ②不推荐7日内重复用药
阿瑞匹坦	与其他止吐药物联合给药，用于预防高度致吐性抗肿瘤化疗的初次和重复治疗过程中出现的急性和迟发性恶心和呕吐	①常见便秘、食欲减退、呃逆、疲乏无力、ALT水平升高 ②剂量依赖性抑制CYP3A4，使经CYP3A4代谢的药物血药升高。也是CYP2C9的诱导剂，加快华法林的代谢，与华法林同时使用时，可导致INR明显降低

第五节　肝胆疾病用药

考点 1　分类和药理作用 ★★★

类别	代表药物	药理作用与机制
促进代谢类药物	门冬氨酸钾镁、门冬氨酸鸟氨酸	促进物质代谢和能量代谢，保持代谢所需各种酶的活性
必需磷脂类药物	多烯磷脂酰胆碱（目前疗效最为肯定的一种肝脏疾病治疗药物）	必需磷脂类作为细胞膜的重要组分，特异性地与肝细胞膜结合，促进肝细胞膜再生，协调磷脂和细胞膜功能，降低脂肪浸润，增强细胞膜的防御能力，起到稳定、保护、修复细胞膜的作用
解毒类药	谷胱甘肽、还原型谷胱甘肽、硫普罗宁、葡醛内酯	提供巯基或葡萄糖醛酸，增强解毒功能

续表

类别	代表药物	药理作用与机制
抗炎类药	复方甘草甜素（复方甘草酸苷）、甘草酸二铵、异甘草酸镁	通过各种机制发挥抗炎作用，化学结构上与醛固酮的类固醇环相似，可阻碍可的松与醛固酮的灭活，从而发挥类似激素的作用，但无皮质激素的不良反应。具有较强的抗炎、保护肝细胞膜及改善肝功能的作用
降酶药	联苯双酯、双环醇	降低血清丙氨酸氨基转移酶（ALT）作用肯定，但对天冬氨酸氨基转移酶（AST）作用不明显。联苯双酯对多种化学毒物引起的ALT升高均有明显的降低作用，并具有降酶速度快、降幅大的特点。双环醇为联苯结构衍生物
利胆药	腺苷蛋氨酸、熊去氧胆酸	可促进胆汁分泌，减轻胆汁淤滞

第一亚类　肝脏疾病用药

考点 2 代表药品★

药品	适应证	临床应用注意
双环醇	治疗慢性肝炎所致的氨基转移酶升高	肝功能失代偿者如胆红素明显升高、低白蛋白血症、肝硬化腹水、食管静脉曲张出血、肝性脑病及肝肾综合征慎用；停用时应逐渐减量
多烯磷脂酰胆碱	口服——辅助改善中毒性肝损伤（如药物、毒物、化学物质和乙醇引起的肝损伤等）以及脂肪肝和肝炎患者的食欲不振、右上腹压迫。注射液——各种类型的肝病、脂肪肝、胆汁阻塞、中毒性肝损伤、预防胆结石复发、手术前后的治疗（尤其是肝胆手术）、妊娠中毒（包括呕吐）、银屑病、神经性皮炎、放射综合征	①注射剂含苯甲醇，给予新生儿和早产儿可导致致命性的"喘息综合征"，故新生儿和早产儿禁用；口服剂不得用于12岁以下儿童 ②注射剂严禁用电解质溶液（生理盐水，林格液等）稀释，如需稀释，只能用5%、10%葡萄糖溶液或木糖醇注射液
甘草酸二铵	适用于伴有谷丙转氨酶升高的急、慢性病毒性肝炎的治疗	①严重低钾血症、高钠血症、高血压、心力衰竭、肾衰竭患者禁用 ②不良反应主要有纳差、恶心、呕吐、腹胀，以及皮肤瘙痒、荨麻疹、口干和浮肿，心脑血管系统常见头痛、头晕、胸闷、心悸及血压增高 ③治疗过程中应定期检测血压及血清钾、钠浓度，如出现高血压、血钠潴留、低血钾等情况应停药或适当减量
硫普罗宁	改善各类急慢性肝炎的肝功能。脂肪肝、酒精肝、药物性肝损伤的治疗及重金属的解毒。降低放化疗的不良反应，并可预防放化疗所致的外周白细胞减少。也用于老年性早期白内障和玻璃体混浊	①禁忌：妊娠期、哺乳期，重症肝炎并伴有高度黄疸、顽固性腹水、消化道出血等并发症的肝病患者，肾功能不全合并糖尿病，儿童，急性重症铅、汞中毒，既往用药时发生过粒细胞缺乏症、再生障碍性贫血、血小板减少者 ②可能引起青霉胺所具有的所有不良反应，但发生率较青霉胺低。皮肤反应最常见，表现为皮疹、皮肤瘙痒、皮肤发红、荨麻疹、皮肤皱纹、天疱疮、皮肤眼睛黄染等 ③用药前后及用药时应定期监测：外周血细胞计数、血小板计数、血红蛋白量、血浆白蛋白量、肝功能、24h尿蛋白。此外，治疗中每3个月或6个月应检查一次尿常规

续表

药品	适应证	临床应用注意
水飞蓟宾葡甲胺	急、慢性肝炎，初期肝硬化、中毒性肝损害的辅助治疗	稳定肝细胞膜，保护肝细胞的酶系统，清除肝细胞内的活性氧自由基，从而提高肝脏的解毒能力，避免肝细胞长期接触毒物

第二亚类　胆疾病用药

考点3 药理作用与作用机制★

1. **治疗胆固醇性胆囊结石**　鹅去氧胆酸、熊去氧胆酸、去氢胆酸能降低胆汁内胆固醇的饱和度，脂类恢复微胶粒状态，从而使结石中的胆固醇溶解、脱落。同时限制羟基－甲基戊二酰辅酶的活性，使胆固醇合成及分泌减少。

2. **胆汁淤积性肝病**　熊去氧胆酸能竞争性地抑制毒性内源性胆酸在回肠的吸收，增强胆汁淤积肝细胞的分泌能力，使血液及肝细胞中内源性疏水胆酸浓度降低，达到抗胆汁淤积的作用。

考点4 代表药品——熊去氧胆酸★

药品	适应证	临床应用注意
熊去氧胆酸	胆固醇性胆囊结石——必须是X射线能穿透的结石，同时胆囊收缩功能需正常；胆汁淤积性肝病（如：原发性胆汁性肝硬化）；胆汁反流性胃炎	①急性胆囊炎和胆管炎、胆道阻塞（胆总管和胆囊管）、严重肝功能减退者禁用 ②不良反应常见稀便或腹泻 ③溶石治疗一般需6~24个月，服用12个月后结石未见变小者，停止服用 ④相互作用：不应与考来烯胺、氢氧化铝、氢氧化铝－三硅酸镁等药同服，这些药可以在肠中和熊去氧胆酸结合，从而阻碍后者吸收，影响疗效。如果必须服用上述药品，应和熊去氧胆酸间隔2h服用

第六节　泻药和便秘治疗药

考点1 分类和药理作用★★★

类别	代表药物	药理作用
刺激性泻药	比沙可啶、蒽醌类（大黄、番泻叶、麻仁丸）、蓖麻油	通便起效快，通过对肠肌间神经丛的作用，刺激结肠收缩和蠕动，同时刺激肠液分泌
渗透性泻药	聚乙二醇、乳果糖、盐类（硫酸镁）	在肠内形成高渗状态，吸收水分，增加粪便体积，刺激肠道蠕动
容积性泻药	欧车前、聚卡波非钙、麦麸	滞留粪便中水分，增加粪便含水量和粪便体积而通便
润滑性泻药	甘油、液体石蜡、多库酯钠	可以口服或灌肠，软化大便和润滑肠壁，使粪便易于排出
促动力药	伊托必利、莫沙必利、普芦卡必利	伊托必利是多巴胺受体拮抗剂和胆碱酯酶抑制剂，可促进结肠运动；莫沙必利和普芦卡必利是5-HT$_4$受体激动剂，莫沙必利作用于肠神经末梢，增加肠道动力，促进排便，普芦卡必利对胃排空和小肠传输无明显影响

续表

类别	代表药物	药理作用
促分泌药	鲁比前列酮（前列腺素E_1衍生物）、利那洛肽	通过刺激肠液分泌，促进排便
微生态制剂	益生菌、益生元、合生元	通过调节肠道菌群失衡，促进肠道蠕动和胃肠动力恢复

考点2 作用特点★★

1. **刺激性泻药** 长期使用会影响肠道水电解质平衡和维生素吸收，也会损害肠神经系统，导致大肠肌无力、药物依赖和大便失禁，不建议慢性便秘患者，尤其老年患者，长期使用。仅推荐刺激性泻药作为补救措施，短期或间断性使用。

2. **渗透性泻药** 适用于轻度和中度便秘患者，盐类泻药过量应用会导致电解质紊乱。

3. **容积性泻药** 主要用于轻度便秘患者。潜在不良反应包括腹胀、食管梗阻、结肠梗阻，以及钙和铁吸收不良。建议慢性便秘患者在服用容积性泻药的同时应摄入足够水分，以防肠道机械性梗阻。

4. **润滑性泻药** 适合于年老体弱及伴有高血压、心功能不全等排便费力的患者。

5. **促动力药** 莫沙必利主要用于排便次数少、粪便干硬的慢传输型便秘患者。普芦卡必利可用于治疗老年人慢传输型便秘。

6. **微生态制剂** 推荐作为慢性便秘的长期辅助用药。

考点3 特殊人群用药★

（1）老年人：首选容积性和渗透性泻药（乳果糖、聚乙二醇），盐类泻药（硫酸镁）过量应用会导致电解质紊乱，建议慎用。

（2）儿童：多为功能性便秘，聚乙二醇是一线治疗药物，同属渗透性泻药的乳果糖和容积性泻药也被证实有效，且耐受性良好。

（3）妊娠期妇女：容积性泻药，以及某些渗透性泻药（聚乙二醇、乳果糖）的安全性好、作用缓和且对胎儿无不良影响，可作为首选。比沙可啶和番泻叶可引起肠道痉挛，长期使用可引起电解质紊乱。蒽醌类泻药和蓖麻油可能有致畸或诱发子宫收缩的风险，应避免使用。

（4）便秘是糖尿病患者最常见的消化道症状，可使用容积性、渗透性、刺激性泻药。

（5）便秘是各种阿片类药物最常见的不良反应，临床称之为OIC。OIC的治疗药物包括容积性、渗透性、刺激性泻药，无效者可尝试使用促分泌药、促动力药、羟考酮与纳洛酮缓释剂、外周μ–阿片受体拮抗剂。

考点4 代表药品★★

药品	药理作用与机制	适应证	临床应用注意
乳果糖	口服后几乎不吸收，以原型到达结肠，被肠道菌群分解代谢转化成低分子量有机酸，导致肠道内pH下降，发挥渗透效应，并通过保留水分，增加粪便体积，从而发挥导泻作用。在肝性脑病、肝昏迷和昏迷前期，上述作用促进肠道嗜酸菌（如乳酸杆菌）的生长，抑制蛋白分解菌，改善肠道细菌氨代谢	便秘，肝性脑病（用于治疗和预防肝昏迷或昏迷前状态）	推荐的剂量可用于妊娠期和哺乳期。半乳糖血症，肠梗阻，急腹痛禁用。避免与其他导泻剂同时使用

续表

药品	药理作用与机制	适应证	临床应用注意
聚乙二醇4000	口服后既不被消化道吸收也不参与生物转化，通过氢键固定水分子，使水分保留在结肠内，增加粪便含水量并软化粪便，恢复粪便体积和重量至正常，促进排便	成人及8岁以上儿童（包括8岁）便秘	哺乳期可以服用。小肠或结肠疾病患者禁用，如炎症性肠病（如溃疡性结肠炎，克隆氏病），肠梗阻、肠穿孔、胃潴留、消化道出血、中毒性肠炎、中毒性巨结肠或肠扭转患者
聚卡波非钙	在消化道不被吸收，在胃内酸性条件下脱钙形成聚卡波非，在小肠或大肠的中性环境下显示了高度的吸水性，膨胀成为凝胶，保持消化道内水分，调节消化道内容物的输送，从而对便秘发挥治疗作用	便秘，如慢性便秘、肠易激综合征、肠憩室疾病及妊娠期妇女、老人、康复期患者的便秘，也能用于水性腹泻	禁用于急性腹部疾病（阑尾炎，肠出血，溃疡性结肠炎）、手术后有可能发生肠梗阻者、高钙血症者、肾结石患者、肾功能不全者（轻度肾功能不全和透析中的患者除外）
多库酯钠	阴离子表面活性剂，口服后基本不吸收，在肠道内促进水和脂肪类物质浸入粪便，通过物理性润滑肠道排便	慢性功能性便秘	—
普芦卡必利	选择性、高亲和力的5-HT$_4$受体激动剂，通过5-HT$_4$受体激活作用来增强胃肠道中蠕动反射和推进运动模式，具有促肠动力活性	用于治疗成年女性患者中通过轻泻剂难以充分缓解的慢性便秘症状	不建议在妊娠期、哺乳期、儿童及小于18岁的青少年使用。肾功能障碍需要透析的患者禁用。最常见的不良反应为头痛及胃肠道症状（腹泻、腹痛或恶心）
利那洛肽	鸟苷酸环化酶C（GC-C）激动剂，具有内脏镇痛作用和促分泌作用	成人便秘型肠易激综合征（IBS-C）	不建议在妊娠期使用。6岁以下儿童禁用。最常见不良反应是腹泻。应在餐前30分钟服用

第七节　止泻药、肠道抗感染药、肠道抗炎药

第一亚类　止泻药

考点 1 分类和药理作用 ★★

类别	代表药物	药理作用与机制
吸附剂	蒙脱石散	对消化道内的病毒、病菌及其产生的毒素有固定、抑制作用；对消化道黏膜有覆盖能力，通过与黏液糖蛋白相互结合，提高黏膜屏障的防御功能
	药用炭	可结合消化道黏液和毒素，也可吸附肠道内的肌酐、尿酸等有毒物质，用于肾功能衰竭者

续表

类别	代表药物	药理作用与机制
口服补液盐（口服补液溶液）	ORS	纠正腹泻引起的液体和电解质丢失
抗动力药（阿片受体激动剂）	洛哌丁胺	与肠壁阿片受体结合，抑制乙酰胆碱和前列腺素类释放，减少推动性蠕动，增加肠道转运时间；可增强肛门括约肌的张力，从而减少大便失禁和便急
	复方地芬诺酯	哌替啶的衍生物，对肠道作用类似吗啡，配以抗胆碱药阿托品，协同加强对肠管蠕动的抑制作用
抗分泌药	消旋卡多曲	脑啡肽酶抑制剂，具有抑制分泌的作用，能减少大便的量并缩短腹泻持续时间，可快速抗腹泻，且不影响肠道排空时间、胃肠道蠕动和肠道基础分泌，不会造成继发便秘和腹胀
	次水杨酸铋	口服后经胃肠消化水解为铋和水杨酸，铋发挥止泻和改善胃肠道不适的作用，铋可覆盖于胃黏膜表面，保护胃黏膜，兼有抗分泌作用和吸附毒素的作用
微生态制剂	地衣芽孢杆菌活菌	拮抗致病菌，促进双歧杆菌、乳酸杆菌、拟杆菌、消化链球菌生长，调整菌群失调；促使机体产生抗菌活性物质、杀灭致病菌
	双歧杆菌三联活菌	复方制剂（长型双歧杆菌、嗜酸乳杆菌和粪肠球菌），直接补充人体正常生理细菌，调整肠道菌群平衡，抑制并清除肠道中致病菌，减少肠源性毒素的产生，促进机体对营养物的消化，合成机体所需的维生素，激发机体免疫力

考点 2 代表药品 ★

药品	适应证	临床应用注意
蒙脱石	成人及儿童急、慢性腹泻。食道、胃、十二指肠疾病引起的相关疼痛症状的辅助治疗	不溶于水，服用时，需要一定量的水形成混悬液后才能有利于药物在胃肠道黏膜表面的散布。如需服用其他药物，建议与蒙脱石间隔一段时间
补液盐ORS	预防和治疗腹泻引起的轻、中度脱水，并可用于补充钠、钾、氯	开始饮用时，可出现胃肠道不适（恶心、呕吐、刺激感），可少量分次服用。使用时，按说明书规定的水量稀释，没有固定的时间要求，从腹泻开始到腹泻停止都可以使用
洛哌丁胺	控制急、慢性腹泻症状。回肠造瘘术可减少排便量及次数，增加大便稠硬度	禁止用于2岁以下的患儿。由于严重的心脏不良反应，禁止在成人、2岁及以上儿童中使用高于推荐剂量的盐酸洛哌丁胺
消旋卡多曲	成人急性腹泻	CYP3A4酶的诱导剂或抑制剂可能降低或增加本品的抗腹泻作用
地衣芽孢杆菌活菌	细菌或真菌引起的急、慢性肠炎、腹泻。防治其他原因引起的胃肠道菌群失调	活菌制剂，但无需冷藏，室温贮藏即可，溶解时水温不宜超过40℃。避免与抗菌药同服，必要时可间隔3h。铋剂、鞣酸、药用炭、酊剂等能抑制、吸附活菌，不能并用

续表

药品	适应证	临床应用注意
双歧杆菌三联活菌	因肠道菌群失调引起的急慢性腹泻、便秘，轻中型急性腹泻，慢性腹泻及消化不良、腹胀，辅助治疗肠道菌群失调引起的内毒素血症	需冷藏，饭后半小时温水服用

第二亚类　肠道抗感染药

考点3 药理作用和作用特点★

药物	作用特点
氟喹诺酮类药物	因其有效性和耐受性是首选的抗生素
阿奇霉素	妊娠期女性及儿童首选，也推荐在氟喹诺酮耐药严重地区经验性使用
利福昔明	广谱，非吸收性的利福霉素类药物，通过依赖DNA的RNA多聚酶结合，抑制细菌RNA合成，防止该酶与DNA连接，从而阻断RNA转录过程，使DNA和蛋白的合成停止。对多数革兰阳性菌和革兰阴性菌，包括需氧菌和厌氧菌具有杀菌作用，可有效治疗由非侵袭性大肠埃希菌株引起的旅行者腹泻，但弯曲杆菌通常耐药
小檗碱（黄连素）	中药黄连中分离的一种季铵生物碱，对溶血性链球菌、金黄色葡萄球菌、淋球菌和弗氏、志贺痢疾杆菌等均有抗菌作用

考点4 代表药品★

药品	适应证	临床应用注意
利福昔明	敏感病原菌引起的肠道感染，包括急性和慢性肠道感染、腹泻综合征、夏季腹泻、旅行性腹泻和小肠结膜炎等	连续服药不能超过7日。长期大剂量用药或肠黏膜受损时，有极少量（小于1%）被吸收，导致尿液呈粉红色

第三亚类　肠道抗炎药

考点5 药理作用和作用特点★

药物	作用特点
柳氮磺吡啶	美沙拉秦的前体药物，美沙拉秦通过偶氮键与磺胺吡啶相连而构成，口服的柳氮磺吡啶在空肠被部分吸收，未吸收的剩余药物进入结肠，被大肠菌细菌酶还原为磺胺吡啶和美沙拉秦。柳氮磺吡啶对肠道菌群显示微弱的抗菌作用，通过抗菌、抗炎和免疫抑制等作用也能发挥抗风湿性关节炎等效应
美沙拉秦（5-氨基水杨酸）	局部起效，确切机制尚不清楚。非结合的美沙拉秦没有与磺胺吡啶相关的不良反应，但会在空肠迅速被吸收，仅20%可到达回肠末端和结肠。因此研发了美沙拉秦的迟释剂型、缓释剂型和局部给药剂型，也研发了前体化合物（奥沙拉嗪、巴柳氮），以防止美沙拉秦在近端胃肠道被吸收，从而使其更多到达结肠

考点6 典型不良反应★

1.柳氮磺吡啶　不良反应非常常见，20%~25%的患者因此而停药。

（1）特异性不良反应：皮疹、肝炎、胰腺炎、肺炎、粒细胞缺乏和再生障碍性贫血，发生时应立即停药，且不能再使用。

（2）剂量相关的不良反应：胃肠道毒性、中枢神经系统毒性和轻度血液系统毒性，男性用药治疗后可能出现少精子症和不育，停药后可逆转。

2.美沙拉秦　耐受性通常优于柳氮磺吡啶，常见头痛、恶心和腹痛。腹泻在初始治疗时发生，随着肠道适应性增加，腹泻常在4~8周时消退。

考点7 代表药品★★

药品	适应证	临床应用注意
柳氮磺吡啶	溃疡性结肠炎；克罗恩病；类风湿关节炎、脊柱关节病、强直性脊柱炎、反应性关节炎、银屑病关节炎、儿童慢性关节炎、其他风湿病等	①新生儿及2岁以下儿童禁用；对磺胺及水杨酸盐过敏者、肠梗阻或泌尿系梗阻患者、急性间歇性卟啉病患者禁用 ②严重的粒细胞缺乏是柳氮磺吡啶罕见但后果严重的不良反应。治疗初始，应进行全血细胞计数和肝功能检查，随后在头3个月内应每2周监测1次，之后的3个月每月监测1次，以后每3个月监测1次 ③影响叶酸代谢，导致细胞内叶酸缺乏，推荐使用者每日补充叶酸1mg，妊娠期妇女每日补充叶酸2mg
美沙拉秦	溃疡性结肠炎（急性发作期和防止复发的维持治疗）；克罗恩病急性发作期	妊娠期尽可能不用，用药期间停止哺乳。严重肝、肾功能不全者、胃和十二指肠溃疡者、出血体质者（易引起出血）禁用。大剂量重复口服给药具有肾毒性

第八节　助消化药

考点 药理作用和临床应用★

药品	药理作用与机制	适应证	临床应用注意
乳酶生	活肠球菌的干燥制剂，属于微生态制剂。在肠内分解糖类生成乳酸，使肠内酸度增高，抑制腐败菌生长繁殖，防止肠内发酵，减少产气，有促进消化和止泻作用	消化不良、腹胀及小儿饮食失调所引起的腹泻、绿便等	合用抗酸药、抗生素时疗效减弱，应分开服用（间隔3小时）。铋剂、鞣酸、活性炭、酊剂等能抑制、吸附或杀灭活肠球菌，故不能合用。餐前服用
胰酶	提取自猪、羊或牛胰腺，主要为胰蛋白酶、胰淀粉酶与胰脂肪酶，在肠液中可消化淀粉、蛋白质和脂肪	儿童或成人的胰腺外分泌不足的替代治疗	需使用肠溶剂型，且不应嚼服，保护胰酶不被强酸性的胃液降解或灭活。胰腺炎早期者禁用餐前服用

第五章　心血管系统疾病用药

第一节　抗心律失常药

考点1 分类 ★★★

类别			代表药品
β 受体拮抗剂	Ⅱ类		普萘洛尔、美托洛尔、阿替洛尔、阿罗洛尔
作用于心血管系统离子通道的药物	钠通道阻滞剂（Ⅰ类）	Ⅰa类适度阻滞钠通道	奎尼丁、普鲁卡因胺
		Ⅰb类轻度阻滞钠通道	利多卡因、苯妥英钠、美西律
		Ⅰc类明显阻滞钠通道	普罗帕酮、氟卡尼
	钾通道阻滞剂（Ⅲ类）	延长动作电位时程	胺碘酮、索他洛尔
	钙通道阻滞剂（Ⅳ类）	钙拮抗药	维拉帕米、地尔硫䓬

考点2 药理作用与作用机制 ★★

1. **β 受体拮抗剂**　阻滞 β 肾上腺素能受体，降低交感神经效应，从而减慢窦性节律，减慢心房和房室结的传导，延长房室结的功能性不应期。

2. **作用于钠通道的药物（钠通道阻滞剂）**　临床上常用的有局麻药，抗癫痫药和Ⅰ类抗心律失常药。

（1）Ⅰa适度阻滞钠通道：降低动作电位0相上升速率，延长复极过程，延长有效不应期更为显著，抑制心肌的自律性，特别是异位兴奋点的自律性和传导速度，使Q-T间期延长，减低心脏兴奋性。

（2）Ⅰb轻度阻滞钠通道：缩短复极时间，提高心室颤动阈值，对正常心肌的动作电位0相影响很小，可使传导减慢，异位节律点的自律性降低，Q-T间期缩短。

（3）Ⅰc明显阻滞钠通道：显著降低动作电位0相上升速率和幅度，减慢传导性的作用最为显著，不影响Q-T间期。

3. **作用于钾通道的药物（钾通道阻滞剂）**　磺酰脲类降糖药及Ⅲ类抗心律失常药。Ⅲ类抗心律失常药抑制多种钾通道，延长动作电位时程和有效不应期，对动作电位幅度和去极化影响小，延长 Q-T 间期。索他洛尔低剂量时，具有非选择性 β 受体拮抗作用。

4. **作用于钙通道的药物（非二氢吡啶类钙通道阻滞剂）**　选择性阻滞 L- 型钙通道，抑制细胞外 Ca^{2+} 内流，降低细胞内 Ca^{2+} 浓度，减慢房室结传导速度，减低窦房结自律性从而减慢心率（治疗室上性心动过速的理论基础）。

考点 3 临床用药评价 ★★★

药物名称	主要适应证	典型不良反应	临床应用注意
奎尼丁	广谱抗心律失常药，主要用于房颤与房扑的复律	尖端扭转型室速、胃肠道不适、房室结传导加快	因其不良反应，近年已少用
普鲁卡因胺	广谱抗心律失常药，用于室上性和室性心律失常的治疗	尖端扭转型室速、胃肠道不适、狼疮样综合征	长期使用可出现狼疮样反应，已很少应用
普罗帕酮	室上性和室性心律失常	室速、充血性心力衰竭、房室结传导加快	心肌缺血、心功能不全和室内传导障碍者相对禁忌或慎用
胺碘酮	广谱抗心律失常药，适用于室上性和室性心律失常，可用于器质性心脏病、心功能不全者	尖端扭转型室速（罕见）、光敏感性、角膜色素沉着、肺毒性、多发性神经病变、胃肠道不适、心动过缓、肝毒性、甲状腺功能障碍	含碘量高，长期应用可引起甲状腺功能改变，应定期检查甲状腺功能。在常用维持剂量下很少发生肺纤维化，但仍应定期检查
索他洛尔	室上性和室性心律失常治疗	尖端扭转型室速、充血性心力衰竭、心动过速、慢性阻塞性肺疾病或支气管痉挛性肺病加重	不良反应与剂量有关。电解质紊乱（低钾、低镁）可加重毒性
利多卡因	仅用于室性心律失常	常见神经系统不良反应如言语不清、眩晕等	可用于心力衰竭室性心律失常及心源性猝死的抗心律失常治疗
美西律	仅用于室性心律失常	常见胃肠反应及神经系统不良反应如言语不清、眩晕等	可长期口服。室性心律失常患者若伴有左室功能不全、轻度传导系统病变应首选美西律
β受体拮抗剂	控制房颤和房扑的心室率，减少房性和室性期前收缩，减少室速复发	低血压、传导阻滞、心动过缓、哮喘、心力衰竭	不良反应少
维拉帕米	控制房颤和房扑的心室率，减慢窦速	低血压、传导阻滞、心力衰竭	不良反应少
地尔硫草	控制房颤和房扑的心室率，减慢窦速	低血压、传导阻滞、心力衰竭	不良反应少

考点 4 药物相互作用 ★

1. 普罗帕酮 与华法林合用时可增加华法林血药浓度和凝血酶原时间；与局麻药合用增加中枢神经系统的不良反应；可剂量依赖性增加血清地高辛浓度。

2. 胺碘酮

（1）合用以下药物，可能诱导尖端扭转型室性心动过速：①Ⅰa类抗心律失常药物，奎尼丁、氢化奎尼丁、丙吡胺；②Ⅲ类抗心律失常药物，索他洛尔、多非利特、伊布利特；③非抗心律失常药物，如苄普地尔、西沙必利、二苯美伦、红霉素（静脉内给药）、咪唑斯汀、莫西沙星、螺旋霉素（静脉内给药）、长春胺（静脉内给药）、舒托必利、精神抑制制剂喷他脒（静脉注射）。

（2）与索菲布韦或与其他直接作用于丙肝病毒（HCV）抗病毒药（DAA）的（如达卡他韦、西米普韦或雷迪帕韦）联用时可出现严重、可威胁生命的心动过缓和心脏传导阻滞。

（3）增加地高辛、华法林等的血药浓度。

3. 维拉帕米　可增加卡马西平、环孢素和茶碱的药物浓度。

4. 美西律　与奎尼丁、普罗帕酮或胺碘酮合用，可增强疗效。

考点5 典型不良反应★★★

尖端扭转型室速：Q-T间期延长易导致尖端扭转型室性心动过速（TdP）。引起Q-T间期延长的药物：①Ⅰa类抗心律失常药物，奎尼丁、普鲁卡因胺；②Ⅲ类抗心律失常药物，胺碘酮、索他洛尔；③大环内酯类、氟喹诺酮类、咪唑类抗感染药物。

考点6 禁忌★

1. 普罗帕酮　过敏者、窦房结功能障碍、严重房室传导阻滞、双束支传导阻滞、严重充血性心力衰竭、心源性休克、严重低血压、冠心病心肌缺血、心肌梗死及器质性心脏病伴心功能不全的患者。

2. 胺碘酮　未安装起搏器的窦性心动过缓、窦房传导阻滞、病态窦房结综合征（有窦性停搏的危险）、严重房室传导异常；甲状腺功能亢进；对碘或药物过敏者；循环衰竭；严重低血压；3岁以下儿童；妊娠前三个月和后三个月、哺乳期妇女。

3. 维拉帕米　病窦综合征、二度或三度房室传导阻滞、心房扑动、心房颤动伴显性预激综合征患者、严重左心室功能不全和低血压患者。

4. 索他洛尔　基线Q-T间期延长者、心源性休克或未控制的失代偿性心力衰竭、支气管哮喘发作期、心动过缓、无起搏器保护的二度Ⅱ型、三度房室传导阻滞、Ccr<40ml/min、明显室内阻滞及低血压的患者。

考点7 代表药品★

药品	适应证	临床应用注意
普罗帕酮	阵发性室性心动过速及室上性心动过速（包括伴预激综合征者）	①妊娠期、哺乳期慎用 ②由于局部麻醉作用，宜在饭后与饮料或食物同时吞服，不得嚼碎 ③如出现窦房性或房室性传导高度阻滞时，可静脉注射乳酸钠、阿托品、异丙肾上腺素等间羟肾上腺素等解救
胺碘酮	适用于房性、结性、室性及伴预激综合征的心律失常，尤其合并器质性心脏病的患者（冠状动脉供血不足及心力衰竭）	可引起肺毒性，起病隐匿，多在连续应用3~12个月后出现，最早表现为咳嗽，病情发展时可出现急性肺炎表现（发热和呼吸困难），还可引起的慢性肺间质纤维化
索他洛尔	①转复，预防室上性心动过速，特别是房室结折返性心动过速，也可用于应激综合征伴室上性心动过速 ②心房扑动、心房颤动 ③各种室性心律失常 ④急性心肌梗死并发严重心律失常	①避免和其他延长Q-T间期的药物合用 ②与消耗儿茶酚胺类药物（如利血平、胍乙啶）合用可产生低血压和严重心动过缓 ③不良反应常见疲劳、心动过缓、呼吸困难、头晕、虚弱、致心律失常（最常见心动过缓）；严重的为尖端扭转型室速

续表

药品	适应证	临床应用注意
维拉帕米	①口服用于心绞痛（变异型、不稳定型、慢性稳定型心绞痛），心律失常［与地高辛合用控制房颤和（或）房扑时的心室率］、原发性高血压 ②静脉注射用于终止阵发性室上性心动过速和左心室特发性室性心动过速	常见不良反应包括抑制心脏收缩功能和传导功能，有时会出现牙龈增生

第二节　抗高血压药

考点 1 分类★★★

类别		代表药物
肾素-血管紧张素系统抑制药	血管紧张素转化酶抑制剂（ACEI）	卡托普利、福辛普利、贝那普利、依那普利、雷米普利、赖诺普利、培哚普利
	血管紧张素Ⅱ受体拮抗剂（ARB）	缬沙坦、厄贝沙坦、奥美沙坦、氯沙坦、替米沙坦、坎地沙坦
	肾素抑制药	阿利吉仑
钙通道阻滞剂（CCB）	二氢吡啶类钙通道阻滞剂	硝苯地平、氨氯地平、非洛地平、拉西地平、尼卡地平、尼群地平、西尼地平、马尼地平、贝尼地平
	非二氢吡啶类钙通道阻滞剂	地尔硫䓬、维拉帕米
β受体拮抗剂	非选择性β受体拮抗剂	普萘洛尔
	选择性β_1受体拮抗剂	美托洛尔、比索洛尔、阿替洛尔
	α_1和β受体拮抗剂	卡维地洛、拉贝洛尔、阿罗洛尔
利尿剂	噻嗪类利尿剂	氢氯噻嗪、吲达帕胺
	祥利尿剂	呋塞米、托拉塞米
	留钾利尿剂	阿米洛利、螺内酯
其他抗高血压药		特拉唑嗪、肼屈嗪、甲基多巴、利血平、硝普钠

第一亚类　肾素-血管紧张素系统抑制药

考点 2 药理作用与作用机制★★★

类别	药理作用	临床应用
ACEI类	抑制血管紧张素转化酶（ACE），减低循环系统和血管组织肾素-血管紧张素系统（RAS）活性，减少血管紧张素Ⅱ（AngⅡ）的生成和升高缓激肽水平，预防与逆转心肌肥厚，保护缺血心肌，改善心脏的收缩和舒张功能；舒张血管，降低外周阻力，抑制血管肥厚，改善动脉顺应性，改善血管内皮功能；促进水钠排泄，减轻水钠潴留	高血压、心力衰竭、冠心病、左室肥厚、左心室功能不全、心房颤动、颈动脉粥样硬化、非糖尿病肾病、糖尿病肾病、蛋白尿/微量白蛋白尿、代谢综合征的预防与治疗

续表

类别	药理作用	临床应用
ARB类	阻断不同途径生成的 Ang II 与受体 AT_1 结合，避免 AT_1 受体激活产生对心血管损害的作用。药理作用与ACEI类相似。ACEI类药可导致缓激肽、P物质堆积，引起咳嗽等不良反应，ARB类药物一般无咳嗽、血管神经水肿的不良反应	高血压、心力衰竭、冠心病、左心室肥厚、心房颤动、糖尿病肾病、蛋白尿/微量白蛋白尿、代谢综合征的预防与治疗，尤其是不能耐受ACEI引起咳嗽的患者
肾素抑制药	直接抑制肾素而降低肾素活性、Ang I 和 Ang II 水平。但对ACE几无亲和力，同时也不增加缓激肽和P物质水平	降压疗效与ACEI、ARB比较无优势，应用受限

考点3 作用特点★

1. ACEI类　多数可每日给药1次（除卡托普利的半衰期较短），起效时间在1h，作用时间可以维持24h。福辛普利在肾功能不全时无需调整剂量。赖诺普利、培哚普利在肝功能损害时无需调整剂量。

2. ARB类

（1）大部分ARB药物生物利用度低（除厄贝沙坦和替米沙坦外）、脂溶性较差和吸收不完全，多以原型药物排出。

（2）所有的ARB起效时间在2h左右，蛋白结合率大于96%，作用时间在24h以上。

（3）替米沙坦几乎完全经粪便排泄。

（4）坎地沙坦、奥美沙坦和氯沙坦是具有活性代谢物的ARB药物：坎地沙坦和奥美沙坦酯化后成前药，在胃肠道去酯化，代谢为坎地沙坦和奥美沙坦。氯沙坦被肝药酶CYP2C9和CYP3A4代谢，约14%被肝脏氧化代谢为甲酸类的衍生物，活性是氯沙坦的10~40倍。

考点4 典型不良反应★★★

（1）ACEI类最常见不良反应为干咳，多见于用药初期，不能耐受者可改用ARB类。

（2）严重不良反应为血管神经性水肿。

（3）长期应用有可能导致血钾升高，应定期监测血钾和血肌酐水平。

考点5 禁忌★★★

（1）双侧肾动脉狭窄。

（2）高钾血症。

（3）妊娠期。

考点6 药物相互作用★

（1）保钾利尿剂、钾盐或含高钾的低盐替代品可加重ACEI引起的高钾血症，应避免联用。但ACEI与螺内酯合用对严重心力衰竭治疗有益，但需临床紧密监测。

（2）锂盐和ARB合用，会减少锂的排泄，应仔细监测血清锂盐水平。

（3）不推荐ACEI类和ARB类药物联合应用，可能导致进一步的肾功能损害，甚至发生急性肾功能衰竭。

考点 7 代表药品★

药品	适应证	临床应用注意
卡托普利	高血压、心力衰竭、高血压急症	①慎用于自身免疫性疾病如严重系统性红斑狼疮、骨髓功能抑制、脑动脉或冠状动脉供血不足、血钾过高、肾功能不全、主动脉瓣狭窄、严格饮食限制钠盐或进行透析者 ②起效快，作用时间短，适用于高血压急症 ③用药期间，应定期监测全血细胞计数、白细胞分类计数、尿蛋白，防止出现中性粒细胞减少，尤其是肾功能减退患者
福辛普利	高血压、心力衰竭	①哺乳期妇女禁用 ②慎用于自身免疫性疾病、骨髓功能抑制、脑或冠状动脉供血不足、血钾过高、肾功能障碍、肝功能障碍、严格饮食限制钠盐或进行透析治疗者 ③不推荐用于儿童 ④老年患者不需要降低剂量
缬沙坦	轻、中度原发性高血压	①哺乳期妇女不宜使用 ②低钠及血容量不足患者注意避免出现低血压
厄贝沙坦	原发性高血压	①妊娠期初始3个月内不宜使用，哺乳期禁用 ②慎用于血容量不足、肾血管性高血压、主动脉和二尖瓣狭窄、肥厚型梗阻性心肌病 ③不推荐用于原发性醛固酮增多症患者
奥美沙坦	高血压	对可能的血容量不足的患者（如接受利尿剂治疗的患者）必须在周密的医学监护下使用，且使用较低的起始剂量
阿利吉仑	高血压	妊娠期及哺乳期妇女慎用

第二亚类　钙通道阻滞剂

考点 8 分类★★★

类别				代表药物
Ⅰ类	选择作用于L-型钙通道	二氢吡啶类（主要作用于动脉，扩张血管）	第一代	硝苯地平片
			第二代	硝苯地平控释片
			第三代	氨氯地平、左旋氨氯地平、乐卡地平、拉西地平
		非二氢吡啶类（血管选择性差，对心脏具有负性变时、负性传导及负性变力作用）		苯烷胺类（如维拉帕米）
				苯噻嗪类（如地尔硫草）
Ⅱ类	选择作用于其他型（T、N及P）钙通道			
Ⅲ类	非选择性CCB			

考点 9 药理作用与作用机制★★★

（1）对心肌的作用（负性肌力作用）：降低心肌收缩性，降低心肌耗氧量。

（2）对平滑肌的作用：①血管平滑肌，能明显舒张动脉血管，对静脉影响较小，可用于降低血压。冠状动脉较为敏感，能增加冠脉流量及侧支循环量，用于治疗心绞痛。尼莫地平舒张脑血管作用较强，能增加脑血流量。CCB也舒张外周血管，解除其痉挛，用于治疗外周血管痉挛性疾病。二氢吡啶类CCB主要作用于血管平滑肌上的L-型钙通道，发挥舒张血管和降压作用。②其他平滑肌，CCB对支气管平滑肌的松弛作用较为明显，较大剂量也能松弛胃肠道、输尿管及子宫平滑肌。

（3）抗动脉粥样硬化作用：Ca^{2+}参与动脉粥样硬化的病理过程，如平滑肌增生，脂质沉淀和纤维化，CCB可以干扰这些过程的发生发展，用于治疗心绞痛。

（4）可以减轻Ca^{2+}超载对红细胞的损伤，抑制血小板活化。

（5）对肾脏具有保护作用。

考点10 作用特点★

1. **第一代CCB** 多为短效，生物利用度低，血药浓度波动大，用药后快速导致血管扩张和交感神经系统激活，易引起反射性心动过速、心悸和头痛。

2. **第二代CCB** 缓释或控释剂型，保证了药物治疗的长效性和平稳性。

3. **第三代CCB** 氨氯地平和左旋氨氯地平血浆半衰期较长。乐卡地平和拉西地平与血管平滑肌细胞膜的磷脂双分子层紧密结合，因此具有"膜控"特点，作用时间较长。第二代的硝苯地平控释片和第三代的CCB都具有一日一次、有效平稳降压的作用。

考点11 典型不良反应和禁忌★★★

二氢吡啶类CCB常见：反射性交感神经激活导致心跳加快、面部潮红、脚踝部水肿、牙龈增生等。没有绝对禁忌证，但心动过速与心力衰竭患者应慎用。

考点12 代表药品★

药品	适应证	临床应用注意
硝苯地平	高血压、冠心病、心绞痛	①严重主动脉瓣狭窄慎用 ②影响驾车和操作机械的能力 ③不得与利福平合用 ④缓、控释制剂不可掰开或嚼服
非洛地平	高血压、稳定型心绞痛	①缓释片含有乳糖，禁用于半乳糖不耐受症，乳糖酶缺乏症，葡萄糖-半乳糖吸收不良 ②CYP3A4的底物：CYP3A4诱导剂卡马西平、苯妥英、苯巴比妥、利福平和圣约翰草能增加药物代谢，降低血药浓度；强的CYP3A4抑制剂伊曲康唑、红霉素和HIV蛋白酶抑制剂能减少药物代谢，增加血药浓度 ③避免合用葡萄柚汁，可增加药物的血药浓度。
氨氯地平	高血压、稳定型和变异型心绞痛	①妊娠期妇女仅在非常必要时使用。哺乳期用药应暂停哺乳 ②与二氢吡啶类药物有交叉过敏 ③慎用：心力衰竭者、严重肝功能不全 ④肾功能损害者可采用正常剂量 ⑤老年人宜从小剂量开始，渐增剂量
拉西地平	高血压	①妊娠期妇女应权衡利弊，临分娩期慎用。哺乳期妇女应避免使用 ②慎用：新发心肌梗死、不稳定心绞痛、心脏储备力差、Q-T间期延长者 ③肝功能不全时慎用，需减小剂量，肾功能不全无需调整剂量

第三亚类 β受体拮抗剂

考点13 分类★★

类别	代表药物
非选择性β受体拮抗剂	普萘洛尔
选择性β受体拮抗剂	阿替洛尔、比索洛尔、美托洛尔
α_1和β受体拮抗剂	卡维地洛、阿罗洛尔、拉贝洛尔

考点14 药理作用与作用机制★★

1.β受体拮抗作用 选择性地结合β受体，竞争性和可逆性地拮抗内源性β受体刺激物（去甲肾上腺素和肾上腺素）对不同器官的作用。

受体亚型	效应
β_1受体	激动后增加心率和心肌收缩力
β_2受体	激动后支气管扩张，血管扩张，内脏平滑肌松弛，肝糖原分解，肌肉震颤
β_3受体	激动后脂肪分解

（1）心脏（主要作用）：心率减慢，心排血量和心肌收缩力下降，血压稍有下降。对于交感神经张力较高时（如激动、高血压、心绞痛时）的心脏作用比较显著。

（2）血管与血压：对正常人血压影响不明显，而对高血压患者具有降压作用。

（3）支气管：非选择性的β受体拮抗剂，拮抗支气管平滑肌的β_2受体，引起支气管平滑肌收缩，因此支气管哮喘者禁用。

（4）代谢：β受体拮抗剂一般不影响正常人的血糖水平，也不影响胰岛素的降糖作用，但是可以延缓应用胰岛素的低血糖恢复，掩盖低血糖症状。非选择性的β受体拮抗剂影响脂肪代谢，增加冠状动脉粥样硬化性心脏病危险。

（5）肾素：可以减少交感神经兴奋所致肾素释放。

（6）眼：部分药物可以降低眼内压。

2. 膜稳定作用 部分药物具有局部麻醉作用，在局部应用治疗青光眼时会出现。

3. 内在拟交感活性（吲哚洛尔） 对心脏抑制作用和血管平滑肌收缩作用弱，增加剂量或体内儿茶酚胺处于低水平时，可产生心率加快和心排血量增加。

考点15 临床应用特点★

（1）对多种原因引起的室上性和室性心律失常均有效，尤其对运动或情绪紧张、激动所致心律失常或心肌缺血、强心苷中毒引起的心律失常疗效好，是高血压心率管理最重要的药物。

（2）治疗高血压的基础药物之一，可以单独使用，也可以和利尿剂、钙通道阻滞剂等联合使用。可以提高疗效，并能减轻其他药物引起的心率加快，水钠潴留等不良反应。β受体拮抗剂联合ACEI或ARB适用于高血压合并冠心病或心力衰竭患者。

（3）可以减少心绞痛发作，改善运动耐量，减少心梗患者的复发和猝死。是治疗冠心病的推荐药物，尤其对于合并心绞痛、心肌梗死的患者。

（4）对扩张型心肌病的心力衰竭有明显的治疗作用，推荐采用琥珀酸美托洛尔缓解片、比索洛尔或卡维他洛。

考点16 药物相互作用——普萘洛尔 ★

（1）与利血平合用，可导致体位性低血压、心动过缓、头晕、晕厥。

（2）与单胺氧化酶抑制剂合用，可致极度低血压。

（3）与洋地黄合用，可发生房室传导阻滞而使心率减慢。

（4）与钙拮抗剂合用，特别是静脉注射维拉帕米，要警惕对心肌和传导的抑制。

（5）与肾上腺素、苯福林或拟交感胺类合用，可引起显著高血压、心率过慢，也可出现房室传导阻滞。

（6）与异丙肾上腺素或黄嘌呤合用，可使后者疗效减弱。

（7）与氟哌啶醇合用，可导致低血压及心脏停搏。

（8）与氢氧化铝凝胶合用可降低普萘洛尔的肠吸收。

（9）乙醇可减缓本品吸收速率。

考点17 典型不良反应和禁忌 ★★

（1）常见疲乏、肢体冷感、激动不安、胃肠不适等，糖脂代谢异常时一般不首选 β 受体拮抗剂。

（2）长期应用者突然停药可发生反跳现象（血压反跳性升高，伴头痛、焦虑等），即撤药综合征。

（3）二、三度房室传导阻滞、病态窦房结综合征患者禁用。

考点18 代表药品 ★

药品	适应证	临床应用注意
普萘洛尔	①心肌梗死（二级预防，降低死亡率） ②高血压 ③劳力型心绞痛 ④心律失常（室上性快速心律失常、室性心律失常，特别是与儿茶酚胺有关或洋地黄引起心律失常，控制洋地黄疗效不佳的房扑、房颤心室率，改善顽固性期前收缩症状） ⑤肥厚型心肌病 ⑥嗜铬细胞瘤：配合 α 受体拮抗药用于控制心动过速 ⑦甲状腺功能亢进（控制心率过快）、甲状腺危象	①长期用药者撤药须逐渐减量，至少经过3日，一般为2周 ②常见不良反应为眩晕、神志模糊、精神抑郁、反应迟钝、头昏、心率过慢。严重的不良反应为雷诺征样四肢冰冷、腹泻、倦怠、眼口或皮肤干燥、恶心、指趾麻木、异常疲乏等 ③禁忌：支气管哮喘、心源性休克、心脏传导阻滞（二至三度房室传导阻滞）、重度或急性心力衰竭、窦性心动过缓

续表

药品	适应证	临床应用注意
美托洛尔	高血压、心绞痛、心肌梗死、肥厚型心肌病、主动脉夹层、心律失常、心房颤动控制心室率、甲状腺功能亢进、心脏神经症、慢性心力衰竭、室上性快速型心律失常，预防和治疗急性心肌梗死患者的心肌缺血、快速型心律失常和胸痛	①对胎儿和新生儿可产生不利影响，尤其是心动过缓，妊娠期妇女不宜使用 ②慎用：肝功能不全、低血压、心脏功能不全、慢性阻塞性肺部疾病 ③嗜铬细胞瘤应先行使用 α 受体拮抗药 ④对于要进行全身麻醉的患者，应在麻醉前进行安全性评估
比索洛尔	高血压、冠心病、期前收缩、快速型室上性心动过速、中至重度慢性稳定性心力衰竭	①在胎儿和新生儿可能发生低血糖和心动过缓等不良反应，不建议妊娠期、哺乳期使用 ②慎用：支气管痉挛、与吸入型麻醉剂合用、血糖浓度波动较大的糖尿病患者及酸中毒患者、严格禁食者、有严重过敏史，正在进行脱敏治疗、一度房室传导阻滞、变异型心绞痛、外周动脉阻塞型疾病、患有银屑病或有银屑病家族史的患者 ③嗜铬细胞瘤应先行使用 α 受体拮抗药 ④可能掩盖甲状腺毒症的症状 ⑤可能会减弱患者驾车或操纵机械的能力，尤其在开始服药、增加剂量，以及与乙醇同服时
卡维地洛	①原发性高血压（单独用或与噻嗪类利尿剂合用） ②心功能不全（Ⅱ或Ⅲ级的轻度或中度心功能不全合并应用洋地黄类、利尿剂和ACEI）	①可能会增强胰岛素或口服降糖药的作用，定期监测血糖水平 ②不良反应：常见头晕、头痛、乏力，心动过缓、体位性低血压，严重的为完全性房室传导阻滞或进展性心力衰竭、肾功能衰竭 ③禁忌：哺乳期、过敏者、Ⅳ级的失代偿性心力衰竭、哮喘、伴有支气管痉挛的慢性阻塞性肺疾病（COPD）、过敏性鼻炎、肝功能异常、二至三度房室传导阻滞、严重心动过缓、病窦综合征、心源性休克、严重低血压、手术前48h内

第四亚类　其他抗高血压药

考点 19 代表药品★★

药品	适应证	临床应用注意
利血平	高血压，高血压危象	妊娠期妇女禁用，哺乳期妇女慎用。慎用于过敏者、体弱和老年患者、帕金森病、癫痫、心律失常、心肌梗死、心脏抑制、呼吸功能不全、消化性溃疡、溃疡性结肠炎、胃肠功能失调、胆石症、高尿酸血症，以及有痛风病史者
甲基多巴	高血压	①不建议哺乳期服用 ②慎用于嗜铬细胞瘤、冠心病、溶血性贫血、有抑郁病史、肝肾功能不全 ③用药前、用药中应定期检查血常规、肝功能 ④出现水肿或体重增加，可用利尿剂治疗。一旦水肿进行性加重或有心力衰竭迹象应停服本品 ⑤患有严重双侧脑血管病者，若发生不自主性舞蹈症，须立即停药

续表

药品	适应证	临床应用注意
硝普钠	高血压急症（高血压危象、高血压脑病、恶性高血压、嗜铬细胞瘤手术前后阵发性高血压、外科麻醉期间进行控制性降压），急性心力衰竭，急性肺水肿	①应用超过48~72h的肾功能不全患者，须每日测定血浆中氰化物或硫氰酸盐 ②慎用：脑血管或冠状动脉供血不足；麻醉中控制性降压时，应先纠正贫血或低血容量；脑病或其他颅内压增高；肝、肾功能不全；甲状腺功能过低；肺功能不全；维生素B_{12}缺乏 ③不可静脉注射，应缓慢点滴或使用微量输液泵 ④用药期间应监测血压 ⑤药液有局部刺激性，谨防外渗 ⑥左心衰竭伴低血压时，须同时加用正性肌力药如多巴胺或多巴酚丁胺 ⑦偶尔出现耐受性，视为氰化物中毒先兆，减慢滴速即可消失

第三节 调节血脂药

考点1 分类★★★

类别		代表药物
主要降胆固醇的药物	羟甲基戊二酰辅酶A还原酶（HMG-CoA还原酶）抑制剂	洛伐他汀、辛伐他汀、普伐他汀、瑞舒伐他汀、氟伐他汀、阿托伐他汀、匹伐他汀
	胆固醇吸收抑制剂	依折麦布
	抗氧化剂	普罗布考
	胆汁酸结合树脂	考来烯胺
主要降三酰甘油的药物	贝丁酸类药	非诺贝特
	烟酸类药	阿昔莫司
	多烯不饱和脂肪酸类	高纯度鱼油

第一亚类 主要降胆固醇的药物

考点2 药理作用与作用机制★★★

类别	作用机制	药理作用
HMG-CoA还原酶抑制剂（他汀类药物）	竞争性抑制内源性胆固醇合成限速酶HMG-CoA还原酶，阻断胆固醇合成过程中的甲羟戊酸生成，使肝细胞内胆固醇合成减少，从而负反馈调节使肝细胞表面低密度脂蛋白（LDL）受体数量和活性增加，使血浆LDL降低	降低胆固醇和三酰甘油水平
胆固醇吸收抑制剂（依折麦布）	选择性抑制小肠胆固醇转运蛋白，减少肠道内胆固醇吸收，降低血浆胆固醇水平及肝脏胆固醇储量	降低胆固醇水平

续表

类别	作用机制	药理作用
抗氧化剂（普罗布考）	降低胆固醇合成，促进胆固醇分解，使血胆固醇和LDL降低。对血三酰甘油的影响小。有显著的抗氧化作用，能抑制泡沫细胞的形成，延缓动脉粥样硬化斑块的形成，消退已形成的动脉粥样硬化斑块	降低胆固醇水平
胆汁酸结合树脂（考来烯胺）	阻滞胆汁酸在肠内的重吸收，增加胆汁酸在肝内合成，由于胆汁酸的合成是以胆固醇为底物，从而使肝内胆固醇减少，肝脏LDL受体活性增加而去除血浆中LDL	降低胆固醇水平，对三酰甘油无影响或使之轻度升高

考点 3 作用特点 ★★★

（1）他汀类是现有调脂药中降低LDL作用最强的一类药。

（2）非调血脂作用：①对抗应激。②减少心血管内皮过氧化，减少血管内皮炎症和内皮素生成。③稳定或缩小动脉粥样硬化的脂质斑块体积。④减少脑卒中和心血管事件。⑤抑制血小板聚集。⑥降低血清胰岛素，改善胰岛素抵抗。多效性使他汀类药可用于动脉粥样硬化、急性冠脉综合征、心脑血管不良事件及脑卒中的一、二级预防。

（3）不同药物的亲脂亲水特性不同，导致疗效和不良反应的差异。洛伐他汀和辛伐他汀为内酯环型（脂溶性），口服吸收率较低，须在肝脏中水解成开环羟基酸型方有药理活性；其余均为开环羟基酸型，水溶性（普伐他汀和瑞舒伐他汀）较强或兼具脂溶性和水溶性（氟伐他汀、阿托伐他汀和匹伐他汀），具有较高的吸收率，一般不受食物影响。

（4）他汀类药物的药动学数据

	代谢所经肝药酶	脂溶性	活性代谢物	清除半衰期（小时）	生物利用度（%）
洛伐他汀	3A4	是	是	3	<5
辛伐他汀	3A4	是	是	2	<5
普伐他汀	无	否	否	1.8	18
氟伐他汀	2C9	是	否	1.2	29
阿托伐他汀	3A4	是	是	7~14	12
瑞舒伐他汀	2C9/2C19	否	是	13~20	20
匹伐他汀	2C9	是	是	12	51

考点 4 药物相互作用 ★★★

（1）CYP3A4底物/抑制剂均可能会上调他汀类药物的浓度，增加导致肌病或横纹肌溶解的危险性。可能会增加他汀类药物肌肉不良反应危险性的CYP3A4底物/抑制剂见下表。

类别	主要药物
免疫抑制剂	环孢素，他克莫司
大环内酯类	红霉素，克拉霉素
吡咯类抗真菌药	伊曲康唑，酮康唑

续表

类别	主要药物
钙通道阻滞剂	米贝地尔，地尔硫䓬，维拉帕米
蛋白酶抑制剂	安普那韦，茚地那韦，奈非那韦，利托那韦，沙奎那韦
抗抑郁药	奈法唑酮
勃起功能障碍治疗药	西地那非
抗凝药	华法林
H₂受体拮抗剂	西咪替丁

（2）CYP2C9诱导剂利福平可以减少氟伐他汀的生物利用度；普伐他汀和瑞舒伐他汀不受CYP3A4的代谢影响。

（3）他汀类药物与烟酸、吉非贝齐或贝特类合用，可增加横纹肌溶解和急性肾衰竭的发生率。

（4）辛伐他汀和地高辛（P-糖蛋白的底物）合用时会提高发生横纹肌溶解的危险性。

考点5 典型不良反应★★★

（1）消化系统：恶心、腹泻、腹痛、消化不良。

（2）神经系统：失眠、头痛、视觉障碍、眩晕、外周神经病变等。

（3）肌肉毒性：肌痛、肌无力、肌酸激酶（CK）升高或横纹肌溶解等肌病。脂溶性他汀引起CK升高的可能性明显高于水溶性他汀，普伐他汀与氟伐他汀较低，辛伐他汀、洛伐他汀、阿托伐他汀相对较高。

（4）肝毒性：谷丙转氨酶（ALT）或谷草转氨酶（AST）升高，所有他汀类药物都产生肝毒性，呈剂量依赖性。转氨酶升高至正常值上限的3倍以上，就需要减量或停药。

考点6 禁忌★★★

（1）胆汁淤积和活动性肝病者。

（2）无法解释的肝脏转氨酶AST和ALT持续升高者。

（3）妊娠期妇女。

考点7 代表药品★

药品	适应证	临床应用注意
阿托伐他汀	①各型高胆固醇血症和混合型高脂血症 ②冠心病和脑中风的防治 ③心肌梗死后不稳定型心绞痛及血管重建术后	①服用不受进餐影响，但最好在晚餐后服用 ②与环孢素、贝丁酯类、大环内酯类抗生素、唑类抗真菌药和烟酸合用时，肌病发生的危险性增加，严重者可导致横纹肌溶解，伴有肌球蛋白尿而后继发肾功能不全 ③对急性冠脉综合征可显著减少心血管事件、心绞痛、脑卒中的危险性
瑞舒伐他汀	高脂血症和高胆固醇血症（原发性高胆固醇血症、纯合子家族性高胆固醇血症和高三酰甘油血症）	①与环孢素联用，不会影响环孢素的作用，但会使本药血药浓度增加。与华法林合用，不会增加华法林的血药浓度，但会增加INR比值 ②禁忌证：妊娠期、哺乳期妇女；严重肾功能损害患者；活动性肝病患者，包括原因不明的血清转氨酶持续升高；肌病患者

药品	适应证	临床应用注意
辛伐他汀	高脂血症，冠心病和脑卒中的防治	①晚间顿服 ②妊娠期、哺乳期妇女禁用 ③慎用：大量饮酒者、肝病病史患者、严重肾功能不全者。轻、中度肾功能不全者无须调整剂量 ④血清AST及ALT升高至正常值上限3倍时，须停药 ⑤有弥散性肌痛、肌软弱及CK升高至正常值10倍以上，立即停用
普罗布考	高胆固醇血症	①可使血氨基转移酶、胆红素、肌酸磷酸激酶、尿酸、尿素氮短暂升高 ②服用期间定期检查心电图Q-T间期 ③与可导致心律失常的药物（三环类抗抑郁药、Ⅰ类及Ⅲ类抗心律失常药和吩噻嗪类药物）合用时应注意不良反应风险增加 ④能加强香豆素类的抗凝血作用，加强降糖药的作用 ⑤可引起心电图Q-T间期延长和严重室性心律失常，禁用于近期心肌损害（新近心肌梗死）；严重室性心律失常（心动过缓）；心源性晕厥或有不明原因晕厥者；Q-T间期延长者；正在使用延长Q-T间期的药物；血钾或血镁过低者
依折麦布	原发性高胆固醇血症、纯合子家族性高胆固醇血症、纯合子谷甾醇血症	①可单独或与他汀类合用，可空腹或与食物同服，一日内任何时间均可服用 ②慎用于妊娠期及哺乳期妇女、胆道梗阻者 ③不受饮食或脂肪影响而相应降低LDL水平，但剂量超过10mg/d无增效作用 ④葡萄柚汁可升高血药浓度，避免合用

第二亚类　主要降三酰甘油的药物

考点8 分类和药理作用★★

类别	作用机制	药理作用
贝丁酸类药	增强脂蛋白脂酶的活性，加速脂蛋白分解，同时也能减少肝脏中脂蛋白的合成	降低胆固醇和三酰甘油水平
烟酸类药	①抑制脂肪组织分解，减少游离脂肪酸释出，减少三酰甘油合成 ②抑制VLDL和LDL生成 ③抑制肝脂肪酶活性，减少HDL胆固醇异化 ④激活脂肪组织的脂蛋白脂肪酶，加速LDL分解，有利于HDL增高	降低三酰甘油和胆固醇水平

考点9 代表药品★

药品	适应证	临床应用注意
非诺贝特	高胆固醇血症（Ⅱa型）、内源性高三酰甘油血症、单纯型（Ⅳ）和混合型（Ⅱb和Ⅲ型）	当AST及ALT升高至正常值3倍以上，应停用
阿昔莫司	高三酰甘油血症（Ⅳ型高脂蛋白血症）、高胆固醇血症（Ⅱa型）、高三酰甘油和高胆固醇血症（Ⅱb、Ⅲ及Ⅴ型）	①为减轻胃肠道反应，初始服用时应用小剂量，逐渐增量 ②用药期间应低脂、低糖、低胆固醇饮食 ③长期应用者，应定期检查血脂及肝肾功能 ④偶有皮肤潮红及瘙痒，尤其在刚开始服药时，继续用药会消失

第四节　抗心绞痛药

考点1 分类★★

类别	药物
具有预防心肌梗死，改善预后的药物	抗血小板药（阿司匹林、氯吡格雷、替格瑞洛）
	抗凝药
	他汀类药物
	ACEI类或ARB类药物
	β受体拮抗剂
用于缓解心肌缺血和减轻心绞痛症状的药物	硝酸酯类（硝酸甘油、硝酸异山梨酯、单硝酸异山梨酯）
	β受体拮抗剂
	钙通道阻滞剂

硝酸酯类药

考点2 药理作用与作用机制★★

1. 作用机制　硝酸酯类药物进入机体部分经肝脏代谢后，在血管平滑肌内经谷胱甘肽转移酶催化释放一氧化氮（NO），NO与巯基相互作用生成亚硝基巯醇，使cGMP生成增多，cGMP可激活cGMP依赖性蛋白激酶，使钙离子从细胞释放而松弛血管平滑肌。

2. 药理作用　以扩张静脉为主，减低前负荷，兼有轻微的扩张动脉作用，使心肌耗氧量减少，同时也可直接扩张冠状动脉。

（1）改变血流动力学，减少心肌氧耗量。

（2）改变心肌血液的分布，增加缺血区血液供应。

（3）保护心肌细胞，减轻缺血性损伤。

（4）轻微的抗血小板作用。

考点3 作用特点★★

1. 硝酸酯类药物作用相似，但显效快慢和维持时间不同。

（1）硝酸甘油：起效最快，舌下含服吸收迅速完全，有舌下含片、注射液、口腔喷剂和透皮贴片等多种剂型供临床选用。

（2）硝酸异山梨酯：属于中效药，主要的药理学作用源于肝脏的活性代谢产物5-单硝酸异山梨酯。

（3）单硝酸异山梨酯：有片剂和缓释剂型，在胃肠道吸收完全，无肝脏首关效应，生物利用度近100%。

2. 硝酸酯类药物适用于各类心绞痛的治疗。

（1）既可用于缓解急性发作，又能预防用药，也可用于诊断性的治疗。

（2）目前临床用于预防和治疗心绞痛；充血性心力衰竭；高血压急症、亚急症及部分难治性高血压的治疗。

考点4 药物相互作用★★

（1）与乙酰胆碱、去甲肾上腺素、肾上腺素等拟交感活性药物合用，疗效可减弱。

（2）与其他血管扩张药或降压药合用，可使直立性降压作用增强。

（3）与三环类抗抑郁药同时使用，可加剧抗抑郁药的低血压和抗胆碱作用。

（4）中度或过量饮酒时会导致血压过低。

（5）与5型磷酸二酯酶抑制剂（如西地那非）合用，可显著增强硝酸酯类的舒张血管作用，发生显著性低血压。

考点5 典型不良反应和禁忌★★★

（1）舒张血管可引起搏动性头痛、面部潮红或有烧灼感、血压下降、反射性心率加快、晕厥、血硝酸盐水平升高等。

（2）不合理使用可致耐药性的发生，任何剂型连续使用24h都有可能。采用偏心给药方法，可以减缓耐药性的发生。

（3）禁忌：过敏者；青光眼；严重低血压；已使用5型磷酸二酯酶抑制剂（西地那非）者。

考点6 代表药品★

药品	适应证	临床应用注意
硝酸甘油	防治心绞痛，充血性心力衰竭和心肌梗死，外科手术所诱导的低血压和控制高血压	①仅确有必要时，方可用于妊娠期妇女 ②慎用于血容量不足、收缩压过低、严重肝肾功能不全者及哺乳期妇女 ③可使肥厚性梗阻型心肌病引起的心绞痛恶化 ④不应突然停止用药，以避免反跳现象
硝酸异山梨酯	冠心病的长期治疗，心绞痛的预防，心肌梗死后持续心绞痛，与洋地黄、利尿剂联合用于慢性心力衰竭，肺动脉高压	参见硝酸甘油
单硝酸异山梨酯	冠心病的长期治疗，心绞痛的预防，心肌梗死后持续心绞痛的治疗，与洋地黄、利尿剂联合治疗慢性心功能衰竭	参见硝酸甘油

第五节 抗心力衰竭药

考点1 分类★★★

类别	作用
利尿剂	控制心力衰竭患者的液体潴留
血管紧张素转化酶抑制剂（ACEI）	能显著降低心力衰竭患者死亡率

续表

类别		作用
血管紧张素Ⅱ受体拮抗剂（ARB）		主要用于因严重咳嗽而不能耐受 ACEI 的患者
β 受体拮抗剂		可抑制心肌重构，改善临床左室功能，进一步降低总死亡率、降低心脏猝死率。因此，所有慢性收缩性心力衰竭、心功能Ⅰ~Ⅲ级的患者都必须使用
醛固酮受体拮抗剂	螺内酯	阻断肾素－血管紧张素－醛固酮系统的通路，对重度心力衰竭有利
血管紧张素受体脑啡肽酶抑制剂（ARNI）	沙库巴曲缬沙坦	已用指南推荐剂量或达到 ACEI/ARB 最大耐受剂量后，收缩压>95mmHg，NYHA 心功能Ⅱ~Ⅲ级、仍有症状的射血分数下降的心衰（HFrEF）患者，可用 ARNI 替代 ACEI/ARB
钠－葡萄糖协同转运蛋白2（SGLT2）抑制剂	达格列净	可显著降低 HFrEF 患者的心力衰竭恶化风险、心血管死亡风险、全因死亡风险，无论是否合并糖尿病
伊伐布雷定		①已使用 ACEI/ARB/ARNI、β 受体拮抗剂、醛固酮受体拮抗剂，β 受体拮抗剂已达到目标剂量或最大耐受量，心率仍≥70次/分钟②心率≥70次/分钟，对 β 受体拮抗剂禁忌或不能耐受者
强心苷类	地高辛	可减轻症状和改善心功能

第一亚类　强心苷类

考点2 药理作用与作用机制 ★ ★

（1）抑制衰竭心肌细胞膜上 Na^+，K^+-ATP 酶，使细胞内 Na^+ 水平升高，促进 Na^+-Ca^{2+} 交换，提高细胞内 Ca^{2+} 水平，从而发挥正性肌力作用。

（2）抑制副交感神经 Na^+，K^+-ATP 酶，提高位于心脏、主动脉弓、颈动脉窦的压力感受器的敏感性。抑制传入冲动的数量增加，使中枢神经下达的交感兴奋减弱。

（3）抑制肾脏 Na^+，K^+-ATP 酶，减少肾小管对钠的重吸收，增加钠向远曲小管的转移，使肾脏分泌肾素减少。

考点3 作用特点 ★

1. 药动学

（1）地高辛：中效强心苷。

（2）洋地黄毒苷：半衰期为7日以上，主要经肝脏代谢，可用于肾功能不全患者。体内消除缓慢，有蓄积性。

（3）毛花苷丙（西地兰 C）、去乙酰毛花苷（西地兰 D）：速效强心苷，作用较洋地黄、地高辛快，但比毒毛花苷 K 稍慢。

（4）毒毛花苷 K：速效、短效型强心苷，口服不易吸收，主要采用静脉给药。

2. 临床应用特点　强心苷类适用于已经使用利尿剂、ACEI（或 ARB）和 β 受体拮抗剂治疗而仍持续有症状的慢性收缩性心力衰竭或合并心室率快的心房颤动患者。地高辛口服制剂是唯一被美国 FDA 确认能有效治疗慢性心力衰竭的正性肌力药。地高辛作为心力衰竭治疗的辅助药，更适用于心力衰竭伴有快速心室率的心房颤动患者。

考点 4 药物相互作用 ★★★

（1）地高辛与胺碘酮合用增加血清地高辛浓度。

（2）噻嗪类和袢利尿剂可以引起低钾血症和低镁血症，会增加洋地黄中毒的危险，应监测并及时纠正电解质紊乱。

（3）口服红霉素、克拉霉素和四环素等抗菌药物可减少地高辛的转化，生物利用度和血清药物浓度增加。

（4）普罗帕酮、螺内酯、维拉帕米、环孢素可不同程度减少地高辛的肾脏及肾脏外的清除率，导致血清地高辛浓度增加，合用时需减量。

（5）洋地黄化时静脉应用硫酸镁可发生心脏传导阻滞，尤其是同时静脉注射钙盐时。

考点 5 典型不良反应 ★★★

1. 不良反应（中毒症状）

（1）主要见于大剂量应用（血清地高辛浓度＞2ng/ml）时，尤其是老年患者和低血钾、低血镁、甲状腺功能减退者。

（2）主要表现为心律失常，最多见的是室性早搏、室性心动过速，很少引起心房颤动或心房扑动。常见的还有房室传导阻滞和心电图的改变，包括ST段压低、T波倒置、Q-T间期缩短。

（3）中毒剂量的地高辛可以影响心肌收缩，加重心力衰竭。

（4）神经系统不良反应包括意识丧失、眩晕、嗜睡、烦躁不安、神经异常、亢奋和罕见癫痫。

（5）感官系统可见色觉异常（红–绿、蓝–黄辨认异常），在洋地黄中毒情况下更为常见。

2. 强心苷中毒易感因素

（1）肾功能损害。

（2）肝功能不全者应选用不经肝脏代谢的地高辛。

（3）电解质紊乱尤其是低钾血症、低镁血症、高钙血症可加大地高辛中毒的危险，发生心律失常。

（4）老年患者伴随年龄的增加，分布容积加大，消除半衰期延长。

（5）甲状腺功能减退者，由于基础代谢降低，洋地黄易在患者体内蓄积。

3. 监护临床中毒的症状

（1）强心苷中毒症状主要表现为胃肠道反应、中枢神经系统反应和心脏毒性三个方面。恶心、呕吐或腹泻是强心苷中毒最常见的早期症状；视力模糊或"色视"（如黄视症、绿视症）等中枢神经系统反应是强心苷中毒的指征；各类心律失常是最严重的中毒反应。

（2）各种心律失常都有发生的可能，但提示洋地黄中毒特异性较高的是非阵发性结性心动过速、阵发性房性心动过速伴传导阻滞、双向性室性心动过速。

（3）药物过量，可以表现为心力衰竭症状，注意鉴别。

（4）及时进行地高辛过量者的救治，对轻度中毒者可及时停药，并应用利尿剂；对严重心律失常者可静脉滴注氯化钾、葡萄糖注射液；对异位心律者可静脉注射苯妥英钠；对心动过缓者可静脉注射阿托品。

4. 辩证对待治疗药物浓度监测

（1）强心苷类的选择与剂量调整应当以临床症状、体征改善为依据。血清地高辛的浓度为0.5~1.0ng/ml是相对安全的。

（2）不能单凭药物浓度来判定是否中毒，应结合临床症状。

（3）地高辛测定的血样应在最近一次给药后6h或更长时间（最好12h）采取。

考点6 禁忌★★

（1）预激综合征伴心房颤动或扑动者。

（2）伴窦房传导阻滞、二度或三度房室传导阻滞又无起搏器保护者。

（3）肥厚型梗阻性心肌病、单纯的重度二尖瓣狭窄伴窦性心律者。

（4）室性心动过速、心室颤动者。

（5）急性心肌梗死后患者，特别是有进行性心肌缺血者，应慎用或不用地高辛。

考点7 代表药品★

药品	适应证	临床应用注意
地高辛	急、慢性心力衰竭，控制心房颤动，心房扑动引起的快速心室率，室上性心动过速	①可透过胎盘屏障，妊娠后期母体用量可能增加，分娩后6周须减量。哺乳期妇女应用须权衡利弊 ②慎用：低钾血症、不完全性房室传导阻滞、高钙血症、甲状腺功能减退、缺血性心脏病、急性心肌梗死早期、心肌炎活动期及肾功能不全者 ③用药期间定期监测地高辛血浆浓度、血压、心率，心电图，心功能，电解质尤其是血钾、钙、镁及肾功能 ④不能与含钙注射液合用 ⑤紧急情况下可以静脉给药，一般不采用肌内注射和皮下给药 ⑥漏服地高辛，应尽快服药弥补，如果漏服的时间超过12h，就不要补服
米力农	对洋地黄、利尿剂、血管扩张剂治疗无效或欠佳的急、慢性顽固性充血性心力衰竭	①慎用：肝肾功能损害、低血压、心动过速、急性心肌梗死、急性缺血性心脏病、妊娠期及哺乳期妇女、儿童。不宜用于严重瓣膜狭窄病变、肥厚型梗阻性心肌病 ②本品仅限于短期使用，长期使用可增加死亡率 ③用药期间应监测心率、血压、必要时调整剂量 ④对心房扑动、心房颤动患者，可增加房室传导作用导致心室率增快，宜先用强心苷制剂控制心室率 ⑤合用强利尿剂时，可使左室充盈压过度下降，易引起水、电解质失衡

第二亚类　其他治疗药物

考点8 药理作用与作用机制★★

1. 伊伐布雷定　一种单纯降低心率的药物，通过选择性和特异性抑制心脏起搏If电流（If电流控制窦房结中自发的舒张期去极化并调节心率）而降低心率。只特异性对窦房结起作用。

2. 沙库巴曲缬沙坦　含有脑啡肽酶抑制剂沙库巴曲和血管紧张素受体拮抗剂缬沙坦。沙库巴曲缬沙坦钠通过LBQ657（前药沙库巴曲的活性代谢产物）抑制脑啡肽酶（中性肽链内切酶；NEP）；缬沙坦拮抗血管紧张素Ⅱ的Ⅰ型受体（AT_1）。通过LBQ657增加脑啡肽酶所降解的肽类水平（利钠肽），同时通过缬沙坦抑制血管紧张素Ⅱ作用，在心力衰竭患者中沙库巴曲缬沙坦钠可产生心血管和肾脏作用。

考点9 禁忌 ★

1. 伊伐布雷定

（1）对本品活性成分或者任何一种辅料过敏。

（2）治疗前静息心率低于70次/分钟者。

（3）心源性休克。

（4）急性心肌梗死。

（5）重度低血压（<90/50mmHg）。

（6）重度肝功能不全。

（7）病窦综合征。

（8）窦房传导阻滞。

（9）不稳定或急性心力衰竭。

（10）依赖起搏器起搏者（心率完全由起搏器控制）。

（11）不稳定型心绞痛。

（12）三度房室传导阻滞。

（13）禁止与具有降低心率作用的钙通道阻滞剂，例如维拉帕米或者地尔硫草联合使用。

（14）与强效CYP3A4抑制剂联用。

2. 沙库巴曲缬沙坦

（1）对本品活性成分（沙库巴曲、缬沙坦）或任何辅料过敏者。

（2）禁止与ACEI合用。

（3）存在ACEI或ARB治疗相关的血管性水肿既往病史的患者。

（4）遗传性或特发性血管性水肿患者。

（5）在2型糖尿病患者中，禁止本药与阿利吉仑合用。

（6）重度肝功能损害、胆汁性肝硬化和胆汁淤积。

（7）中期和晚期妊娠患者。

考点10 代表药品 ★

药品	适应证	临床应用注意
伊伐布雷定	适用于窦性心律且心率≥75次/分钟、伴有心脏收缩功能障碍的NYHA Ⅱ~Ⅳ级慢性心力衰竭患者，与标准治疗包括β受体拮抗剂联合用药，或者用于禁忌或不能耐受β受体拮抗剂治疗时	①妊娠期和哺乳期禁用 ②本品含乳糖，患遗传性半乳糖不耐受症、原发性肠乳糖酶缺乏或葡萄糖-乳糖吸收不良的患者不应使用 ③仅通过CYP3A4代谢，禁止与强效CYP3A4抑制剂合用，如唑类抗真菌药物（酮康唑、伊曲康唑），大环内酯类抗生素（例如克拉霉素、口服红霉素、交沙霉素、泰利霉素），HIV蛋白酶抑制剂（奈非那韦、利托那韦）和萘法唑酮。须慎重的合并用药为中效CYP3A4抑制剂（氟康唑）。CYP3A4诱导剂（利福平、巴比妥类、苯妥英、贯叶金丝桃）降低本品的活性。与西柚汁同服会导致本品的暴露量增加，应避免摄入西柚汁 ④常见的不良反应为闪光现象（光幻视）和心动过缓，为剂量依赖性。严重的不良反应为心房颤动，传导阻滞

续表

药品	适应证	临床应用注意
沙库巴曲缬沙坦	用于射血分数降低的慢性心力衰竭（NYHA Ⅱ～Ⅳ级，LVEF≤40%）成人患者，降低心血管死亡和心力衰竭住院的风险；原发性高血压	①可增加阿托伐他汀及其代谢产物血药浓度，谨慎合用。合用OATP1B1，OATP1B3，OAT3抑制剂（利福平、环孢菌素）或MRP2抑制剂（利托那韦）时可能增加LBQ657或缬沙坦的全身暴露量，在开始或结束合用这类药物时需谨慎 ②常见的不良反应为低血压、高钾血症、咳嗽、头晕，严重的不良反应为血管性水肿 ③如果从ACEI转换成本品，必须在停止ACEI治疗至少36h之后才能开始应用本品 ④血钾水平>5.4mmol/L的患者不可给予本品治疗

第六章　血液系统疾病用药

第一节　抗血栓药

考点1 分类★★★

	类别	代表药物
抗凝药	维生素K拮抗剂	香豆素类抗凝药：华法林、双香豆素、醋硝香豆素
	肝素和低分子肝素（LMWHs）	肝素、达肝素钠、依诺肝素钠、那屈肝素钙
	直接口服抗凝药（DOACs）	直接凝血酶抑制剂：达比加群酯、比伐卢定、阿加曲班
		直接Ⅹa因子抑制剂：利伐沙班、阿哌沙班、艾多沙班
抗血小板药	血栓素A_2（TXA_2）抑制剂	阿司匹林
	二磷酸腺苷（ADP）P2Y12受体拮抗剂	噻吩并吡啶类：噻氯匹定、氯吡格雷 非噻吩并吡啶类：替格瑞洛
	血小板糖蛋白（GP）Ⅱb/Ⅲa受体拮抗剂（GPI）	替罗非班、依替巴肽
	其他抗血小板药	双嘧达莫、西洛他唑
溶栓药	非特异性纤溶酶原激活剂	尿激酶、重组链激酶
	人组织纤维蛋白溶酶原激活剂（t-PA）	阿替普酶
	t-PA改构体或修饰体	瑞替普酶（rPA）、替奈普酶（TNK-tPA）
	其他	重组尿激酶原（rhPro-UK）

第一亚类　维生素K拮抗剂

考点2 药理作用和作用特点★★★

（1）香豆素类抗凝药是维生素K拮抗剂（VKA），与维生素K可逆性竞争，阻碍维生素K循环（由环氧化物向氢醌型转化再生），影响了含有谷氨酸残基的凝血因子（Ⅱ、Ⅶ、Ⅸ、Ⅹ）的羧化过程，使凝血因子停留在无凝血活性的前体阶段。

（2）VKA对已生成的凝血因子无抑制作用，抗凝作用要待功能正常的凝血因子消耗后才显现，因此起效较慢，需要几日才能达到所需药效。

（3）醋硝香豆素口服吸收迅速而完全，是双香豆素类抗凝效力最强的。

考点3 药物相互作用★★

1. 增强VKA的作用

（1）食物中维生素K缺乏或应用广谱抗生素抑制肠道细菌，都能使维生素K摄入不足。

（2）合用阿司匹林等抗血小板药能产生协同作用。

（3）水合氯醛、羟基保泰松、甲苯磺丁脲、奎尼丁等能与VKA竞争血浆白蛋白，水杨酸盐、甲硝唑、西咪替丁等能抑制VKA的代谢酶。

2. 降低VKA作用　巴比妥类、苯妥英钠能诱导肝药酶，口服避孕药可增加血液凝集性。

考点4 典型不良反应和禁忌★

1. 典型不良反应　出血，临床表现多样，从皮下瘀斑、阴道出血、牙龈出血，到可能危及生命的消化道和颅内出血。

2. 禁忌证　怀孕；出血倾向；严重肝功能不全及肝硬化；未经治疗或不能控制的高血压；最近颅内出血；有跌倒倾向；中枢神经系统或眼部手术；情况倾向于胃肠道或泌尿道出血；憩室病或肿瘤；传染性心内膜炎、心包炎或心包积液。

考点5 特殊人群用药★

肾功能不全的患者不必调整华法林的剂量。哺乳期可继续治疗。

考点6 代表药品★★

药物	适应证	临床应用注意
华法林钠	①预防及治疗深静脉血栓形成及肺栓塞 ②预防心肌梗死后血栓栓塞并发症（卒中或体循环栓塞） ③预防房颤、心瓣膜疾病或人工瓣膜置换术后引起的血栓栓塞并发症（卒中或体循环栓塞）	①疗效个体差异较大，依据凝血酶原时间INR值调整用量 ②使用前应拟定治疗所需的INR（国际标准化比值）目标范围：人造心脏瓣膜患者预防血栓栓塞并发症的目标范围是2.5~3.5，其他适应证的目标范围是2.0~3.0 ③择期手术者应停药7日 ④严重出血可静注维生素K_1，用以控制出血，必要时可输全血、血浆或凝血酶原复合物 ⑤影响血小板及止血的药物，如阿司匹林、氯吡格雷、噻氯匹定、双嘧达莫，以及大部分非甾体抗炎药，可能导致药效学相互作用和严重出血并发症 ⑥可增加口服磺酰脲类抗糖尿病药物效果

第二亚类　肝素和低分子肝素

考点7 药理作用和作用特点★★★

	肝素（UFH，也称普通肝素）	低分子肝素（LMWHs）
来源	猪肠黏膜提取的硫酸氨基葡聚糖	普通肝素经酶或化学解聚得到的衍生物
平均分子量	约为15000D（3000~30000D）	4000~6000D（不同产品不同）
给药方式	静脉和皮下给药均可，静脉给药时，即刻起效	以皮下给药为主
药理作用及机制	增强抗凝血酶Ⅲ（AT-Ⅲ）对凝血酶（即因子Ⅱa）及其他凝血因子（Ⅸa，Ⅹa，Ⅺa，Ⅻa和纤溶酶）的灭活	增强AT-Ⅲ对凝血因子的灭活，主要通过抗因子Ⅹa发挥抗凝作用（抑制Ⅹa＞Ⅱa）

续表

	肝素（UFH，也称普通肝素）	低分子肝素（LMWHs）
生物利用度	15%~30%	接近100%
半衰期	45min~1h	2.2 ~ 3.6 h
作用特点	起效和失效快 可使用硫酸鱼精蛋白迅速逆转其作用 治疗窗窄，实现充分抗凝又不发生出血的难度较大 肾功能不全或肾衰竭患者中，通常不需要调整肝素剂量 潜在并发症风险高，包括肝素诱导的血小板减少（HIT）、皮肤反应以及长期用药导致的骨质疏松	起效略慢，作用持续时间较长（可以一日仅给药1次或2次） 硫酸鱼精蛋白不太容易使LMWH失活 与普通肝素相比，低分子量肝素给药相对容易且不会通过胎盘，因此为妊娠期首选的抗凝药 肾功能重度不全者，通常需要调整剂量或避免使用 发生HIT、骨质疏松风险较低

考点 8 药物相互作用★★★

1. 肝素和 LMWHs ①合用影响凝血和血小板功能的药物，如香豆素类抗凝药、阿司匹林和其他口服抗凝药，增加出血危险。②合用非甾体抗炎药或糖皮质激素，增加消化道出血风险。③肝素可与胰岛素受体作用，从而改变胰岛素的结合和作用，致低血糖。

2. 鱼精蛋白 中和肝素的作用。解救 LMWH 的效果不如解救普通肝素过量有效。

考点 9 不良反应和禁忌★★★

1. 肝素

（1）出血：最常见，剂量依赖性，皮肤、黏膜、伤口、胃肠道和泌尿生殖系统出血容易出现。

（2）偶见轻度血小板减少症，也可能发生严重的肝素诱导性血小板减少（HIT）。

（3）骨质疏松：长时间（数月）使用可能发生。

（4）在出血高危情况下，如出血性体质、细菌性心内膜炎、胃肠道活动性溃疡、出血性脑卒中、脊椎或眼科手术、合用其他抗凝药和血小板抑制剂等，使用需非常谨慎。

2. 禁忌证 已有出血和有出血高危风险者禁用。

考点 10 特殊人群用药★

1. 妊娠期 华法林有致畸性，肝素在妊娠中可作为安全而重要的替代品。

2. 哺乳期 普通肝素和低分子肝素均可以使用。

考点 11 代表药品 ★

药品	适应证	临床应用注意
肝素	①防治血栓形成或栓塞性疾病（心肌梗死、血栓性静脉炎、肺栓塞等） ②各种原因引起的弥漫性血管内凝血（DIC） ③血液透析、体外循环、导管术、微血管手术等操作中及某些血液标本或器械的抗凝处理	①对肝素过敏、有自发出血倾向者，血液凝固迟缓者（如血友病、紫癜、血小板减少），溃疡病，创伤，产后出血者及严重肝功能不全者禁用 ②偶可引起过敏反应及血小板减少，常发生在用药之初的5~9日，故开始治疗1个月内应定期监测血小板计数 ③用药期间应定时测定凝血时间 ④过量可致自发性出血，可用1%的硫酸鱼精蛋白溶液缓慢滴注中和肝素作用。每1mg鱼精蛋白可中和100U的肝素
达肝素钠	①治疗急性深静脉血栓 ②预防急性肾功能衰竭或慢性肾功能不全者进行血液透析和血液过滤期间体外循环系统中的凝血 ③治疗不稳定型冠状动脉疾病，如：不稳定型心绞痛和非Q波型心肌梗死 ④预防与手术有关的血栓形成	①禁止肌内注射 ②存在血小板减少的风险，开始治疗前做血小板计数检查，治疗初期的前3周，每周至少做2次血小板计数检查 ③鱼精蛋白可抑制本品的抗凝作用，对初期止血有抑制作用，只能在紧急情况下应用 ④与抗血小板药物、溶栓药物、乙酰水杨酸、非甾体类抗炎药、GPⅡb/Ⅲa受体拮抗剂、维生素K拮抗剂和葡聚糖同用，增强抗凝效果、增加出血危险
那屈肝素钙	①预防血栓栓塞性疾病，特别是预防普通外科手术或骨科手术的血栓栓塞性疾病 ②治疗血栓栓塞性疾病 ③在血液透析中预防体外循环中的血凝块形成	①不建议在妊娠期、哺乳期使用 ②肾功能损害的患者出血风险增加，应谨慎治疗 ③严重肾功能损害、出血性脑血管意外、未控制的高血压时，一般不适宜使用 ④老年人有肾脏损害的可能，需调整用药剂量 ⑤在预防和治疗中，应通过皮下注射给药。在血透中，通过血管内注射给药。不能用于肌内注射
依诺肝素钠	①预防静脉血栓栓塞性疾病，特别是与骨科或普外手术有关的血栓形成 ②治疗已形成的深静脉栓塞，伴或不伴有肺栓塞 ③治疗不稳定型心绞痛及非Q波心梗，与阿司匹林同用 ④用于血液透析体外循环中，防止血栓形成	①妊娠期妇女仅在医师认为确实需要时才可使用。哺乳期妇女接受治疗时应停止哺乳 ②出血或严重的凝血障碍相关的出血、有严重的Ⅱ型肝素诱导的血小板减少症史、活动性消化道溃疡或有出血倾向的器官损伤、临床显著活动性出血、脑出血、有严重肾功能衰竭患（肌酐清除率<30ml/min）禁用（透析除外） ③不良反应最常见出血和肝酶升高，常见过敏反应，皮肤反应，注射部位反应（血肿、疼痛）

第三亚类　直接口服抗凝药

考点 12 药理作用和作用特点 ★★★

1. 达比加群酯　直接凝血酶抑制剂中唯一口服的。

（1）在凝血级联反应中，凝血酶（因子Ⅱa）使纤维蛋白原转化为纤维蛋白，抑制凝血酶可预防血栓形成。

（2）竞争性、可逆性的直接凝血酶抑制剂，还可抑制游离凝血酶、与纤维蛋白结合的凝血酶和凝血酶诱导的血小板聚集。

（3）达比加群酯口服后被迅速吸收，在血浆和肝脏经由酯酶水解为达比加群。达比加群主要以原型经由尿液清除。

（4）水蛭素、重组水蛭素和比伐卢定也属于直接凝血酶抑制剂，但需注射给药。

2. 口服直接因子Ⅹa抑制剂　利伐沙班、阿哌沙班、艾多沙班、贝曲沙班。

（1）通过与因子Ⅹa的活性位点结合，阻止了Ⅹa对凝血酶原的作用，中断凝血级联反应的内源性和外源性途径，进而抑制凝血酶的产生和血栓形成。

（2）剂量依赖性、竞争性、可逆性的抑制因子Ⅹa活性。不抑制凝血酶，也并未证明其对于血小板有影响。

（3）利伐沙班与食物同服能提高生物利用度。

（4）间接抑制因子Ⅹa和凝血酶的抗凝药：肝素和磺达肝癸的效应是通过AT-Ⅲ介导的。华法林的抗凝效应归因于机体产生有活性的凝血因子（Ⅱ、Ⅶ、Ⅸ、Ⅹ）能力下降，而不是直接抑制因子功能。

考点13 药物相互作用★

阿哌沙班：①不推荐与强效CYP3A4及P-gp抑制剂合用，包括吡咯类抗真菌药（伊曲康唑、伏立康唑及泊沙康唑）和HIV蛋白酶抑制剂（如利托那韦）等。②与CYP3A4及P-gp强效诱导剂（利福平、苯妥英钠、苯巴比妥或圣约翰草）合用时，降低阿哌沙班血药浓度。

考点14 典型不良反应★

最常见不良反应是出血。

（1）达比加群酯的解救药——依达赛珠单抗，是一种人源性单克隆抗体片段（Fab）药物，结合达比加群及其酰基葡萄糖醛酸代谢产物的亲和力，高于达比加群结合凝酶的亲和力，并可中和其抗凝作用。

（2）利伐沙班和阿哌沙班目前还没有解救药。

考点15 代表药品★

药品	适应证	临床应用注意
达比加群酯	①预防成人非瓣性房颤患者的卒中和全身性栓塞（SEE） ②治疗深静脉血栓形成（DVT）或预防其复发 ③治疗肺栓塞（PE）或预防复发	①妊娠期和哺乳期妇女，重度肾功能不全者，显著的活动性出血，有大出血显著风险的疾病或状况者禁用 ②服用期间，避免合用任何其他抗凝药物 ③与强效P-gp抑制剂（胺碘酮、维拉帕米、奎尼丁、决奈达隆和克拉霉素）合用会导致血药浓度升高，禁止合用环孢素、伊曲康唑、他克莫司和决奈达隆。与P-gp诱导物（利福平、贯叶连翘、卡马西平或苯妥英钠等）合用会降低血药浓度，应避免合用

续表

药品	适应证	临床应用注意
利伐沙班	①择期髋关节或膝关节置换手术成年患者，预防静脉血栓形成（VTE） ②治疗成人深静脉血栓形成（DVT）和肺栓塞（PE），降低复发风险 ③具有一种或多种危险因素（如：充血性心力衰竭、高血压、年龄≥75岁、糖尿病、卒中或短暂性脑缺血发作病史）的非瓣膜性房颤成年患者，降低卒中和全身性栓塞的风险	①妊娠期及哺乳期妇女，伴有凝血异常和临床相关出血风险的肝病患者，有明显活动性出血或具有大出血显著风险的患者禁用 ②禁合用任何其他抗凝制剂 ③出血是导致永久性停药的最常见不良反应 ④应与食物同服 ⑤不建议与CYP3A4和P-gp的强效抑制剂吡咯类抗真菌药（伊曲康唑、伏立康唑和泊沙康唑）或HIV蛋白酶抑制剂全身用药时合用。与强效CYP3A4诱导剂（利福平、苯妥英、卡马西平、苯巴比妥或圣约翰草）合用，也可能使血药浓度降低 ⑥血浆蛋白结合率较高，不易被透析清除

第四亚类　抗血小板药

考点 16 分类 ★★★

类别	代表药物
血栓素 A_2（TXA_2）抑制剂	阿司匹林
二磷酸腺苷（ADP）P2Y12受体拮抗剂	噻吩并吡啶类：噻氯匹定、氯吡格雷
	非噻吩并吡啶类：替格瑞洛
血小板糖蛋白（GP）Ⅱb/Ⅲa受体拮抗剂（GPI）	单克隆抗体：阿昔单抗
	肽类抑制剂：依替巴肽
	非肽类抑制剂：替罗非班
其他抗血小板药（增加血小板内cAMP）	双嘧达莫（抑制腺苷摄取）、西洛他唑（抑制磷酸二酯酶活性）

考点 17 药理作用和作用特点 ★★★

1. 阿司匹林

（1）环氧化酶（COX）抑制剂，与COX-1活性部位的羟基发生不可逆的乙酰化，导致COX-1失活，继而阻断花生四烯酸转化为TXA_2，抑制TXA_2途径的血小板聚集。

（2）对血小板COX-1的活性抑制是永久的、不可逆的，持续至血小板的整个寿命周期，血小板寿命约7~14日。

（3）临床上小剂量连日服用，一般用于冠心病的一、二级预防，而大剂量往往用于急性冠脉综合征和经皮冠状动脉介入支架植入术前的单次顿服。

2. 二磷酸腺苷（ADP）P2Y12 受体拮抗剂

（1）噻氯匹定：噻吩并吡啶类药物，第一个P2Y12受体拮抗剂，为无活性的前体药物，活性代谢产物经细胞CYP450代谢途径产生，作用于P2Y12受体，不可逆抑制ADP介导的血小板聚集。

（2）氯吡格雷：①噻吩并吡啶类药物，无活性的前体药物，口服吸收快。②选择性、不可逆地结合P2Y12受体，进而阻断ADP等激动剂诱导的血小板聚集。③部分代谢途径由CYP3A4、CYP2C19、CYP1A2和CYP2B6介导，而CYP2C19的代谢能力对此途径的影响较大，代谢产物有抗血小板活性。因此不是所有患者都将获得充分的血小板抑制。

（3）替格瑞洛：环戊基三唑嘧啶类药物，不需经肝脏代谢而直接作用于P2Y12受体，且阻断P2Y12的作用可逆。与氯吡格雷相比，可提供更快和更完全的抗血小板作用。

3. 血小板糖蛋白（GP）Ⅱb/Ⅲa受体拮抗剂（GPI） 与GPⅡb/Ⅲa受体结合，抑制纤维蛋白原与GPⅡb/Ⅲa受体结合，抑制血小板聚集，是目前最强的抗血小板药物。

4. 双嘧达莫

（1）抑制血小板、上皮细胞和红细胞摄取周围腺苷，局部腺苷浓度增高后，刺激血小板的腺苷酸环化酶，使血小板内环磷酸腺苷（cAMP）增多，血小板聚集受到抑制。

（2）常用于肾病综合征的抗凝治疗。

5. 西洛他唑

（1）抑制磷酸二酯酶活性使血小板内cAMP浓度上升，抑制血小板聚集，并可使血管平滑肌细胞内的cAMP浓度上升，使血管扩张，增加末梢动脉血流量。

（2）主要用于"限有慢性动脉闭塞症诊断且明确的溃疡、间歇性跛行及严重疼痛体征的患者"（医保适应证）。

考点18 典型不良反应和禁忌★

1. 阿司匹林

（1）胃肠道反应：恶心、呕吐、上腹部不适或疼痛等。

（2）出血风险（如出现手术期间出血、血肿、鼻出血、泌尿生殖器出血、牙龈出血）。

（3）支气管痉挛，并引起哮喘发作或其他过敏反应。

（4）禁忌：有水杨酸盐或含水杨酸物质、非甾体抗炎药导致哮喘病史；活动性消化性溃疡；出血体质；严重的肾功能衰竭；严重的肝功能衰竭；严重的心功能衰竭；正在使用剂量≥每周15mg的甲氨蝶呤者。

2. 氯吡格雷

（1）常见出血、腹泻、腹部疼痛、消化不良。

（2）禁忌证：严重的肝脏损害；活动性病理性出血（如消化性溃疡或颅内出血）。

考点19 代表药品★★

药品	适应证	临床应用注意
阿司匹林	0.3g和0.5g等较大剂量作为解热镇痛药，用于退热，缓解轻至中度疼痛，如头痛、牙痛、神经痛、肌肉痛、痛经及关节痛等	—

续表

药品	适应证		临床应用注意
阿司匹林	≤100mg剂量的阿司匹林作为抗血小板药 ①降低急性心肌梗死疑似患者的发病风险 ②预防心肌梗死复发 ③脑卒中的二级预防 ④降低短暂性脑缺血发作（TIA）及其继发脑卒中的风险 ⑤降低稳定型和不稳定型心绞痛患者的发病风险 ⑥动脉外科手术或介入手术后，如经皮冠脉腔内成形术（PTCA），冠状动脉旁路术（CABG），颈动脉内膜剥离术，动静脉分流术 ⑦预防大手术后深静脉血栓和肺栓塞 ⑧降低心血管危险因素者（冠心病家族史、糖尿病、血脂异常、高血压、肥胖、抽烟史、年龄大于50岁者）心肌梗死发作的风险 ⑨脑卒中急性期	0.5g规格	①属于对症治疗，用于退热连续应用不得超过3日，用于止痛不得超过5日 ②2岁以下儿童服用时可能会发生阿司匹林相关的瑞氏综合征
		≤100mg规格	由于阿司匹林对血小板聚集的抑制作用可持续数日，可能导致手术中或手术后增加出血，为减少出血风险，需提前停用阿司匹林7~10日
		肠溶剂型建议餐前30min服用	
		可增加甲氨蝶呤的血液毒性。合用布洛芬会干扰阿司匹林对血小板的不可逆抑制作用，会影响阿司匹林的心血管保护作用	
氯吡格雷	预防动脉粥样硬化血栓形成事件。用于近期心肌梗死（从几天到小于35日）、近期缺血性卒中（从7日到小于6个月）或确诊外周动脉性疾病的患者		①部分由CYP2C19代谢为活性代谢物，使用抑制此酶活性的药物将导致氯吡格雷活性代谢物水平的降低并降低临床有效性。不推荐与抑制CYP2C19的药物（如奥美拉唑）联用，抑制CYP2C19的药物包括奥美拉唑、艾司奥美拉唑、氟伏沙明、氟西汀、吗氯贝胺、伏立康唑、氟康唑、环丙沙星、西咪替丁、卡马西平、奥卡西平、氯霉素 ②进行择期手术的患者，应在术前停用氯吡格雷7日以上
	急性冠脉综合征	①非ST段抬高性急性冠脉综合征（包括不稳定型心绞痛或非Q波心肌梗死），也包括接受经皮冠状动脉介入术置入支架的患者，与阿司匹林合用 ②ST段抬高性急性冠脉综合征，与阿司匹林合用，可两药合并在溶栓治疗中使用	

第五亚类 溶栓药（溶栓酶）

考点 20 分类 ★★★

类别	代表药物
非特异性纤溶酶原激活剂	尿激酶、重组链激酶
人组织纤维蛋白溶酶原激活剂（t-PA）	阿替普酶（重组人组织纤维蛋白溶酶原激活剂，rt-PA）
t-PA改构体或修饰体	瑞替普酶（rPA）、替奈普酶（TNK-tPA）
其他	重组尿激酶原（rhPro-UK）

考点 21 药理作用和作用特点 ★★

溶栓药能激活纤溶酶原，加速纤维蛋白溶解，血栓被溶解。除了尿激酶、链激酶，使用其他溶栓药的同时，都需要同期给予肝素和抗血小板药物，改善高凝状态，减少血栓再发生。

1. 链激酶和尿激酶

（1）非选择性纤溶酶原激活剂，除了能激活血栓纤维蛋白结合的纤溶酶原，还能激活血液循环中的纤溶酶原。使用过程中，容易过度消耗循环中的纤维蛋白原，导致全身性纤溶状态，增加出血的发生风险。

（2）链激酶最初来源于乙型溶血性链球菌培养液，基因工程制备的"重组链激酶"减少了致敏性。重组链激酶与纤溶酶原，以1∶1克分子比结合成复合物，使纤溶酶原发生构象改变，暴露出活性部位，催化纤溶酶原转变为纤溶酶，进而水解纤维蛋白。

（3）尿激酶是从新鲜人尿中提取的，也有DNA重组技术的产品。

2. 阿替普酶（rt-PA）

（1）全称是重组人组织纤维蛋白溶酶原激活剂，是DNA重组技术生产的重组t-PA。

（2）具有纤维蛋白特异性，与血栓中的纤维蛋白结合后转为活性状态，诱导纤溶酶原转化为纤溶酶，降解纤维蛋白。

（3）在循环中表现出相对的非活性状态，降低了对纤溶酶原的全身活化作用。

（4）血浆清除半衰期短（<5min），需持续静脉滴注。

（5）适用于症状发生12小时内的急性心肌梗死、血流不稳定的急性大面积肺栓塞、急性缺血性脑卒中。

3. 瑞替普酶（rPA）

（1）全称是重组人组织型纤溶酶原激酶衍生物，是t-PA的单链非糖基化缺失变异体。

（2）具有一定的纤维蛋白特异性：对纤维蛋白的亲和力较rt-PA弱，仅为其亲和力的1/5。

（3）血浆清除半衰期为14~16min，比阿替普酶略长，用于急性心肌梗死症状发生后12小时以内的溶栓治疗，使用时静脉注射2次即可，两剂之间间隔30min。

4. 替奈普酶（TNK-tPA）

（1）t-PA经过基因修饰后的多点变异体。

（2）半衰期更长（血浆清除半衰期20~24min），单次注射给药即可。

（3）比阿替普酶具有更好的纤维蛋白特异性，注射30~50mg后的第一个6小时内，全身纤维蛋白原和纤溶酶原水平仅下降5%~15%。

（4）替奈普酶用于发病6小时以内的急性心肌梗死患者的溶栓治疗，溶栓治疗时，单次给药16mg即可。

5. 重组人尿激酶原（rhPro-UK）

在循环系统中表现相对非活性状态，对血浆内源性纤溶酶原影响很小。

6. 溶栓药作用特点对比

药物	常规剂量	血浆消除半衰期	纤维蛋白特异性	抗原性及变态反应	纤维蛋白原消耗	心梗90min再通率（%）	TIMI 3级血流比例[a]
尿激酶	150万U，60min	20min	否	无	明显	53	28
重组链激酶	150万U，30~60min	5~30min	否	有	明显	50	32
阿替普酶	100mg，90min	4~5min	是	无	轻度	>80	54
瑞替普酶	100MU×2，每次>2min	14~16min	是	无	中度	>80	60

续表

药物	常规剂量	血浆消除半衰期	纤维蛋白特异性	抗原性及变态反应	纤维蛋白原消耗	心梗90min再通率（%）	TIMI 3级血流比例[a]
奈替普酶	30~50mg（依据体重[b]）	20~24min	是	无	极小	75	63
重组人尿激酶原	50mg（20mg静注+30mg/30min滴注）	0.59~2.6h（非线性）	是	无	小	78.5	59

注：a. TIMI血流分级是心肌梗死溶栓治疗中评价冠状动脉再灌注的标准，3级（完全灌注），即造影剂完全、迅速充盈远端血管并迅速清除。b. 体重<60kg，剂量30mg；每增加10kg，剂量增加5mg；直至体重>90kg，最大剂量50mg。

考点22 代表药品★

药物	适应证	临床应用注意
阿替普酶	①急性心肌梗死 ②血流不稳定的急性大面积肺栓塞 ③急性缺血性脑卒中	①急性缺血性脑卒中的治疗应在症状发作后的3h内开始 ②有高危出血倾向者禁用，如目前或过去6个月中有显著的出血疾病、口服抗凝血药、最近3个月有胃肠溃疡史或食管静脉曲张、严重的肝病（包括肝功能衰竭、肝硬变、门静脉高压等） ③治疗心肌梗死时的禁忌证是：出血性卒中病史或不明起因的卒中病史、过去6个月中有缺血性脑卒中或短暂性脑缺血发作的病史等 ④不能用于18岁以下及80岁以上的急性脑卒中患者 ⑤出血是常见的不良反应；其他有血压下降、再缺血/心绞痛，低血压和心力衰竭/肺水肿，再灌注后心律失常

第二节 抗出血药

考点1 分类★★★

类别	代表药物
维生素K类	维生素K_1、维生素K_4（甲萘氢醌）、亚硫酸氢钠甲萘醌
凝血因子	人凝血酶原复合物、人纤维蛋白原、人凝血因子Ⅷ、重组人凝血因子Ⅷ、重组人凝血因子Ⅸ
蛇毒血凝酶	白眉蛇毒血凝酶、尖吻蝮蛇血凝酶、矛头蝮蛇血凝酶
抗纤维蛋白溶解药	氨基己酸、氨甲环酸
促血小板生成药	重组人血小板生成素（rhTPO）、艾曲泊帕乙醇胺
毛细血管止血药	卡络磺钠、酚磺乙胺
血管硬化剂	聚桂醇

考点 2 药理作用和作用特点★★

1. 维生素 K 类

（1）维生素 K 是肝脏合成凝血因子（Ⅱ、Ⅶ、Ⅸ、Ⅹ）必不可少的辅因子，补充维生素 K 还能逆转华法林等双香豆素类抗凝药的出血。

（2）维生素 K 类药物包括维生素 K_1、维生素 K_4（甲萘氢醌）、亚硫酸氢钠甲萘醌，其中维生素 K_4 只有口服剂型。

（3）甲基萘醌可由肠道菌群产生，且维生素 K 在细胞内容易被再利用。

（4）维生素 K 缺乏在新生儿中较常见，因此临床会在婴儿出生时常规给予维生素 K_1 预防治疗。

2. 凝血因子

（1）人凝血酶原复合物：从健康人血浆中分离纯化的多种凝血因子，主要包括：人凝血因子Ⅸ、人凝血因子Ⅱ、人凝血因子Ⅶ和人凝血因子Ⅹ。

（2）人凝血因子Ⅷ：来自健康人血浆，用于血友病 A（因子Ⅷ促凝成分缺乏）。在内源性血凝过程中，凝血因子Ⅷ作为一辅因子，在 Ca^{2+} 和磷脂存在下，与激活的因子Ⅸ参与因子 Ⅹ 的激活凝血酶原，形成凝血酶，从而使凝血过程正常进行。

（3）重组凝血因子Ⅸ：用于血友病 B（因子Ⅸ缺乏）。

3. 蛇毒血凝酶 从蛇毒中分离出的活性成分，可促进纤维蛋白原转化为纤维蛋白。

4. 抗纤维蛋白溶解药 氨基己酸和氨甲环酸的化学结构与赖氨酸相似，能竞争性抑制纤溶酶原与纤维蛋白之间的吸附，保护纤维蛋白不被降解。

5. 促血小板生成药

（1）重组人血小板生成素（rhTPO）：全长糖基化血小板生成素。血小板生成素（TPO）是刺激巨核细胞生长及分化的内源性细胞因子，对巨核细胞生成的各阶段均有刺激作用，包括前体细胞的增殖和多倍体巨核细胞的发育及成熟，从而升高血小板数目。

（2）艾曲泊帕乙醇胺：口服的、小分子血小板生成素（TPO）受体激动剂，可与人 TPO 受体的跨膜结构域相互作用，启动信号级联反应，诱导骨髓祖细胞增殖和分化，产生和 TPO 类似的生理活性。

6. 毛细血管止血药

（1）卡络磺钠：增强毛细血管对损伤的抵抗力，稳定血管及其周围组织中的酸性黏多糖，降低毛细血管的通透性，增强受损毛细血管端的回缩作用，从而缩短止血时间。不影响凝血过程，对大出血和动脉出血基本无效。

（2）酚磺乙胺：降低毛细血管壁的通透性，使毛细血管收缩，增强血小板的功能及黏合力，促进血小板释放凝血活性物质，缩短凝血时间而止血。

7. 血管硬化剂 聚桂醇可损伤血管内皮、促进血栓形成、阻塞血管，从而起到止血作用。

考点 3 代表药品★

药品	适应证	临床应用注意
维生素 K_1	①维生素 K 缺乏引起的出血，如梗阻性黄疸、胆瘘、慢性腹泻等所致出血 ②香豆素类、水杨酸钠等所致的低凝血酶原血症 ③新生儿出血 ④长期应用广谱抗生素所致的体内维生素 K 缺乏	①可通过胎盘，临产孕妇应尽量避免使用 ②注射剂：严重肝脏疾患或肝功不良者禁用；口服剂：严重梗阻性黄疸、小肠吸收不良所致腹泻等，不宜使用 ③不良反应：偶见过敏反应。维生素 K_1 注射液可引起严重药品不良反应，如过敏性休克，甚至死亡。静注过快，超过 5mg/min，可引起面部潮红、出汗、支气管痉挛、心动过速、低血压等。肌注可引起局部红肿和疼痛。新生儿用本品后可能出现高胆红素血症、黄疸和溶血性贫血
人凝血因子Ⅷ	防治甲型血友病和获得性凝血因子Ⅷ缺乏而致的出血症状及这类患者的手术出血治疗	不良反应包括寒战、恶心、头晕或头痛，通常是暂时的；有可能发生过敏反应
重组人凝血因子Ⅷ	甲型血友病（先天性凝血因子Ⅷ缺乏）患者出血的治疗和预防	不良反应：凝血因子Ⅷ抑制物的形成（最多）；警惕可能发生过敏/变态反应，表现过敏性特征，如眩晕、感觉异常、皮疹、皮肤潮红、面部肿胀、荨麻疹和瘙痒
重组人凝血因子Ⅸ	①控制和预防成人及儿童乙型血友病（先天性凝血因子Ⅸ缺乏症或 Christmas 氏病）患者出血 ②成人及儿童乙型血友患者的围手术期处理	①常见不良反应是全身性超敏反应，包括支气管痉挛性反应，和（或）低血压、过敏反应以及需要使用因子Ⅸ替代治疗以外方法进行治疗的高滴度抑制物形成 ②最常见不良反应包括头痛、头晕、恶心、注射部位反应、注射部位疼痛及与皮肤相关的变态反应（如皮疹、荨麻疹）
蛇毒血凝酶	用于需减少流血或止血的各种医疗情况；也可用来预防出血，如手术前用药，可避免或减少手术部位及手术后出血	血中缺乏血小板或某些凝血因子（如凝血酶原）时没有代偿作用，宜在补充血小板、缺乏的凝血因子或输注新鲜血液的基础上应用蛇毒血凝酶。在大剂量时则具有较强的去纤维蛋白原作用，能明显降低血液中的纤维蛋白原，而使血液黏度及凝血性下降
氨基己酸	预防及治疗血纤维蛋白溶解亢进引起的各种出血	①有血栓形成倾向或过去有血管栓塞者忌用 ②常见不良反应为恶心、呕吐和腹泻，当每日剂量超过 16g 时，尤易发生。快速静注可出现低血压、心动过速、心律失常，少数人可发生惊厥及心脏或肝脏损害 ③排泄快，需持续给药
氨甲环酸	治疗急性或慢性、局限性或全身性原发性纤维蛋白溶解亢进所致的各种出血	①不良反应较少，偶有药物过量所致颅内血栓形成和出血。尚有腹泻、恶心及呕吐 ②必须持续应用较久者，应作眼科检查监护（例如视力测验、视觉、视野和眼底） ③慢性肾功能不全时用量酌减，给药后尿液浓度常较高；治疗前列腺手术出血时，用量也应减少

续表

药品	适应证	临床应用注意
重组人血小板生成素	仅用于血小板减少及临床状态具有增加出血风险的患者 ①治疗实体瘤化疗后所致的血小板减少症，适用对象为血小板低于 50×10^9/L 且医生认为有必要升高血小板治疗的患者 ②特发性血小板减少性紫癜（ITP）的辅助治疗，适用对象为血小板低于 20×10^9/L 的糖皮质激素治疗无效（包括初始治疗无效，或有效后复发而再度治疗无效）的未接受脾切除治疗的患者	①偶有发热、肌肉酸痛、头晕等，多可自行恢复 ②过量或错误使用可能会使血小板计数升高到可导致并发血栓形成/血栓栓子的水平 ③在应用本品时不应试图使血小板计数达到正常值。使用本品过程中应定期检查血常规，一般应隔日一次，密切注意外周血小板计数的变化，血小板计数达到所需指标时，应及时停药 ④停药后定期监测至少2周
艾曲泊帕乙醇胺	既往对糖皮质激素、免疫球蛋白等治疗反应不佳的成人（≥18周岁）慢性免疫性（特发性）血小板减少症（ITP）患者。仅用于因血小板减少和临床条件导致出血风险增加的ITP患者	①如果出现了明显的肝功能异常，也应考虑停用本品。停药后应继续监测包括血小板计数在内的血常规，每周一次，至少4周 ②最重要的严重不良反应为肝毒性和血栓形成/血栓事件 ③与HMG-CoA还原酶抑制剂（他汀类）合用时，应仔细监测他汀类药物的不良反应 ④应空腹服用（餐前间隔1h或餐后间隔2h），应在以下产品使用前间隔至少2h或使用后间隔至少4h服用，包括抗酸药、乳制品，或含有多价阳离子（如铝、钙、铁、镁、硒和锌）的矿物质补充剂 ⑤不得碾碎后混入食物或液体服用

第三节　抗贫血药

考点 1 分类★★★

类别			代表药物
缺铁性贫血	铁剂	口服铁剂	无机铁：硫酸亚铁
			有机铁：右旋糖酐铁、葡萄糖酸亚铁、富马酸亚铁、蛋白琥珀酸铁、多糖铁复合物
		（静脉）注射铁剂	蔗糖铁、右旋糖酐铁、山梨醇铁
巨幼细胞贫血	叶酸和维生素 B_{12}		—
肾性贫血	红细胞生成刺激剂		重组人促红素
再生障碍性贫血	免疫抑制剂		环孢素

考点 2 药理作用和作用特点 ★ ★

1. 铁剂

（1）口服铁剂：常用二价铁（亚铁）盐，铁以亚铁离子形式，在十二指肠及空肠近端被吸收。胃肠道吸收有自限现象，即铁的吸收与体内储存量有关，随着体内铁贮存量的缺乏，其吸收率可呈比例增加。在血红蛋白恢复正常后，仍需继续服用铁剂3~6个月，以补充缺失的贮存铁量。

（2）注射型铁剂适用于：铁剂服后胃肠道反应严重而不能耐受者；口服铁剂而不能奏效者，如脂肪泻、萎缩性胃炎等有胃肠道铁吸收障碍者，以及胃大部切除术后；需要迅速纠正缺铁，如妊娠后期严重贫血者；严重消化道疾病患者，口服铁剂可能加重原发疾病患者，如溃疡性结肠炎或局限性肠炎；不易控制的慢性出血，失铁量超过肠道所能吸收的铁量。

（3）铁剂用药期间需定期检查：血红蛋白、网织红细胞计数、血清铁蛋白及血清铁。

2. 叶酸

（1）水溶性维生素，进入机体在二氢叶酸还原酶作用下转变为二氢叶酸，进而转化为四氢叶酸。

（2）参与遗传物质和蛋白质的代谢；影响动物繁殖性能；影响动物胰腺的分泌；促进动物的生长；提高机体免疫力。

（3）可用于各种原因引起的叶酸缺乏及由叶酸缺乏所致的巨幼细胞贫血；小剂量用于妊娠期妇女预防胎儿神经管畸形。

（4）服后可迅速纠正巨幼细胞贫血的异常现象，改善贫血，但不能阻止因维生素B_{12}缺乏所致的神经损害，如脊髓亚急性联合变性。宜同时并服维生素B_{12}，以改善神经症状。

3. 维生素B_{12}

（1）唯一的一种需要内因子辅助吸收的维生素。有的人由于肠胃异常，缺乏这种内源因子，即使膳食中来源充足也会患恶性贫血。

（2）维生素B_{12}又称为钴胺素，在体内转化为甲基钴胺和辅酶B_{12}后才具有活性。与叶酸作用机制相似，缺乏时可致DNA合成障碍而影响红细胞的成熟，引起巨幼细胞贫血，也引起神经系统病变。

（3）适用于巨幼细胞贫血、神经炎、口炎性腹泻等一系列疾病。

4. 重组人促红素

（1）红细胞生成素是由肾脏分泌的一种活性糖蛋白，作用于骨髓中红系造血祖细胞，能促进其增殖、分化。

（2）重组人促红素（CHO细胞）是从人类肝细胞获取的人促红素基因组DNA，经过基因重组而由中国仓鼠卵巢细胞（CHO细胞）产生的含有165个氨基酸的糖蛋白质。

（3）对后期红细胞系祖细胞（CFU-E）有明显的刺激集落形成的作用。高浓度亦可刺激早期红细胞系祖细胞（BFU-E）的集落形成（体外）。

考点 3 药物相互作用 ★

（1）酸性条件可以促进铁的吸收，可以和富含维生素C以及果汁一起服用。

（2）抗酸药不能与铁剂同服用。

（3）服用时，避免与牛奶、茶（含鞣酸）、咖啡同用。

考点4 典型不良反应★★

1. 胃肠道反应　口服铁剂常有胃肠不适、腹痛、腹泻或便秘等，餐前空腹服用有利于铁的吸收。

2. 血钾降低　服用叶酸、维生素B$_{12}$治疗巨幼细胞贫血后，尤其严重病例在血红蛋白恢复正常时可出现，在此期间应注意补充钾盐。

考点5 代表药品★

药品	适应证	临床应用注意
硫酸亚铁	各种原因（如慢性失血、营养不良、妊娠、儿童发育期等）引起的缺铁性贫血	①饭后口服 ②肝肾功能严重损害，尤其是伴有未经治疗的尿路感染者；铁负荷过高、血色病或含铁血黄素沉着症患者；非缺铁性贫血（如地中海贫血）患者禁用 ③可减少肠蠕动，引起便秘，并排黑便 ④与维生素C同服，有利于吸收；与磷酸盐类、四环素类及鞣酸等同服，可妨碍铁的吸收；可减少左旋多巴、卡比多巴、甲基多巴及喹诺酮类药物的吸收
右旋糖酐铁注射液	不能口服铁剂或口服铁剂治疗不满意的缺铁患者	①可肌内、静脉注射或静脉滴注 ②不应用于妊娠前3个月的妇女 ③禁忌证：非缺铁性贫血；铁超负荷或铁利用紊乱；已知对铁单糖或双糖的过度敏感；代偿失调的肝硬化；传染性肝炎；急慢性感染的患者；哮喘、湿疹或其他特应性变态反应患者 ④常见的不良反应是皮肤瘙痒、呼吸困难。急性过敏反应表现为呼吸困难、面部潮红、胸痛和低血压
叶酸	①预防胎儿先天性神经管畸形 ②妊娠期、哺乳期妇女预防用药 ③各种原因引起的叶酸缺乏及叶酸缺乏所致的巨幼细胞贫血 ④慢性溶血性贫血所致的叶酸缺乏	①维生素B$_{12}$缺乏引起的巨幼细胞贫血不能单用叶酸治疗 ②营养性巨幼细胞贫血常合并缺铁，应同时补充铁，并补充蛋白质及其他B族维生素。恶性贫血及疑有维生素B$_{12}$缺乏的患者，不单独用叶酸 ③大剂量叶酸能拮抗苯巴比妥、苯妥英钠和扑米酮的抗癫痫作用 ④口服大剂量叶酸，可以影响微量元素锌的吸收
维生素B$_{12}$	①内因子缺乏所致的巨幼细胞贫血 ②亚急性联合变性神经系统病变，如神经炎的辅助治疗	①可致过敏反应，甚至过敏性休克，不宜滥用 ②用药过程中应监测血中维生素B$_{12}$浓度 ③痛风患者使用应注意，血尿酸升高，可诱发痛风发作 ④治疗巨幼细胞贫血，在起始48h，宜查血钾，以防止低钾血症

续表

药品	适应证	临床应用注意
重组人促红素（CHO细胞）	①肾功能不全所致贫血，包括透析及非透析患者 ②外科围手术期的红细胞动员	①未控制的重度高血压患者禁用 ②常见不良反应是血压升高。极少数出现皮疹或荨麻疹等过敏反应，包括过敏性休克 ③用药期间应定期检查红细胞比容（用药初期每周一次，维持期每两周一次），注意避免过度的红细胞生成 ④治疗期间因出现有效造血，铁需求量增加，应每日补充铁剂。叶酸或维生素 B_{12} 不足会降低本品疗效

第四节　升白细胞药

考点1 分类★

类别	代表药物
刺激因子类	重组人粒细胞刺激因子（rhG-CSF）、重组人粒细胞巨噬细胞刺激因子（rhGM-CSF）
蛋白同化激素（合成类固醇）	甲睾酮、丙酸睾酮、十一酸睾酮、苯丙酸诺龙、司坦唑醇、群勃龙、脱氢异雄酮
一般升白药	肌苷、利可君、维生素 B_4、小檗胺、鲨肝醇、脱氧核苷酸钠

考点2 药理作用与作用机制★

1. **重组人粒细胞刺激因子（rhG-CSF）**　选择性作用于粒系造血祖细胞，促进其增殖、分化，并可增加粒系终末分化细胞的功能。

2. **重组人粒细胞巨噬细胞刺激因子（rhGM-CSF）**　作用于造血祖细胞，促进其增殖和分化，其重要作用是刺激粒、单核巨噬细胞成熟，促进成熟细胞向外周血释放，并能促进巨噬细胞及嗜酸性细胞的多种功能。

3. **蛋白同化激素（合成类固醇）**　拟雄性激素的人工合成的甾体激素。主要结构与雄激素相似，具有与雄激素相似的生理作用，能刺激骨髓造血功能，使红细胞和血红蛋白量升高。可用于治疗再生障碍性贫血、白血病。

4. **利可君**　半胱氨酸的衍生物，能分解为半胱氨酸和醛，具有促进骨髓内粒细胞生长和成熟的作用，可促进白细胞增生。用于预防和治疗肿瘤放化疗引起的白细胞减少症。

5. **小檗胺**　作用广泛，具有促进白细胞增生、抗炎、降血压、抗肿瘤、抗心肌缺氧缺血、抗心律失常等作用。不良反应小、长期毒性低，且价格便宜、服用方便，可用于防治放化疗患者白细胞减少。

6. **维生素 B_4（腺嘌呤）**　生物体内辅酶与核酸的组成和活性成分，参与机体的代谢功能，具有刺激骨髓白细胞增生的作用，可用于防治各种原因引起的白细胞减少症、急性粒细胞减少症，尤其是防治肿瘤放化疗引起的白细胞减少症。

7.鲨肝醇　动物骨髓造血组织中含量较多，有促进白细胞增生及抗放射线的作用。用于防治因放疗、化疗及苯中毒等引起的白细胞减少症。

8.脱氧核苷酸钠　复方制剂。有促进细胞活力的功能及改变机体代谢的作用。用于急、慢性肝炎，白细胞减少症，血小板减少症及再生障碍性贫血等的辅助治疗。

考点3 作用特点★

升白细胞药物的用药原则

（1）预防性应用：白细胞计数未明显下降时应用，避免由于化疗或放疗引起严重骨髓抑制。一般从化疗或放疗后48h开始，连续用药5~7日。

（2）治疗性用药：白细胞已降低后用G-CSF迅速提高血象。用药量一般较大。

（3）在高剂量化疗/放疗后配合自体骨髓或造血干细胞移植：选用高剂量的GM-CSF，使患者较快地渡过骨髓严重抑制阶段，免疫和骨髓功能迅速恢复。

（4）刺激因子类药物刺激骨髓造血效果良好，但价格较贵，有反跳现象，应用受限。

（5）维生素B_4与化疗药合用有可能促进肿瘤的发展；与化疗药合用可影响刺激因子促白细胞增生的疗效，应于停用化疗药1~3日后再开始用药。

考点4 代表药品★

药品	适应证	临床应用注意
重组人粒细胞刺激因子	①促进骨髓移植后中性粒细胞计数增加 ②癌症化疗引起的中性粒细胞减少症 ③骨髓异常增生综合征伴发的中性粒细胞减少症 ④再生障碍性贫血伴发的中性粒细胞减少症 ⑤先天性、特发性中性粒细胞减少症	①严重肝、肾、心、肺功能障碍者禁用 ②出现过敏反应时，应立即停药并采取适当处置 ③主要的不良反应有骨痛（胸部、腰部、骨盆等）、发热、腰痛、肝功能异常 ④对癌症化疗引起的中性粒细胞减少症患者，在给予癌症化疗药物的前24h内及给药后的24h内应避免使用
重组人粒细胞巨噬细胞刺激因子	①预防和治疗肿瘤放疗或化疗后引起的白细胞减少症 ②治疗骨髓造血功能障碍及骨髓增生异常综合征 ③预防白细胞减少时可能潜在的感染并发症 ④使中性粒细胞因感染引起数量减少的回升速度加快	①自身免疫性血小板减少性紫癜的患者禁用 ②最常见不良反应为发热、寒战、恶心、呼吸困难、腹泻 ③不宜与化疗药物同时使用，可加重骨髓毒性，应于化疗结束后24~48h使用 ④可引起血浆白蛋白降低，同时使用具有血浆白蛋白高结合的药物应注意调整药物的剂量 ⑤注射丙种球蛋白者，应间隔1个月以上再接种本品

第七章　利尿药和泌尿系统疾病用药

第一节　利尿药

考点1 分类★★★

类别	代表药物
袢利尿药（高效能利尿药）	呋塞米、托拉塞米、布美他尼、依他尼酸
噻嗪类与类噻嗪类利尿药（中效能利尿药）	噻嗪类：氢氯噻嗪、甲氯噻嗪
	类噻嗪类：氯噻酮、吲达帕胺、美托拉宗
留钾利尿药（低效能利尿药）	醛固酮受体拮抗药：螺内酯、依普利酮
	肾小管上皮 Na^+ 通道阻滞药：氨苯蝶啶、阿米洛利
碳酸酐酶抑制药	乙酰唑胺、醋甲唑胺
渗透性利尿药（脱水药）	甘露醇、甘油果糖、葡萄糖（高渗）

第一亚类　袢利尿药

考点2 药理作用和作用机制★★★

袢利尿药作用于肾小管髓袢升支粗段的髓质和皮质，抑制 Na^+ 和 Cl^- 的重吸收。

1. 增加 Na^+ 和 Cl^- 的排泄　特异性地与 Cl^- 结合位点结合而抑制分布在髓袢升支管腔膜上的 Na^+–K^+–$2Cl^-$ 同向转运子，抑制 Na^+ 和 Cl^- 的重吸收，降低了肾的稀释与浓缩功能，排出大量接近于等渗的尿液，产生强大的利尿作用。

2. 改变其他离子的排泄

（1）K^+ 的排泄增加。

（2）Ca^{2+}、Mg^{2+} 的排泄增加。大剂量的呋塞米也可抑制近曲小管的碳酸酐酶活性，使 HCO_3^- 排出增加。

3. 减少外周血管阻力　舒张静脉血管。对心力衰竭的患者，在利尿作用发生前就能产生有效的血管扩张作用。呋塞米和依他尼酸能迅速增加全身静脉血容量，降低左室充盈压，减轻肺淤血。

考点3 作用特点★★★

1.袢利尿药既可以口服也可以经肠道外给药。

2.呋塞米、布美他尼和托拉塞米的结构中含有磺酰胺（脲）基团；依他尼酸是非磺酰胺衍生物，耳毒性更大，主要用作对含磺酰胺基团、磺胺类药物过敏或不耐受患者替代药物。

3.袢利尿药主要用于治疗肺水肿和充血性心力衰竭引起的外周性水肿及治疗其他病因性

水肿。具体应用如下。

（1）水肿性疾病：包括心脏性水肿、肾性水肿、肝硬化腹水、功能障碍或血管堵塞所引起的周围性水肿。

（2）肺水肿（心肌梗死并发急性左心衰竭）：静脉注射呋塞米能迅速扩张容量血管，使回心血量减少，在利尿作用发生之前即可缓解急性肺水肿，是急性肺水肿的迅速有效治疗药。

（3）脑水肿：使用呋塞米静脉联合脱水药治疗，降低颅内压的效果更好。

（4）急、慢性肾衰竭。

（5）高血压：不作为原发性高血压的首选药。仅当使用噻嗪类药物治疗的疗效不满意时，尤其伴有肾功能不全（GFR）<30ml/min时或出现高血压危象时，可使用袢利尿药。

（6）某些化合物过量的救治：溴化物、氟化物和碘化物的中毒。

（7）高钙血症和高钾血症：在严重低血容量（如恶性肿瘤引起的）时可发生急性高钙血症，其首要的治疗措施是迅速、大量输注0.9%氯化钠溶液，待到血容量恢复正常，再静脉滴注呋塞米（10~20mg/h）增加钙的排出、防止血容量过大。

（8）抗利尿激素分泌过多症（SIADH）及稀释性低钠血症（尤其是当血钠浓度低于120mmol/L时）。

考点 4 药物相互作用 ★★★

（1）与氨基糖苷类、卡（顺）铂、紫杉醇等合用，加重耳毒性。

（2）与抗凝药合用，增加抗凝作用，出血风险加大。

（3）与强心苷类合用，加大强心苷类诱发心律失常的风险。

（4）与锂盐合用，可减少锂在肾脏的排泄，易发生锂中毒。

（5）与磺酰脲类降糖药合用，影响其降血糖作用。

（6）与非甾体抗炎药、丙磺舒合用，减弱利尿作用。

（7）与噻嗪类利尿剂合用，具有协同作用，产生更强、更持久的利尿作用。

（8）与两性霉素B合用，更易发生电解质紊乱、增加肾毒性。

考点 5 典型不良反应 ★★★

1. **水、电解质紊乱** 表现为低血容量（低血压）、低血钾、低血钠、低氯性代谢性碱血症，长期应用还可引起低镁血症。

2. **低钾血症** 低血钾可增强强心苷对心脏的毒性，对肝硬化患者可能诱发肝性昏迷。应注意及时补充钾盐或加服保钾利尿药。

3. **耳毒性** 表现为耳鸣、听力减退或暂时性耳聋，呈剂量依赖性。耳毒性的发生机制可能与药物引起内耳淋巴液电解质成分改变有关。与其他有耳毒性药物（如氨基糖苷类药）合用时，增加耳毒性发生风险。依他尼酸更容易发生耳毒性。布美他尼的耳毒性最小。

4. **高尿酸血症** 与利尿后血容量降低、细胞外液容积减少、导致尿酸经近曲小管的重吸收增加以及与尿酸竞争有机酸分泌通道有关。长期用药时可出现。

5. **过敏反应** 呋塞米、布美他尼和托拉塞米都有磺胺基团，磺胺过敏者使用可能会发生交叉过敏反应。

6. 其他 高血糖（但很少导致糖尿病）；升高 LDL–C 和三酰甘油、降低 HDL–C；恶心、呕吐。少数可发生粒细胞及血小板减少。

考点 6 禁忌★★

（1）严重低钠血症和低钾血症。

（2）肾衰竭无尿患者。

（3）对磺胺药过敏者（含磺胺基团的袢利尿药）。

（4）肝昏迷前期或肝昏迷患者。

（5）严重排尿困难（如前列腺增生）者。

考点 7 特殊人群用药★

1. 妊娠期 呋塞米可引起母体死亡、流产。美国 FDA 对依他尼酸、托拉塞米的妊娠用药安全分级为 B 级；呋塞米和布美他尼属 C 级。

2. 哺乳期 利尿作用可减少母体产乳。

3. 新生儿 用于新生儿的半衰期明显延长，故新生儿用药间隔应延长。新生儿使用可升高血清胆红素，有出现胆红素脑病（核黄疸）的风险。

4. 老年人 应用时发生脱水症状和心律失常；低血压、电解质紊乱，血栓形成和肾功能损害的机会也会增多。

考点 8 代表药品★★

药品	适应证	临床应用注意
呋塞米	①水肿性疾病 ②高血压危象 ③高钾血症、高钙血症、稀释性低钠血症 ④预防急性肾衰竭 ⑤抗利尿激素分泌过多综合征（SIADH） ⑥急性药物、毒物中毒如巴比妥类药物中毒等	①无尿或严重肾功能损害者、糖尿病、高尿酸血症或痛风、急性心肌梗死、胰腺炎、有低钾血症倾向者（尤其是应用洋地黄类药或有室性心律失常者）、系统性红斑狼疮、前列腺增生症者慎用 ②存在低钾血症或低钾血症倾向时，应注意补充钾盐 ③肠道外用药宜静脉给药、不主张肌内注射 ④静脉注射时宜用氯化钠注射液稀释 ⑤少尿或无尿患者应用最大剂量后24h仍无效时应停药 ⑥为避免夜尿过多，应该白天给药
托拉塞米	充血性心力衰竭引起的水肿，肝硬化腹水，肾脏疾病所致水肿，原发性高血压	①哺乳期妇女、肝硬化和肝病腹水患者慎用 ②与醛固酮拮抗剂一起使用可防止低钾血症和代谢性碱中毒 ③必须缓慢静脉注射，不应与其他药物混合后静脉注射，可用0.9%氯化钠注射液或5%葡萄糖注射液稀释 ④氯吡格雷高浓度时可抑制CYP2C9，干扰本品的代谢
布美他尼	同呋塞米，对某些呋塞米无效的患者仍可能有效	①严重的肝、肾功能不全、糖尿病、高尿酸血症或痛风患者，急性心肌梗死、胰腺炎或有此病史者、有低钾血症倾向者、前列腺增生者，以及儿童和老年人慎用 ②可增加近曲小管对钙的再吸收，使血钙升高 ③可增加尿磷的排泄量，干扰尿磷的测定 ④注射液不宜加入酸性溶液中静脉滴注，以免引起沉淀

第二亚类 噻嗪类与类噻嗪类利尿药

考点9 药理作用与作用机制★★★

1. 利尿作用 增强 NaCl 和水的排出，产生温和持久的利尿作用。

（1）抑制远曲小管近端腔壁上 Na^+–Cl^- 共转运子的功能，减少肾小管上皮细胞对 Na^+ 和 Cl^- 的再吸收，促进肾小管液中 Na^+、Cl^- 和水的排出。

（2）对碳酸酐酶有一定抑制作用，略增加 HCO_3^- 的排泄。

2. 治疗水肿 对轻、中度心源性水肿疗效较好。对肾性水肿的疗效与肾功能损害程度有关；肝性水肿在应用时要注意低血钾诱发肝性昏迷。

3. 抗利尿作用 减轻尿崩症的口渴而饮水减少，尿量减少而具抗利尿作用，用于治疗肾性尿崩症及加压素无效的垂体性尿崩症。

4. 降血压作用 治疗高血压的基础药物，用药早期通过利尿、减少血容量而降压，长期用药则通过扩张外周血管而产生降压作用。小剂量噻嗪类药即可提供接近全效的降压作用，与其他降压药合用，增加疗效，减少不良反应。

5. 纠正高尿钙 与袢利尿药相反，促进远曲小管由甲状旁腺激素（PTH）调节的 Ca^{2+} 重吸收，减少 Ca^{2+} 在管腔中的沉积。可用于高尿钙伴肾结石者，也可预防绝经后骨质疏松症。

考点10 作用特点★★★

（1）口服给药吸收迅速而完全。

（2）多为脂溶性大的药物（氯噻嗪除外），作用时间较长。

（3）很少经肝脏代谢，多以原型药物从肾排泄。

（4）类噻嗪类利尿药的起效时间与氢氯噻嗪相似，但作用维持时间则更长（≥24h）。吲达帕胺利尿强度是氢氯噻嗪的10倍，对碳酸酐酶的抑制作用也强于氢氯噻嗪。

（5）通常白天给药，一日一次，可有效避免夜间起夜影响睡眠。

考点11 药物相互作用★★

（1）与其他抗高血压合用，增加降压作用。

（2）与延长 Q-T 间期的药物（奎尼丁、重砷酸）合用时，药物引起的血钾水平降低可增加致命性室性心律失常发生的风险。

（3）与麻醉剂、强心苷类、锂盐合用，可增加这些药物的作用和毒性。

（4）与抗凝药、磺酰脲类降糖药、胰岛素合用，可减弱这些药物的作用。

（5）与丙磺舒合用，促尿酸排泄作用减弱，利尿作用减弱。

（6）与非甾体抗炎药、胆酸螯合剂合用，减弱噻嗪类的利尿作用。

（7）与两性霉素B、糖皮质激素合用，增加低钾血症风险。

考点12 典型不良反应禁忌★★★

1. 水、电解质紊乱 ①低钾血症。②低氯性碱中毒或低氯、低钾性碱中毒。③低钠血症。④脱水造成血容量和肾血流量减少可引起肾小球滤过率降低。⑤升高血氨：肝功能严重损害者有诱发肝性脑病的风险。⑥高钙血症。⑦高尿酸血症。⑧血磷、镁及尿钙降低。

2. 升高血糖 糖耐量降低，血糖升高。

3. 升高血脂 升高 LDL、总胆固醇和三酰甘油水平。

4. 性功能减退 勃起功能障碍发生率较高。

5. 其他 中枢神经系统（眩晕、头痛），胃肠道、血液系统（白细胞减少、血小板减少）和皮肤反应（光敏反应和皮疹）等。

6. 禁忌 ①对本类药或含有磺酰胺基团药过敏者。②痛风、低钾血症、无尿或肾衰竭患者。

考点 13 特殊人群用药★

（1）能透过胎盘屏障，对妊娠期高血压疾病无预防作用，妊娠期妇女慎用。

（2）老年人应用较易发生低血压、电解质紊乱和肾功能损害。

考点 14 代表药品★★

药品	适应证	临床应用注意
氢氯噻嗪	①水肿性疾病（充血性心力衰竭、肝硬化腹水、肾病综合征、急慢性肾炎水肿、慢性肾功能衰竭早期、肾上腺糖皮质激素和雌激素治疗所致的钠、水潴留）②高血压（单独或联合），主要用于原发性高血压③中枢性或肾性尿崩症④特发性高钙尿症	①不良反应常见水、电解质紊乱；高血糖、高尿酸血症；过敏反应（如皮疹、荨麻疹）；严重的有心律失常、Stevens-Johnson 综合征、中毒性表皮坏死、胰腺炎、肝毒性、系统性红斑狼疮、肺水肿等②与磺胺类药、呋塞米、布美他尼、碳酸酐酶抑制剂有交叉过敏反应③无尿或严重肾功能不全者大剂量给药可致药物蓄积④严重肝功能损害者，水、电解质紊乱可诱发肝昏迷⑤慎用：糖尿病、高尿酸血症或痛风、高钙血症、低钠血症、系统性红斑狼疮、胰腺炎、交感神经切除者、婴儿黄疸、哺乳期妇女⑥用药期间定期监测血电解质、血糖、血尿酸、血肌酐、尿素氮和血压⑦应从最小有效剂量开始用药，减少反射性肾素和醛固酮分泌⑧有低钾血症倾向者，应酌情补钾或与补钾利尿剂合用
吲达帕胺	原发性高血压	①宜用较小的有效剂量，并定期监测血钾、钠、钙及尿酸等，注意维持水与电解质平衡，尤其是老年人等高危人群，注意及时补钾②无尿或严重肾功能不全，可诱致氮质血症③交感神经切除术后，降压作用加强④需做手术时，不必停用本品

第三亚类 留钾利尿药

考点 15 药理作用与作用机制★★★

留钾利尿药为低效利尿药，作用部位均位于远曲小管远端和集合管。

1. 醛固酮受体拮抗剂 螺内酯是醛固酮的竞争性拮抗药。进入远曲小管细胞，与胞质内受体结合成醛固酮 – 受体复合物，然后转位进入胞核诱导特异 DNA 的转录、翻译，产生醛固酮诱导蛋白，调控 Na^+ 和 K^+ 转运。干扰细胞内醛固酮活性代谢物的形成。

2. 肾小管上皮细胞 Na⁺ 通道阻滞剂 作用于远曲小管末端与集合小管，直接阻滞管腔膜上的 Na^+ 通道，减少 Na^+ 重吸收，抑制 Na^+-K^+ 的交换，产生排 Na^+、利尿、保 K^+ 的作用。

考点16 作用特点★★

该类药物利尿作用弱，治疗高血压或心力衰竭时常与祥利尿药或噻嗪类利尿药合用，既增加利尿作用，也能有效保持正常的血钾水平。

1. 螺内酯 ①可用于原发性醛固酮增多症的诊断和治疗。②对醛固酮升高相关的顽固性水肿、肝硬化和肾病综合征水肿更为有效。③口服起效慢，发挥最大疗效需 2~3 日。

2. 依普利酮 与螺内酯结构相似，对肾上腺盐皮质激素受体有更高的选择性，对性激素的影响小于螺内酯，不良反应更少（如男性乳房女性化）。

3. 阿米洛利 留钾利尿药作用最强的药物，作用强度是氨苯蝶啶的 10 倍。

考点17 药物相互作用★

（1）与促肾上腺糖皮质激素合用，利尿和潴钾作用减弱。

（2）与雌激素合用，利尿作用减弱。

（3）与非甾体抗炎药（尤其吲哚美辛）合用，利尿作用减弱，肾毒性增加。

（4）与引起血压下降的药物合用，利尿和降压效果均加强。

（5）与含钾药物、ACEI、ARB 及肾素抑制剂合用增加高钾血症的发生风险。

（6）与地高辛合用，可以增加地高辛的血药浓度。使地高辛半衰期延长。

（7）与氯化铵合用，易发生代谢性酸中毒。

（8）CYP3A4 抑制剂（红霉素、氟康唑、地尔硫䓬等）与依普利酮合用，使后者利尿作用增强；CYP3A4 诱导剂（卡马西平、利福平等）与依普利酮合用，使后者利尿作用减弱。

考点18 典型不良反应和禁忌★★★

（1）常见：高钾血症、胃肠道反应。

（2）少见：低钠血症；中枢神经系统反应（头痛、困倦与精神紊乱）；男性乳房女性化、性欲减退（螺内酯）、肾结石（氨苯蝶啶）。

（3）严重：高氯性酸中毒（肝硬化患者）；急性肾衰竭（氨苯蝶啶与吲哚美辛合用）。

（4）高钾血症、严重肝肾功能障碍者禁用。

考点19 注意事项★★★

（1）保钾利尿药属于弱利尿药，在临床上一般不单独使用，多与排钾利尿药（祥利尿药、噻嗪类利尿药）合用，保持正常的血钾水平，防止发生低钾血症。

（2）用药治疗期间，应限制患者摄入含钾量高的食物，停用补钾药物。要密切监测血钾水平，如果出现高钾血症，应立即停药。

（3）老年人使用更容易发生高钾血症和利尿过度，无尿、急性或慢性肾衰竭患者使用易发生严重的，甚至致死性高钾血症。

（4）如果每日给药不超过 2 次，尽可能白天用药，以免夜间排尿次数增多。餐后给药可以减少胃肠道反应。

考点 20 代表药品 ★

药品	适应证	临床应用注意
螺内酯	①水肿性疾病，与其他利尿剂合用 ②辅助治疗高血压 ③原发性醛固酮增多症的诊断和治疗 ④与噻嗪类利尿药合用，增强利尿效应和预防低钾血症	妊娠期妇女用药时间应尽量短。哺乳期妇女慎用
氨苯蝶啶	慢性心力衰竭、肝硬化腹水、肾病综合征、糖皮质激素治疗过程中发生的水钠潴留，特发性水肿，亦用于对氢氯噻嗪或螺内酯无效者	不良反应常见高钾血症、胃肠道反应、低钠血症、头晕、头痛和对光敏感

第四亚类 渗透性利尿药（脱水药）

考点 21 药理作用与作用机制 ★★★

1. 甘露醇

（1）组织脱水作用：作为高渗溶液静脉给药，提高血浆渗透压，导致组织内（包括眼、脑、脑脊液等）水分进入血管，减轻组织水肿，降低眼内压、颅内压和脑脊液容量及压力。

（2）利尿作用：作为单糖，在体内不被代谢，经肾小球滤过后在肾小管内甚少被重吸收，起到渗透利尿作用。

（3）通过短暂的充血和降低血液黏度来提高脑血流量，引起脑动脉补偿性反射的血管收缩，从而减少脑血容量。

2. 甘油果糖 安全有效的渗透性脱水剂。

考点 22 作用特点 ★★

1. 甘露醇

（1）口服胃肠道难吸收，可引起渗透性腹泻，须静脉注射给药。

（2）静脉注射后不易通过毛细血管进入组织。

（3）在体内不被代谢或代谢较慢，但能迅速提高血浆渗透压。

（4）无药理活性；很容易从肾小球滤过，在肾小管内不被重吸收或吸收很少。

（5）在相同浓度时，分子量越小，产生的渗透压越高，脱水能力越强。

2. 甘油果糖

（1）起效时间缓慢，维持作用时间较长（6~12h）。

（2）无"反跳"现象，尤适用于慢性颅内压高的患者。

（3）利尿作用小，对肾功能影响小，对电解质平衡无明显影响，更适用于颅内压高合并肾功能障碍的患者及需长期脱水降颅内压的患者。

（4）可提供一定能量，对于长期昏迷的患者尤为适用。

考点 23 药物相互作用 ★

（1）与强心苷合用，可增加强心苷的毒性。

（2）与其他利尿药及降低眼压的碳酸酐酶抑制剂合用，增加利尿和降眼内压作用。

考点24 典型不良反应和禁忌★

1. 水和电解质紊乱 ①高钾血症。②血容量减少，加重少尿。③中枢神经系统症状，如头痛、头晕、癫痫发作和视物模糊。

2. 渗透性肾病（甘露醇肾病） 大剂量快速静脉滴注时，可出现尿量减少，甚至急性肾功能衰竭。常见于老年肾血流量减少及低钠、脱水患者。

3. 其他 寒战、发热；排尿困难、尿潴留；血栓性静脉炎、过敏引起皮疹、荨麻疹和胃肠道反应（恶心、呕吐、腹泻）。

4. 禁忌 ①严重肾脏疾病而无尿、活动性脑出血患者。②甘油果糖：遗传性果糖不耐症禁用。③糖尿病患者慎用。

考点25 代表药品★

药品	适应证	临床应用注意
甘露醇	①组织脱水药（脑水肿） ②降低眼内压 ③渗透性利尿药：鉴别肾前性因素或急性肾功能衰竭引起的少尿；预防各种原因引起的急性肾小管坏死 ④辅助治疗肾病综合征、肝硬化腹水，尤其是当伴有低蛋白血症时 ⑤药物过量或毒物中毒（如巴比妥类、锂、水杨酸盐和溴化物等） ⑥作为冲洗剂用于经尿道内做前列腺切除术 ⑦术前肠道准备	①除作肠道准备用，均应静脉内给药 ②遇冷易结晶，如有结晶可置热水中或用力振荡待结晶完全溶解后再使用 ③根据病情选择合适浓度，避免不必要地使用高浓度和大剂量 ④使用低浓度和含氯化钠溶液的甘露醇能降低过度脱水和电解质紊乱的发生机会 ⑤用于治疗水杨酸盐或巴比妥类药物中毒时，应合用碳酸氢钠以碱化尿液 ⑥老年人适当控制用量 ⑦随访检查血压、肾功能、血电解质和尿量
甘油果糖	脑血管病、脑外伤、脑肿瘤、颅内炎症及其他原因引起的急慢性颅内压增高，脑水肿等	大量、快速输入时可产生乳酸中毒。罕见瘙痒、皮疹、溶血、血红蛋白尿、血尿，有时还可出现高钠血症、低钾血症、头痛、恶心、口渴，倦怠感

第二节 治疗良性前列腺增生症用药

考点1 分类和药理作用★★★

类别	代表药物	药理作用
α₁受体拮抗药	特拉唑嗪、多沙唑嗪、阿夫唑嗪、坦索罗辛（坦洛新）、赛洛多辛	拮抗 α_1 受体，松弛前列腺平滑肌，缓解膀胱出口梗阻，减轻下尿路症状，但不能缩小前列腺增大的体积，不降低血清前列腺特异抗原（PSA）水平，不减少急性尿潴留的发生
5α-还原酶抑制剂	①非那雄胺、爱普列特（依立雄胺）：Ⅱ型5α-还原酶抑制剂 ②度他雄胺：Ⅰ型、Ⅱ型5α-还原酶抑制剂（双重抑制剂）	抑制睾酮转化为双氢睾酮（DHT），降低PSA水平，使增生的前列腺体积缩小。长期服用能够降低患者发生急性尿潴留和需要手术治疗的风险，延缓疾病进展

续表

类别	代表药物	药理作用
植物制剂	普适泰	阻碍体内睾酮转化为二氢睾酮及抑制白三烯、前列腺素合成，治疗BPH和慢性、非细菌性前列腺炎

第一亚类　α₁受体拮抗药

考点2 作用特点★★★

（1）治疗良性前列腺增生症，改善下尿路症状。

①特拉唑嗪、多沙唑嗪、阿夫唑嗪：对前列腺和外周血管平滑肌上 α₁ 受体都有阻断作用，易发生体位性血压，眩晕甚至有"首剂效应"和出现晕厥。

②坦索罗辛（坦洛新）、赛洛多辛：对前列腺上 α₁ₐ 受体具有高选择性，只用于良性前列腺增生症（BPH）治疗，使用过程中很少发生低血压。

（2）特拉唑嗪和多沙唑嗪还可用于高血压治疗，适用于高血压合并BPH患者。有过直立性低血压的BPH合并高血压者应该首选坦索罗辛。

（3）特拉唑嗪与多沙唑嗪都含有喹唑啉结构，能诱导前列腺平滑肌细胞的凋亡，限制细胞增殖，缓解慢性前列腺增生的症状。

（4）中重度肝肾功能障碍的患者使用赛洛多辛时应该减少用药量。

考点3 药物相互作用★

1. 阿夫唑嗪、赛洛多辛　①肝药酶 CYP3A4 的代谢底物，与强 CYP3A4 抑制剂（克拉霉素、伊曲康唑、利托那韦）合用，血药浓度升高。②阿夫唑嗪与其他具有降压作用药物，如降压药物、硝酸酯类、5 型磷酸二酯酶（PDE-5）抑制剂合用，降压作用增加。

2. 坦索罗辛　①与西咪替丁合用，血药浓度增加，易发生中毒。②与降压药物、PDE-5 抑制剂（西地那非）合用，可引起显著血压降低。③与华法林合用，易发生出血。

3. 赛洛多辛　①主要被 UGT2B7 代谢，与该酶的抑制剂（丙磺舒、丙戊酸钠、氟康唑）合用可影响该药的代谢。②与 P-糖蛋白强效抑制药环孢素合用，血药浓度升高。③与西地那非、他达那非、伐地那非合用可增加低血压的风险。

考点4 典型不良反应和禁忌★★★

（1）直立性低血压：最为严重的不良反应。为防止特拉唑嗪、多沙唑嗪和阿夫唑嗪在首次用药时发生"首剂效应"，应该在就寝时用药。

（2）反射性心动过速：多沙唑嗪、特拉唑嗪通过刺激压力感受器反射性的增加心率。严重时需使用 β 受体拮抗药，抑制心动过速。

（3）鼻塞：扩张鼻黏膜血管，引起鼻充血。

（4）抑制射精：兴奋 α 受体可引起射精，拮抗 α 受体则导致性活动障碍。

（5）增加水钠潴留和血容量：长期使用由于血压降低，可导致水钠潴留，血容量增加。

（6）对于接受白内障手术的男性来说，使用α受体拮抗药会增加术中虹膜松弛综合征（FIS）的风险。建议拟接受白内障手术的男性患者应该推迟α受体拮抗药的使用，等手术结束后再开始用药。

（7）禁忌：①有严重肝肾功能障碍者。②有排尿晕厥史和直立性低血压史者。③有长Q-T间期综合征危险的患者和肠梗阻者。

考点5 特殊人群用药★

（1）不用于儿童，但也会用于治疗因膀胱出口梗阻或膀胱逼尿肌收缩功能减弱而引起的排尿困难或尿潴留的妇女，属于超说明书使用。

（2）老年人：特别注意首剂效应，使用特拉唑嗪、多沙唑嗪或阿夫唑嗪，直立性低血压和晕厥的发生率增加。

考点6 代表药品★

药品	适应证	临床应用注意
坦索罗辛	治疗前列腺增生所致的异常排尿症状，如尿频、夜尿增多、排尿困难等	①适用于轻、中度患者及未导致严重排尿障碍者，如已发生严重尿潴留时不应单独服用本品 ②哺乳期妇女禁用 ③常见头痛和眩晕，射精异常 ④合用降压药时应密切注意血压变化 ⑤直立性低血压患者、肾功能不全、重度肝功能障碍患者慎用 ⑥从事高空作业、汽车驾驶等工作时请注意可能出现的眩晕等
赛洛多辛	良性前列腺增生	①不适用于哺乳期妇女 ②不良反应可见体位性低血压；鼻充血、鼻咽炎；逆向射精；头晕、头痛；肝功能减退、黄疸；腹泻；紫癜、皮疹、瘙痒、荨麻疹；眼术中虹膜松弛综合征；过敏样反应（包括舌肿胀、咽水肿）

第二亚类　5α-还原酶抑制剂

考点7 作用特点★★★

（1）降低PSA水平。

（2）缩小前列腺体积，对膀胱颈和平滑肌没有影响。

（3）起效相对较慢，不适用于需要尽快解决急性症状的患者。

（4）适用于心律失常、心绞痛、使用多个降压药的高血压患者，以及对α_1受体拮抗药不耐受的患者。

（5）非那雄胺能够促进头发生长，临床上用于治疗男性雄激素性脱发。

（6）5α-还原酶抑制剂与α_1受体拮抗药联用，前者缩小前列腺的体积；后者松弛膀胱括约肌，用于BPH的作用优于各个单药的治疗，有效延缓疾病的进展。

考点8 典型不良反应和禁忌★★

性欲减退、阳痿、射精量减少；偶见男性乳房女性化、皮疹和嘴唇肿胀。

考点9 特殊人群用药★

（1）不适用于妇女和儿童使用。

（2）妊娠期妇女禁用。

（3）服用非那雄胺的男性需停药1个月后方可献血，服用度他雄胺者则需停药6个月。

（4）哺乳期妇女服药期间（超适应证用药治疗多毛症）不应哺乳。

考点10 代表药品★

药品	适应证	临床应用注意
非那雄胺	①良性前列腺增生（BPH） ②男性雄激素性秃发	①肝功能不全者和尿路梗阻者慎用 ②圣·约翰草可诱导CYP3A4介导的本药代谢，合用时降低血药浓度，应调整剂量

第三节 治疗膀胱过度活动症用药

考点1 分类和作用特点★★★

类别	代表药物	作用特点
M受体拮抗药	托特罗定、奥昔布宁、索利那新、黄酮哌酯	①二线治疗，膀胱过度活动症伴有或不伴有急性尿失禁的药物治疗首选 ②需使用8周才能发挥最佳作用
其他	β₃肾上腺素受体激动剂（米拉贝隆）	①二线治疗，M受体拮抗药的替代药 ②常见不良反应是高血压、鼻咽炎、尿路感染和头痛 ③对CYP2D6有抑制作用
	A型肉毒毒素	①减少神经元囊泡释放乙酰胆碱，使平滑肌或横纹肌暂时麻痹 ②三线治疗 ③不良反应主要有排尿困难、血尿、尿路感染和尿潴留等

第一亚类 M受体拮抗药

考点2 药理作用与作用机制★★

膀胱中M_3受体是目前已知唯一直接参与膀胱收缩的重要受体。M受体拮抗药通过选择性作用于膀胱，拮抗乙酰胆碱与介导逼尿肌收缩的M受体结合，抑制逼尿肌不自主收缩，从而改善膀胱储尿功能。

1. 奥昔布宁 具有较强的抗胆碱作用，对M_1/M_3受体的选择性较高；对平滑肌也有选择性解痉作用，能直接解除膀胱逼尿肌痉挛，使肌肉松弛。代谢产物活性高，对唾液腺具有很强的选择性，因此具有较严重的抗胆碱不良反应。

2. 黄酮哌酯 具有与奥昔布宁相同的作用特点，只是抗胆碱作用很弱；此外还具有抑制磷酸二酯酶的作用。

3 托特罗定 非选择性 M 受体拮抗药，活性产物同样具有抗胆碱活性，对膀胱 M_3 受体的选择性高于对唾液腺的选择性，因此抗胆碱不良反少，耐受性更好。

4. 索利那新 选择性 M_3 受体拮抗药，对膀胱有更高的选择性，该药对大脑和心脏的 M 受体选择性更小。

考点3 药物相互作用 ★

奥昔布宁、托特罗定、索利那新

（1）与其他具有抗胆碱作用药物（抗组胺药物、三环类抗抑郁药、吩噻嗪类抗精神分裂症药）合用，可增加抗胆碱作用的不良反应。

（2）CYP3A4的代谢底物，与CYP3A4抑制药（如利托那韦、克拉霉素）合用可升高血药浓度，发生不良反应或中毒；与CYP3A4诱导药合用可降低血药浓度，降低疗效。

考点4 典型不良反应 ★★

抗胆碱能反应

（1）常见口干、便秘、心动过速、排尿困难、尿潴留、视力模糊和眼睛干涩等。

（2）心血管系统：拮抗心脏M_2受体，引起心率加快、Q-T间期延长并导致室性心动过速；托特罗定和索利那新在大剂量使用时可引起Q-T间期延长，发生严重的心律失常。

（3）中枢神经系统：奥昔布宁的脂溶性强，能透过血-脑屏障，拮抗M_1受体产生镇静、失眠、意识混乱和认知障碍等不良反应。

考点5 代表药品 ★★

药品	适应证	临床应用注意
托特罗定	因膀胱过度兴奋引起的尿频、尿急或紧迫性尿失禁症状	①可能引起视物模糊，用药期间驾驶车辆、开动机器和进行危险作业者应当注意 ②肝功能明显低下的患者，每次剂量不得超过一片 ③慎用于肾功能低下、自主性神经疾病、裂孔疝患者；膀胱出口梗阻的患者；胃肠道梗阻性疾病（如幽门狭窄）患者 ④不推荐儿童使用 ⑤妊娠期妇女慎用，哺乳期间停服
奥昔布宁	解痉药，用于无抑制性和反流性神经源性膀胱功能障碍与排尿有关的症状缓解，如尿急、尿频、尿失禁、夜尿和遗尿等	①司机、机器操作工、高空作业人员及从事危险工作的人员应告知可能产生视物模糊或瞌睡等症状 ②伴有感染者应合并使用相应抗菌药物 ③溃疡性结肠炎患者大剂量使用可能产生麻痹性肠梗阻 ④甲亢、冠心病、充血性心力衰竭、心律失常、高血压及前列腺增生等患者使用后，可加重症状 ⑤慎用于老年人、植物神经病、肝肾疾病、伴有食管裂孔疝的消化性食管炎、妊娠期妇女、回肠和结肠造口术患者

第二亚类　其他药物

1. β₃肾上腺素受体激动剂（米拉贝隆）

（1）属于二线治疗，常作为膀胱过度活动症和急性尿失禁治疗药物M胆碱受体拮抗药的替代药。

（2）常见不良反应是高血压、鼻咽炎、尿路感染和头痛。

（3）对肝药酶CYP2D6有抑制作用。

（4）对于单药使用M胆碱受体拮抗药或β₃肾上腺素受体激动剂治疗效果不佳的患者，可考虑M胆碱受体拮抗药与β₃肾上腺素能受体激动剂联合使用。

2. A型肉毒毒素

（1）可减少神经元囊泡释放乙酰胆碱，使平滑肌或横纹肌暂时麻痹。

（2）用于对于经一线和二线治疗效果不佳的难治性膀胱过度活动症和神经源性膀胱过度活动症状，可将A型肉毒毒素（100U）逼尿肌多点注射作为三线治疗方案。

（3）不良反应主要有排尿困难、血尿、尿路感染和尿潴留等。

第八章　内分泌系统疾病用药

第一节　下丘脑–垂体激素及其有关药物

考点1 分类★★

药物分类	代表药物
垂体前叶激素和类似物	重组人生长激素、促皮质素
垂体后叶激素	垂体后叶素、去氨加压素、缩宫素、卡贝缩宫素、鞣酸加压素、缩宫素
下丘脑激素	奥曲肽、生长抑素

第一亚类　生长激素和生长抑素

考点2 药理作用和作用特点★★★

1. 生长激素（GH） 由腺垂体含有嗜酸颗粒的分泌细胞产生的191个氨基酸的肽类激素。重组人生长激素（rhGH），其氨基酸序列与人生长激素完全相同。

（1）刺激骨骼细胞分化、增殖。

（2）促进全身蛋白质合成，纠正创伤后的负氮平衡、重度感染及肝硬化等所致的低蛋白血症。

（3）刺激免疫球蛋白合成、免疫细胞增殖，增强抗感染能力。

（4）刺激合成纤维细胞，加速伤口愈合。

（5）促进心肌蛋白合成，增加心肌收缩力，降低心肌耗氧量。

（6）调节脂肪代谢，降低血清胆固醇、低密度脂蛋白的水平。

（7）补充生长激素不足或缺乏，调节成人的代谢功能。

2. 生长抑素 主要存在于丘脑下部和胃肠道，胃肠道和胰腺通过旁分泌和内分泌样 δ 细胞，以及通过肠神经来产生生长抑素。生长抑素是人工合成的环状十四氨基酸肽，与天然生长抑素的化学结构和作用机制完全相同。静脉注射可抑制生长激素、甲状腺刺激激素、胰岛素和胰高血糖素的分泌，并抑制胃酸的分泌。

（1）抑制胃泌素、胃酸、胃蛋白酶分泌，治疗上消化道出血。

（2）减少胰腺的内分泌和外分泌，预防和治疗胰腺外科手术后并发症。

（3）抑制胰高血糖素分泌，治疗糖尿病酮症酸中毒。

考点3 药物相互作用★

1. 生长激素 ①同时使用糖皮质激素可能抑制生长激素的作用；②同时使用非雄激素类固醇可进一步促进生长速度。

2. 生长抑素 ①与普萘洛尔合用，加剧血糖升高；②延长环己烯巴比妥导致的睡眠时间，且增强戊烯四唑的作用。

考点4 典型不良反应★★

1. 生长激素

（1）注射部位局部一过性疼痛、发麻、红肿等；外周水肿、关节痛或肌痛。

（2）一过性高血糖现象，随用药时间延长或停药后恢复。

（3）长期注射在少数患者体内引起抗体产生。

2. 生长抑素

（1）快速静脉注射时，可见干呕、面部潮红和短期的血压升高。

（2）可见腹痛、胃痉挛、恶心呕吐、眩晕、腹泻和面部潮红，以及全身发痒。

（3）抑制胰高血糖素分泌，出现血糖降低及低血糖风险。

（4）偶见可治愈的呼吸抑制现象、血小板计数减少、室性早搏、低尿钠、低渗昏迷。

考点5 禁忌★

1. 生长激素 ①过敏者；有四环素过敏史；②肿瘤、颅内损伤；③增生期或增生前期糖尿病视网膜病变；④骨骺已闭合的儿童；⑤溶剂含苯甲醇（防腐剂），禁用于3岁以下儿童。

2. 生长抑素 ①过敏者；②幼儿及16岁以下儿童；③妊娠期、围产期及哺乳期。

考点6 代表药品★

药物	适应证	临床应用注意
重组人生长激素	①内源性生长激素缺乏引起的儿童生长缓慢 ②重度烧伤 ③下丘脑-垂体疾病所致生长激素缺乏症 ④经两周不同的生长激素刺激试验确诊的生长激素显著缺乏	①糖尿病患者需调整抗糖尿病药物的剂量 ②定期查甲状腺功能，必要时给予甲状腺素 ③注意是否有葡萄糖耐量降低的现象 ④注射部位应常变换以防脂肪萎缩 ⑤糖尿病、脑肿瘤引起的垂体侏儒症、心脏或肾脏病患者慎用
生长抑素	①严重急性食道静脉曲张出血 ②严重急性胃或十二指肠溃疡出血，或并发急性糜烂性胃炎或出血性胃炎 ③胰腺外科术后并发症的防治 ④胰、胆和肠瘘的辅助治疗 ⑤糖尿病酮症酸中毒的辅助治疗	①抑制胰岛素及胰高血糖素的分泌，初期会导致血糖水平短暂下降 ②1型糖尿病使用后，每隔3~4h应测血糖，给药中尽可能避免使用葡萄糖 ③必要的情况下应使用胰岛素 ④连续给药通过输液泵输入，换药间隔不超过3min

第二亚类　促皮质素

考点7 药理作用和作用特点★★

促皮质素（ACTH）是维持肾上腺正常形态和功能的重要激素，由39个氨基酸组成。

（1）人血浆中ACTH水平具有规律性昼夜节律变化。

（2）ACTH与肾上腺皮质细胞膜上的受体结合，促进肾上腺皮质细胞增生，并兴奋肾上腺皮质细胞合成及分泌肾上腺糖皮质激素，主要为糖皮质激素。ACTH缺乏，将引起肾上腺皮质萎缩、分泌功能减退。

（3）肌内注射ACTH后于4h达作用高峰，8~12h作用消失。静脉注射后作用迅速，于数分钟内即开始。静脉滴注促皮质素20~25单位维持8h，可达到肾上腺皮质的最大兴奋。

考点8 药物相互作用★

（1）静脉滴注时遇碱性溶液配伍可发生浑浊、失效。

（2）与排钾利尿药合用会加重失钾。

（3）长期使用时，与水杨酸类药物、吲哚美辛等合用可发生或加重消化道溃疡。

（4）糖尿病患者使用时需调整、增加降血糖药用量。

（5）降低口服抗凝药的作用。

考点9 典型不良反应和禁忌★

（1）长期使用可产生糖皮质激素的不良反应，出现医源性库欣综合征及明显的水钠潴留和相当程度的失钾、致糖尿病作用、胃肠道反应和骨质疏松等，但相对较轻。

（2）痤疮和多毛的发生率较糖皮质激素高。长期使用可使皮肤色素沉着。

（3）严重的不良反应包括过敏反应，发热、皮疹、血管神经性水肿，偶可发生过敏性休克，这些反应在垂体前叶功能减退，尤其是原发性肾上腺皮质功能减退者较易发生。

（4）过敏者禁用。

考点10 代表药品★

药物	适应证	临床应用注意
促皮质素	活动性风湿病、类风湿关节炎、红斑性狼疮、严重的支气管哮喘、重症湿疹/皮炎、急性白血病、霍奇金病等，也用于进行促皮质素兴奋试验，评估肾上腺功能	①妊娠和哺乳期慎用 ②粉针剂使用时不可用氯化钠注射液溶解，也不宜加入氯化钠中静脉滴注 ③突然撤除可引起垂体功能减退，停药时应逐渐减量 ④慎用于高血压、糖尿病、结核病、化脓性或霉菌感染、胃与十二指肠溃疡病及心力衰竭患者

第三亚类 治疗中枢性尿崩症用药

考点11 药理作用和作用特点★★

1. 抗利尿激素（ADH） 又称精氨酸血管加压素（AVP），为9肽物质，由视上核神经元和室旁核神经元合成分泌，然后沿下行纤维束通路至垂体后叶贮存，待需要时释放入血，AVP的释放受血浆渗透压感受器和血浆容量的调节。

AVP的受体是G蛋白偶联受体，属于加压素/催产素受体家族成员。AVP随血至肾脏远曲小管和集合管，与细胞膜V2R受体结合，使水的通透性增加，促进水分的再吸收进入血液，平衡血浆渗透压。

2. 醋酸去氨加压素 精氨酸血管加压素的衍生物。

（1）具有较强的抗利尿作用及较弱的加压作用，可减少尿量，提高尿渗透压，降低血浆渗透压，有效治疗神经垂体功能不足引起的中枢性尿崩症。

（2）经鼻、舌下、口腔或口服给药均能迅速吸收，皮下或肌内注射吸收迅速而完全。

考点 12 药物相互作用★

（1）与三环类抗抑郁剂、选择性5-HT再摄取抑制剂、氯丙嗪、卡马西平合用，可加强抗利尿作用，导致体液潴留危险性升高。

（2）与非甾体抗炎药合用，会引起水潴留和低钠血症。

（3）合用二甲硅油会降低药物的吸收。

（4）用药同时进食，会影响药物作用。

考点 13 典型不良反应和禁忌★

（1）常见头痛、恶心、胃痛；鼻出血、鼻炎、子宫绞痛、低血钾、过敏反应。

（2）偶见血压升高、发绀、心肌缺血、面部潮红、皮肤红斑、肿胀、烧灼感等，极少数可引起脑血管或冠状血管血栓形成、血小板减少等。

（3）大剂量可见疲劳、短暂的血压降低、反射性心跳加快及眩晕。

（4）禁忌：①习惯性或精神性烦渴症；②心功能不全或其他疾病需服用利尿剂者；③过敏者；④不稳定型心绞痛患者；⑤2B型血管性血友病患者。

考点 14 代表药品★

药物	适应证	临床应用注意
醋酸去氨加压素	中枢性尿崩症，夜间遗尿症（5岁或以上）	①妊娠期和哺乳期慎用 ②高血压、肾脏疾病和中枢神经系统疾病引起高颅压的患儿不适合服用 ③治疗遗尿症时，需限制饮水量 ④婴儿及老年患者，体液或电解质平衡紊乱，易产生颅压增高患者慎用 ⑤用药期间需要监测尿量、尿渗透压和血浆渗透压

第二节 肾上腺糖皮质激素类药物

考点 1 药理作用与作用机制★★★

1. 抗炎作用 抑制炎症，减轻充血、降低毛细血管的通透性，抑制炎症细胞向炎症部位移动，阻止炎症介质，抑制炎症后组织损伤的修复等。

2. 免疫抑制作用 影响免疫反应的多个环节，可缓解过敏反应及自身免疫性疾病的症状，对抗异体器官移植的排异反应。

3. 抗毒素作用 提高机体对有害刺激的应激能力，减轻细菌内毒素对机体的损害，缓解毒血症症状。

4. 抗休克作用 解除小动脉痉挛，增强心肌收缩力，改善微循环，对中毒性休克、低血容量性休克、心源性休克都有对抗作用。

5. 影响代谢 增高肝糖原，升高血糖；提高蛋白质的分解代谢；可改变身体脂肪的分布，形成向心性肥胖；可增强钠离子再吸收及钾、钙、磷的排泄。

6. 影响血液和造血系统 增加红细胞和血红蛋白含量，大剂量可使血小板增多并提高纤维蛋白原浓度，缩短凝血时间。此外，可使血液中嗜酸细胞及淋巴细胞减少。

7. 其他 减轻结缔组织病的病理增生、提高中枢神经系统的兴奋性及促进胃酸及胃蛋白酶分解等作用。

考点2 作用特点★★★

人体糖皮质激素的分泌具昼夜节律性，一日上午8时左右为分泌高潮，随后逐渐下降，午夜12时为低潮，这是由ACTH分泌的昼夜节律所引起。临床应用外源性糖皮质激素可遵循内源性分泌节律进行，长期疗法采用隔日1次给药法，将48h用量在早晨8时一次服用，这样对下丘脑、垂体、肾上腺皮质抑制较轻，不良反应较少。

1. 临床应用

（1）替代疗法，急、慢性肾上腺皮质功能减退（包括肾上腺危象）、脑垂体前叶功能减退及肾上腺次全切除术后。

（2）严重感染并发的毒血症，如中毒型痢疾、中毒性肺炎、暴发型流行性脑脊髓膜炎、暴发型肝炎等。

（3）自身免疫性疾病，如风湿热、风湿性心肌炎、风湿性关节炎及类风湿关节炎、全身性红斑狼疮、结节性动脉周围炎、皮肌炎、自身免疫性贫血和肾病综合征等。异体器官移植术后产生的免疫排异反应。

（4）过敏性疾病，如荨麻疹、枯草热、血清病、血管神经性水肿、过敏性鼻炎、支气管哮喘和过敏性休克等。

（5）缓解急性炎症的各种症状，并可防止某些炎症的后遗症。

（6）各种原因引起的休克。

（7）血液系统疾病，如白血病、恶性淋巴瘤、再生障碍性贫血等。

（8）其他肌肉和关节劳损，严重天疱疮、剥脱性皮炎，溃疡性结肠炎及甲状腺危象等。

2. 使用方法

（1）大剂量冲击疗法：用于严重中毒性感染及各种休克，宜短期内用大剂量。

（2）一般剂量长期疗法：用于结缔组织病、肾病综合征、顽固性支气管哮喘、中心视网膜炎、各种恶性淋巴瘤、淋巴细胞白血病等。

（3）小剂量代替疗法：用于肾上腺皮质功能不全，每日给生理需要量。

3. 治疗原则及重点注意

（1）应用前必须权衡利弊。能局部使用，不全身应用；能小剂量使用，不选择大剂量；能短期使用，不长期应用；应在尽可能短的时间内应用最低有效剂量。局部应用也要注意某些皮肤表面（面、颈、腋窝、会阴、生殖器）的吸收过量问题。对激素依赖性的哮喘患者，推荐吸入给药，并在吸入后常规漱口，避免残留药物所诱发的口腔真菌感染和溃疡。

（2）一般感染不要应用本药，因为本类药物抑制炎性反应和免疫反应，降低机体防御功能。急性细菌感染中毒时，必须与足量的有效抗菌药物配合应用。病毒性感染应慎用，因使用皮质激素抑制了机体免疫功能，可使病毒感染扩散和加重。

（3）停药时宜缓慢：停药时应逐渐减量，不宜骤停，以免复发或出现肾上腺皮质功能不足症状。停用激素后，垂体分泌ACTH的功能需经3~5个月才恢复，而肾上腺皮质对ACTH起反应功能的恢复需6~9个月或更久。

考点 3 药物相互作用 ★★

（1）与肝药酶诱导剂（苯巴比妥、苯妥英钠、卡马西平、利福平等）合用，应适当增加糖皮质激素的剂量。

（2）与水杨酸盐合用，更易致消化性溃疡。

（3）与噻嗪类利尿药或两性霉素B合用时，注意低血钾。

（4）泼尼松龙可能加快口服避孕药和西罗莫司的代谢而降低其疗效。

（5）甲泼尼龙与CYP3A4抑制剂（地尔硫䓬、克拉霉素、奈法唑酮、酮康唑和伊曲康唑等）合用，血药浓度升高，注意减少激素用量。

（6）甘草制剂中的甘草甜素和甘草次酸都能影响泼尼松等激素的代谢。

考点 4 典型不良反应 ★★★

项目	内容
早期治疗常见的不良反应	失眠、情绪不稳定、食欲亢进、体重增加、高血压、糖尿病、消化性溃疡、寻常痤疮
持续大剂量应用糖皮质激素引起的不良反应	Cushing综合征、HPA轴抑制、感染、骨坏死、肌病、伤口愈合不良
隐匿的或延迟的不良反应与并发症	骨质疏松症、皮肤萎缩、白内障、动脉粥样硬化、生长迟滞、脂肪肝
少见及不可预测的并发症	精神病、假性脑瘤、青光眼、硬膜外脂肪过多症、胰腺炎、过敏性休克、脑静脉血栓形成、纵隔脂肪沉积症

考点 5 禁忌 ★★★

（1）严重精神病或癫痫病史者。

（2）活动性消化性溃疡病或新近接受胃肠吻合术的患者。

（3）骨折患者、创伤修复期患者、角膜溃疡者。

（4）肾上腺皮质功能亢进者。

（5）严重高血压、糖尿病患者。

（6）妊娠早期妇女。

（7）抗菌药物不能控制的感染如水痘、真菌感染者。

（8）未能控制的结核、细菌和病毒感染者。

考点 6 特殊人群用药 ★

（1）儿童：长期使用可能生长迟缓和抑制肾上腺皮质功能，应定期监测生长和发育情况。

（2）老年人：长期使用需要预防消化道溃疡、感染、骨质疏松症和高血压等。

（3）可的松和泼尼松为前药，需在肝内分别转化为氢化可的松和泼尼松龙而生效，故严重肝功能不全者宜选择氢化可的松或泼尼松龙。

（4）长期使用须定期监测血糖和尿糖；注意白内障、青光眼或眼部感染、血清电解质紊乱、大便隐血、血压变化及骨质疏松等情况。

考点7 代表药品★

药物	适应证
泼尼松	结缔组织病、系统性红斑狼疮、严重的支气管哮喘、皮肌炎、血管炎等过敏性疾病，以及急性白血病，恶性淋巴瘤等
甲泼尼龙	血管炎、哮喘发作、严重急性感染，防止癌症化疗引起的呕吐，危重型系统性红斑狼疮，重症多肌炎，皮肌炎；用于器官移植的抗排异反应
地塞米松	①过敏性与自身免疫性炎症性疾病，如结缔组织病、严重的支气管哮喘、皮炎等过敏性疾病，溃疡性结肠炎、急性白血病、恶性淋巴瘤等 ②诊断肾上腺皮质病的地塞米松抑制试验

第三节　甲状腺激素类药和抗甲状腺药

第一亚类　甲状腺激素类药

考点1 药理作用与作用机制★★

甲状腺激素　由甲状腺内囊状小泡分泌，包括甲状腺素（四碘甲状腺原氨酸，T_4）和三碘甲状腺原氨酸（T_3）。T_3 是主要的生理活性物质，能促进生长，提高糖类与氨基酸向细胞内转运，增强生物氧化，提高代谢率。T_4 要转变为 T_3 才能发挥作用。T_3 含量是 T_4 含量的 1/80~1/50，但 T_3 的生物活性是 T_4 的 5~10 倍。

（1）维持正常生长发育。

（2）促进代谢和增加产热。

（3）提高交感肾上腺系统的感受性。

考点2 作用特点★★

1. **左甲状腺素（L-T_4）**　人工合成的四碘甲状腺原氨酸，常用其钠盐。作用较慢而持久，服药后 1 个月疗效明显。

2. **甲状腺片**　由猪、牛、羊等食用动物的甲状腺体制得。主要成分为甲状腺素，但因其 T_4 含量不稳定和 T_3 含量过高，目前已很少使用。

3. **碘塞罗宁**　人工合成的三碘甲状腺原氨酸钠。作用快而强，维持时间短。

考点3 药物相互作用（左甲状腺素）★★

（1）降低降糖药的降血糖效应。

（2）增强香豆素类抗凝药的抗凝作用。

（3）丙硫氧嘧啶、糖皮质激素、β-拟交感神经药、胺碘酮和含碘造影剂抑制外周T_4向T_3转化。

（4）含铝、铁药物、碳酸钙、舍曲林能降低左甲状腺素的作用。

（5）含大豆物质、高纤维素和高蛋白食物会降低本品在肠道的吸收量。口服甲状腺素制剂时空腹服药后至少30min后进食。

考点 4 典型不良反应和禁忌 ★★

（1）可出现心动过速、心悸、心律不齐、心绞痛、潮红、发热、呕吐、震颤、坐立不安、失眠、多汗、暂时性低血压、月经紊乱、体重减轻、骨骼肌痉挛、肌无力。

（2）部分超敏患者，可能会出现过敏反应。偶见骨质疏松症。

（3）过量可出现甲状腺功能亢进症、甲状腺肿大。

（4）禁忌。冠心病、动脉粥样硬化、高血压、垂体功能不足、肾上腺功能不足和自主性高功能性甲状腺腺瘤、非甲状腺功能减退性心力衰竭和快速型心律失常者、对甲状腺激素过敏者。

考点 5 特殊人群用药 ★

1. 妊娠期　需监测甲功评估使用。

2. 哺乳期　乳母服用适量对婴儿无不良影响。

3. 老年人　较敏感，超过60岁者甲状腺激素替代需要量比年轻人约低25%。

考点 6 代表药品 ★★★

药品	适应证	临床应用注意
左甲状腺素	①非毒性的甲状腺肿（甲状腺功能正常） ②甲状腺功能减退 ③甲状腺肿切除术后服用，预防复发 ④甲状腺功能亢进症，药物治疗甲状腺功能正常时联合应用本药 ⑤甲状腺癌甲状腺切除术后 ⑥甲状腺抑制实验	①心血管疾病（心绞痛、动脉粥样硬化、冠心病、高血压、心肌梗死等）患者慎用 ②病程长、病情重的甲状腺功能减退或黏液性水肿患者应从小剂量开始用，缓慢增加至生理替代剂量 ③伴有腺垂体功能减退或肾上腺皮质功能不全者应先用皮质激素等肾上腺皮质功能恢复正常后再用本类药 ④起效较慢，几周后才能达到最高疗效。停药后药物作用仍能维持几周

第二亚类　抗甲状腺药

考点 7 药理作用和作用特点 ★★★

1. 丙硫氧嘧啶　抑制甲状腺过氧化物酶活性，抑制甲状腺激素的合成。不能直接对抗甲状腺激素，待已生成的甲状腺激素耗竭后才能产生疗效，故作用较慢。

2. 甲巯咪唑　抑制甲状腺素激素的合成，并不阻断已有的T_4和T_3的作用。作用较丙硫氧嘧啶强，奏效快而代谢慢，维持时间较长。

3. 卡比马唑 在体内逐渐水解出甲巯咪唑而发挥作用,故作用开始较慢、维持时间较长。不适用于甲状腺危象。

4. 大剂量碘 有抗甲状腺的作用。但作用时间短暂(最多维持2周),不作为常规用药。

5. 抗甲状腺药的缺点 ①疗程长,一般需1~2年;②停药后复发率较高;③可伴发肝损害或粒细胞减少症等。

考点 8 药物相互作用 ★★★

(1)与口服抗凝药合用,可增强抗凝作用。

(2)磺胺类、对氨基水杨酸、保泰松、巴比妥类、酚妥拉明、妥拉唑林、维生素 B_{12}、磺酰脲类等,都有抑制甲状腺功能和致甲状腺肿大的作用。

(3)高碘食物或药物可加重甲亢病情,使抗甲状腺药需要量增加或用药时间延长。

(4)丙硫氧嘧啶、甲巯咪唑和卡比马唑均可引起粒细胞减少症,避免合用能减少粒细胞的药物。

考点 9 典型不良反应 ★★★

1. 丙硫氧嘧啶

(1)常见:头痛、眩晕,关节痛,唾液腺和淋巴结肿大,胃肠道反应,皮疹、药热等过敏反应。

(2)最严重:粒细胞缺乏症。

(3)可引起中性粒细胞胞浆抗体相关性血管炎:中性粒细胞聚集,诱导中性粒细胞胞浆抗体。以肾脏受累多见,主要表现为蛋白尿、进行性肾损伤、发热、关节痛、肌痛、咳嗽、咯血等。

(4)活性代谢物具有肝细胞毒性,应注意监测肝功能。

2. 甲巯咪唑

(1)较多见皮疹或皮肤瘙痒及白细胞减少。

(2)少见严重的粒细胞缺乏症。可能出现再生障碍性贫血;导致味觉减退、恶心、呕吐、上腹部不适、关节痛、头晕头痛、脉管炎、红斑狼疮样综合征。

(3)罕见肝炎、间质性肺炎、肾炎和累及肾脏的血管炎。

(4)可引起胰岛素自身免疫综合征,诱发产生胰岛素自身抗体。

考点 10 禁忌 ★

过敏者;严重肝功能损害者;白细胞严重缺乏者;结节性甲状腺肿伴甲状腺功能亢进者;甲状腺癌患者。

考点 11 特殊人群用药 ★

(1)妊娠期妇女慎用;哺乳期妇女禁用。

(2)儿童:用药应根据病情调节用量。

(3)老年人:尤其肾功能减退者,用药量应减少。

考点 12 代表药品 ★

药品	适应证	临床应用注意
丙硫氧嘧啶	①轻症和不适宜手术或放射性碘治疗者，也可作放射性碘治疗时的辅助治疗 ②甲状腺危象 ③用于术前准备，为减少麻醉和术后并发症，防止术后发生甲状腺危象，术前应先服用本品使甲状腺功能恢复正常或接近正常，然后术前2周左右加服碘剂	①结节性甲状腺肿合并甲状腺功能亢进症、甲状腺癌患者忌用 ②硫脲类抗甲状腺药物之间存在交叉过敏现象，过敏者慎用 ③出现粒细胞缺乏或肝炎的症状和体征，应停止用药 ④服药期间避免摄入高碘食物或含碘药物 ⑤治疗中应监测甲状腺激素水平。出现甲状腺功能减退或甲状腺明显增大时可酌情加用左甲状腺素或甲状腺片
甲巯咪唑	①轻症和不适宜手术或放射性碘治疗者 ②甲状腺危象 ③用于术前准备，为减少麻醉和术后并发症，防止术后发生甲状腺危象	①服药期间避免摄入高碘食物或含碘药物 ②治疗开始或在其后数周或数月突然出现咽喉痛、吞咽困难、发热、口腔黏膜炎症或疖，应谨慎 ③硫脲类抗甲状腺药物之间存在交叉过敏现象

第四节　降血糖药物

胰岛素和胰岛素类似物

考点 1 分类和作用特点 ★★★

类别	代表药物	作用特点
短效胰岛素（RI）	重组人胰岛素	可静脉输注，又称"普通胰岛素""常规胰岛素""中性胰岛素"
速效胰岛素类似物	门冬胰岛素、赖脯胰岛素、谷赖胰岛素	起效迅速，持续时间短，能更加有效地控制餐后血糖
中效胰岛素（NPH）	精蛋白人胰岛素（旧称：精蛋白重组人胰岛素、精蛋白锌重组人胰岛素）	在重组人胰岛素基础上通过添加不同比例的鱼精蛋白及锌离子，使其更加接近人的体液pH值，溶解度降低，释放更加缓慢
长效胰岛素和长效胰岛素类似物	长效胰岛素（PZI）、甘精胰岛素、地特胰岛素、德谷胰岛素	时效性长，适合作为基础胰岛素，维持基础血糖的稳定
混合胰岛素	精蛋白人胰岛素混合注射液（30R、40R、50R）	即"双时相胰岛素"，可同时具有短效和长效胰岛素的作用。混悬型胰岛素注射液（低精蛋白锌胰岛素30R、50R、70R等）禁止静脉注射。
混合胰岛素类似物	门冬胰岛素(30、50)、精蛋白锌重组赖脯胰岛素混合注射液（25R、50R）	－
双胰岛素类似物	德谷门冬双胰岛素注射液	－

其他注意事项如下。

1. 中效胰岛素（NPH）和长效胰岛素（PZI）是在人胰岛素（RI）基础上通过添加不同比例的鱼精蛋白及锌离子，使其更加接近人的体液pH值，溶解度降低，释放更加缓慢，从而使胰岛素作用持续时间有不同程度的延长。

2. 胰岛素治疗需要重点关注患者的胰岛功能，不同患者的胰岛功能差异决定了胰岛素治疗的需求量，因此胰岛素的治疗剂量因人而异，需要根据血糖反应进行调整。

3. 糖尿病低血糖是指糖尿病患者在药物治疗过程中发生的血糖过低现象。

（1）临床可表现为交感神经兴奋（心悸、焦虑、出汗、饥饿感等）和中枢神经症状（神志改变、认知障碍、抽搐和昏迷）。

（2）老年患者发生低血糖时常可表现为行为异常或其他非典型症状。

（3）低血糖可分为：①严重低血糖，需要有人帮助，常有意识障碍，低血糖纠正后神经系统症状明显改善或消失；②症状性低血糖，血糖≤3.9mmol/L，且有低血糖症状；③无症状性低血糖，血糖≤3.9mmol/L，但无低血糖症状。

（4）应用胰岛素或促胰岛素分泌剂，应从小剂量开始，渐增剂量。患者应定时定量进餐，如果进餐量减少应相应减少降糖药剂量，有可能误餐时应提前做好准备。运动前应增加额外的碳水化合物摄入。

4. 未开瓶使用胰岛素应在2~8℃冷处保存。已开始使用的胰岛素注射液一般可在室温（最高25℃）保存最长4周。冷冻后的胰岛素不可使用。

考点2 药理作用与作用机制 ★★

胰岛素是体内唯一的降血糖的激素，用于治疗所有类型的糖尿病。

（1）降低血糖：增加葡萄糖的利用，加速葡萄糖的无氧酵解和有氧氧化，促进肝糖原和肌糖原的合成和贮存，抑制糖原分解和糖异生。

（2）促进脂肪合成，抑制脂肪分解，使酮体生成减少，纠正酮症酸血症的各种症状。

（3）促进蛋白质合成，抑制蛋白质分解。

（4）和葡萄糖合用，促使钾从细胞外液进入组织细胞内，纠正细胞内缺钾。

考点3 药物相互作用 ★

（1）口服抗凝血药、水杨酸盐、磺胺类、甲氨蝶呤可与胰岛素竞争血浆蛋白，增强胰岛素的作用。

（2）口服降血糖药与胰岛素有协同作用。

（3）蛋白同化激素能减低葡萄糖耐量，增强胰岛素的作用。

（4）肾上腺糖皮质激素、甲状腺素、生长激素能升高血糖，对抗胰岛素的降糖作用。

（5）β受体拮抗剂可阻断肾上腺素的升高血糖反应，合用时要调整剂量，避免低血糖。

（6）乙醇能直接导致低血糖，应避免酗酒和空腹饮酒。

考点4 典型不良反应 ★★

1. **低血糖反应**　注射后发生，首先出现心慌、出汗，并有面色苍白、饥饿感、虚弱、反应迟钝、视力或听力异常、意识障碍、头痛、眩晕、抑郁、心悸、言语障碍、运动失调、甚至昏迷。

2. **过敏反应**　荨麻疹、紫癜、低血压、血管神经性水肿，支气管痉挛甚至过敏性休克；

局部反应表现为注射部位红肿、灼热、瘙痒、皮疹、水疱或皮下硬结。

3. 其他 使用纯度不高的动物胰岛素易出现注射部位皮下脂肪萎缩。改用高纯度人胰岛素后可恢复正常，每一次注射需要改换不同部位。

考点5 禁忌★

（1）胰岛素过敏者和低血糖者。

（2）对鱼精蛋白过敏者禁用，精蛋白锌胰岛素和低精蛋白锌胰岛素含有鱼精蛋白。

口服降糖药

考点6 分类★★★

类别	代表药物	药理作用与机制
磺酰脲类促胰岛素分泌药	格列本脲、格列吡嗪、格列齐特、格列喹酮、格列美脲	作用于胰岛 β 细胞膜上的磺酰脲受体，与受体结合后抑制胰岛 β 细胞上 ATP 敏感的钾离子通道（K^+-ATP 通道），改变细胞的静息电位，使钙离子内流，刺激胰岛素分泌
非磺酰脲类（格列奈类）促胰岛素分泌药	瑞格列奈、那格列奈、米格列奈	
二肽基肽酶-4（DPP-4）抑制剂	西格列汀、沙格列汀、维格列汀、利格列汀、阿格列汀	DPP-4抑制剂可高选择性抑制DPP-4，减少GLP-1的降解失活，延长其活性，GLP-1以葡萄糖浓度依赖的方式增强胰岛素分泌，抑制胰高糖素分泌，并能减少肝葡萄糖的合成
双胍类药	二甲双胍	①作用于肝脏，抑制糖异生，减少肝糖输出 ②作用于外周组织（肌肉、脂肪），改善肌肉糖原合成，降低游离脂肪酸水平，提高胰岛素敏感性，增加对葡萄糖的摄取和利用 ③作用于肠道，抑制肠壁细胞摄取葡萄糖，提高胰高血糖素样肽-1（GLP-1）水平
噻唑烷二酮类（TZD）胰岛素增敏剂	吡格列酮、罗格列酮	激活过氧化物酶体增殖物活化受体（PPAR-γ），增强脂肪、肌肉及肝脏组织对胰岛素的敏感性，从而增加葡萄糖利用和减少葡萄糖生成
α-葡萄糖苷酶抑制剂	阿卡波糖、伏格列波糖、米格列醇	在小肠上部竞争性抑制双糖类水解酶 α-葡萄糖苷酶的活性而减慢淀粉等多糖分解为双糖（如蔗糖）和单糖（如葡萄糖），延缓单糖的吸收，降低餐后血糖
钠-葡萄糖协同转运蛋白2（SGLT-2）抑制剂	达格列净、恩格列净、卡格列净	通过抑制肾近端小管的SGLT-2，促进肾脏对葡萄糖的排泄

第一亚类 磺酰脲类促胰岛素分泌药

考点7 作用特点★★★

1. 继发性失效 使用磺酰脲类降糖药之初的 1 个月或更长的时间，血糖控制满意，但后来疗效逐渐下降，不能有效控制血糖，最后不得不换用或加用其他口服降糖药及胰岛素治疗。治疗 5 年，30%~40% 的患者发生继发性失效。

2. 注意心血管安全性 格列本脲可削弱心肌缺血预适应的作用，对缺血的心肌可能有害。格列齐特和格列喹酮对心肌可能无影响或影响很小。

3. 注意用药监护和管理

（1）空腹血糖较高者宜选用长效的格列齐特和格列美脲；餐后血糖升高者宜选用格列吡嗪、格列喹酮；病程较长且空腹血糖较高者可选用格列本脲、格列美脲、格列齐特或上述药的控、缓释制剂。

（2）轻、中度肾功能不全者，宜选用格列喹酮。

（3）既往发生心肌梗死或存在心血管疾病高危因素者，宜选格列美脲、格列吡嗪，不宜选择格列本脲；对急性心肌梗死者，急性期可使用胰岛素，急性期后再选择磺酰脲类药。

（4）格列本脲降糖作用强，持续时间长，使用时不可过量，防止出现持久低血糖。

（5）应激状态如发热、昏迷、感染和外科手术时，口服降糖药必须换成胰岛素治疗。

（6）须在进餐前即刻或餐中服用。

考点 8 药物相互作用★

1. 格列本脲

（1）慎与环丙沙星、依那普利、克拉霉素、华法林、复方磺胺甲噁唑、西咪替丁、雷尼替丁、利福平等药物合用。

（2）与乙醇同服时，可引起腹部绞痛、恶心、呕吐、头痛、面部潮红和低血糖。

（3）与 β 受体拮抗剂合用，可增加低血糖危险，掩盖低血糖症状（如脉率增快、血压升高）。

（4）与氯霉素、胍乙啶、胰岛素、单胺氧化酶抑制剂、水杨酸盐、磺胺类同时用，可增强降血糖作用。

（5）肾上腺糖皮质激素、肾上腺素、苯妥英钠、噻嗪类利尿药、甲状腺素可升高血糖水平。

2. 格列吡嗪 慎与磺胺类药、碳酸氢钠、氢氧化镁、西咪替丁、雷尼替丁合用，可影响降糖作用。

3. 格列齐特 慎与西咪替丁、咪康唑、利福平和圣约翰草提取物合用，可影响降糖作用。

考点 9 典型不良反应★★★

（1）低血糖：特别是在老年患者和肝、肾功能不全者。

（2）口腔金属味、食欲减退或食欲增强，与食物同服可减少这些反应。

（3）血液系统：粒细胞计数减少、血小板减少症等。

（4）还可导致体重轻度增加。

考点 10 禁忌★

（1）1 型糖尿病、糖尿病低血糖昏迷、酮症酸中毒者。

（2）严重的肾或肝功能不全者、晚期尿毒症者。

（3）严重烧伤、感染、外伤和大手术、肝肾功能不全者、白细胞减少者。

（4）妊娠期及哺乳期妇女。

（5）对磺酰脲类、磺胺类或赋形剂过敏者。

（6）格列齐特禁用于应用咪康唑治疗者。

考点11 代表药品★

药品	适应证
格列本脲	轻、中度2型糖尿病
格列美脲	控制饮食、运动疗法及减轻体重均不能满意控制血糖的2型糖尿病。格列美脲片不适用于1型糖尿病、糖尿病酮症酸中毒或糖尿病前驱昏迷或昏迷的治疗

第二亚类 非磺酰脲类促胰岛素分泌药

考点12 作用特点★★★

（1）吸收快、起效快，作用时间短，有效地模拟生理性胰岛素分泌。

（2）既可降低空腹血糖，又可降低餐后血糖，又称为"餐时血糖调节剂"。

（3）可作为初始治疗，用于不能耐受二甲双胍或磺酰脲类药物或存在使用禁忌的患者；也可作为使用二甲双胍后没有达到血糖目标值患者的辅助治疗，尤其是在磺酰脲类药物有禁忌或患者不适宜使用胰岛素时。

（4）与磺酰脲类不可联合应用，对磺酰脲类敏感性差或效果不佳者不推荐使用。

（5）瑞格列奈能安全用于慢性肾脏病患者，适用于老年和糖尿病肾病者。

（6）瑞格列奈和那格列奈降糖作用呈血糖依赖性，较少引起低血糖，建议餐前10~15min给药，减少低血糖风险。

考点13 药物相互作用★

（1）瑞格列奈，避免与吉非贝齐合用；与环孢素、甲氧苄啶、伊曲康唑、克拉霉素、利福平合用，应及时调整剂量。

（2）与二甲双胍或α-葡萄糖苷酶抑制剂合用则有协同作用，易出现低血糖，即服糖果或饮用葡萄糖水可缓解。

（3）乙醇可加重或延迟低血糖症状，服用期间不宜嗜酒。

考点14 典型不良反应和禁忌★

1. 常见 低血糖、体重增加、呼吸道感染、类流感样症状、咳嗽。

2. 心血管不良反应 如心肌缺血，罕见心肌梗死、猝死。

3. 其他 少见肝酶升高；偶见皮疹、瘙痒、皮肤过敏反应。

4. 禁忌 ①1型糖尿病、糖尿病酮症酸中毒者。②严重肝、肾功能不全者。③12岁以下儿童。④已知对本品过敏者。

考点15 代表药品★

药品	适应证	临床应用注意
瑞格列奈	2型糖尿病，与二甲双胍合用协同作用更好	①妊娠期、哺乳期禁用 ②可引起低血糖，与二甲双胍合用会增加低血糖风险 ③可出现由低血糖引起的注意力不集中和意识降低，导致驾驶或操作机械时发生危险 ④肾功能损伤的糖尿病患者对胰岛素敏感性增强，增加剂量应谨慎

第三亚类 双胍类药

考点16 作用特点 ★★★

（1）可使体重下降。

（2）可减少2型糖尿病肥胖患者心血管事件和死亡。单独使用不导致低血糖，但与胰岛素或促胰岛素分泌剂联合使用时可增加低血糖发生的危险性。

考点17 药物相互作用 ★

（1）避免与含碘造影剂、甲氧氯普胺、罗非昔布合用。

（2）经肾小管排泌的阳离子药物，如氨氯地平、地高辛、吗啡、普鲁卡因胺、雷尼替丁、氨苯蝶啶、甲氧苄啶和万古霉素，可能与二甲双胍竞争肾小管转运系统。

（3）与引起血糖升高的药物，如噻嗪类药或其他利尿剂、糖皮质激素、吩噻嗪、甲状腺制剂、雌激素、口服避孕药、钙离子通道阻滞剂和异烟肼等合用时要密切监测血糖。

（4）有增加华法林的抗凝血倾向。

（5）树脂类药物可减少二甲双胍吸收。

考点18 典型不良反应 ★★

（1）常见腹泻、腹痛、食欲减退、厌食、胃胀、乏力、口苦、金属味、腹部不适。

（2）少见味觉异常、大便异常、低血糖反应，胸部不适、类流感样症状、心悸、体重减轻等。

（3）极罕见乳酸性血症。肝、肾功能正常者长期应用并不增加乳酸酸中毒风险。

考点19 禁忌 ★

（1）对本药及其他双胍类药物过敏者。

（2）严重肾功能不全。

（3）严重心、肺疾病患者。

（4）2型糖尿病伴有酮症酸中毒、肝肾功能不全、心力衰竭、急性心肌梗死、严重感染或外伤、重大手术，以及临床有低血压和缺氧情况者。

（5）酗酒者。

（6）维生素B_{12}、叶酸和铁缺乏者。

（7）营养不良、脱水等全身情况较差者。

考点20 代表药品 ★

药品	适应证	临床应用注意
二甲双胍	首选用于单纯饮食控制及体育锻炼治疗无效的2型糖尿病，特别是肥胖的2型糖尿病。对磺酰脲类疗效较差的糖尿病患者与磺酰脲类口服降血糖药合用	①既往有乳酸酸中毒史者慎用 ②65岁以上慎用 ③妊娠糖尿病患者主张使用胰岛素，不推荐本药 ④用药期间应定期检查空腹血糖、尿糖、尿酮体及肝、肾功能 ⑤维生素B_{12}摄入或吸收不足者，应每2~3年监测一次血清维生素B_{12}水平 ⑥单药治疗在正常情况下不会产生低血糖，但与其他降糖药联合使用、饮酒等情况下会出现低血糖

第四亚类　α–葡萄糖苷酶抑制剂

考点21 作用特点★★★

（1）不增加体重，并且有使体重下降的趋势，可与磺酰脲类、双胍类、胰岛素增敏剂或胰岛素合用。

（2）适用于糖耐量（IGT）异常阶段、早期、以碳水化合物为主要食物成分和餐后血糖升高为主的糖尿病患者。

（3）对糖苷酶有高度亲和性，延缓肠内的双糖、低聚糖和多糖的释放、使餐后的血糖水平上升被延迟或减弱，适用于老年人。

（4）适合中国及亚洲人群以碳水化合物为主的饮食谱。

（5）阿卡波糖口服后很少被吸收，避免了吸收所致的不良反应。

（6）本身不会引起低血糖，与磺酰脲类药物、二甲双胍或胰岛素合用时，可能会出现低血糖，需调整剂量。

考点22 药物相互作用★

（1）避免同时服用抗酸剂、消胆胺、肠道吸附剂和消化酶类制剂，以免影响本品的作用。

（2）同时服用新霉素使餐后血糖更为降低，并使本品胃肠反应加剧。

（3）阿卡波糖可影响地高辛的生物利用度，需调整地高辛的剂量。

考点23 典型不良反应★★

（1）常见胃肠道反应，最常见胃胀、腹胀、排气增加、腹痛、胃肠痉挛性疼痛、肠鸣响。

（2）少见肝酶升高；偶见腹泻、便秘、肠梗阻、肠鸣音亢进。

考点24 禁忌★

（1）有明显的消化和吸收障碍的慢性胃肠功能紊乱患者。

（2）Roemheld综合征、严重的疝气、肠梗阻和肠溃疡者。

（3）严重肾功能不全（肌酐清除率<25ml/min）者。

（4）严重酮症、糖尿病昏迷或昏迷前患者。

（5）严重感染、手术前后或严重创伤者。

（6）18岁以下患者、对本品过敏者。

考点25 代表药品★

药品	适应证	临床应用注意
阿卡波糖	①配合饮食控制用于2型糖尿病 ②降低糖耐量异常者的餐后血糖	①妊娠期、哺乳期禁用 ②使用大剂量时罕见会发生无症状的肝酶升高 ③可使蔗糖分解为果糖和葡萄糖的速度更加缓慢，因此如果发生急性的低血糖，不宜使用蔗糖，而应该使用葡萄糖纠正低血糖反应

第五亚类 噻唑烷二酮类胰岛素增敏剂

考点26 作用特点 ★★★

（1）可明显降低空腹血糖及胰岛素和C肽水平，对餐后血糖和胰岛素亦有降低作用。

（2）作为单药治疗时有效性与二甲双胍相似，可单独使用，也可与二甲双胍或磺酰脲类药联合应用。

（3）TZDs的使用因其不良反应而受限，一般不作为2型糖尿病优选的初始治疗，若患者有二甲双胍或磺酰脲类药物的禁忌证时，可选择吡格列酮作为初始治疗。

考点27 药物相互作用 ★

1. 罗格列酮 慎与吉非贝齐、非诺贝特、甲氧苄啶、利福平合用。

2. 吡格列酮 慎与吉非贝齐、利福平合用，及时调整剂量。

考点28 典型不良反应 ★★★

（1）常见贫血、血红蛋白降低、血容量增加、血细胞比容降低。

（2）液体滞留（水肿）、体重增加、心力衰竭。

（3）骨关节系统中常见背痛、肌痛、肌酸激酶增高；并可增加女性骨折的风险。

（4）单独使用时不导致低血糖，与胰岛素、促胰岛素分泌剂联合应用，可增加低血糖发生的风险。

考点29 禁忌 ★

（1）心功能Ⅲ级和Ⅳ级的心力衰竭者，或有心力衰竭史者。

（2）严重肾功能障碍、感染者。

（3）儿童和未满18岁的青少年。

（4）2型糖尿病有活动性肝脏疾患的临床表现或AST及ALT升高大于正常上限2.5倍时。

（5）对本品过敏者。

考点30 代表药品 ★

药品	适应证	临床应用注意
吡格列酮	①2型糖尿病 ②与磺酰脲类或双胍类药合用治疗单用时血糖控制不佳者	①妊娠期应权衡利弊使用；哺乳期禁用 ②不适用于1型糖尿病或糖尿病酮酸中毒患者 ③治疗前、治疗后定期监测肝功能，如出现黄疸则停药 ④服药与进食无关

第六亚类 二肽基肽酶-4抑制剂

考点31 作用特点 ★★★

（1）可中效、稳定地降低糖化血红蛋白（HbA1c）。尤其对临床应用双胍类、磺酰脲类促胰岛素分泌药治疗后的空腹、餐后血糖下降不明显者，可有效降低血糖和糖化血红蛋白。

（2）在联合用药上更加随机、方便，既可单药治疗亦可联合应用，能与双胍类、磺酰脲类、非磺酰脲类、噻唑烷二酮类、胰岛素类药任意搭配。

（3）刺激胰岛素分泌具有血糖依赖性，发生低血糖反应较少，对体重、血压几乎无影响。

考点 32 药物相互作用 ★

1. 西格列汀 与阿托伐他汀、洛伐他汀、依那普利等应谨慎联用。

2. 阿格列汀 与血管紧张素转换酶抑制剂合用，可增加发生水肿的风险；与磺酰脲类促胰岛素分泌药联合应用，可增加低血糖反应的风险。

考点 33 典型不良反应和禁忌 ★★★

（1）常见咽炎、鼻炎、上呼吸道感染、泌尿道感染、腹泻、肌痛、关节痛、高血压。

（2）偶见轻度肝酶升高、碱性磷酸酶降低、急性胰腺炎。

（3）单独使用不增加低血糖发生的风险。

（4）对体重的作用为中性或轻度增加。

（5）肾功能不全者使用西格列汀、沙格列汀、阿格列汀和维格列汀时，应注意减少剂量。

（6）AST 或 ALT 持续≥正常上限的 3 倍，则应停药。

（7）严重超敏反应包括全身性过敏反应、血管性水肿和皮肤水疱性病变、剥脱性皮炎以及 Stevens-Johnson 综合征。

（8）使用时发生重度持续性关节痛，应停药评估是否和 DPP-4 抑制剂存在关联性，如果症状消退，则应该给予其他类型的降糖药物。

（9）可能诱发急性坏死性胰腺炎。

（10）禁用于 1 型糖尿病患者、糖尿病酮症酸中毒者、过敏者。

考点 34 代表药品 ★

药品	适应证	临床应用注意
西格列汀	经生活方式干预无法达标的 2 型糖尿病患者。可单药或与其他口服降糖药联合	①妊娠期、哺乳期不宜应用 ②与磺酰脲类药联用时，为减少发生低血糖风险可考虑酌减磺酰脲类药的剂量 ③肾功能不全患者应调整剂量并密切监测

第七亚类　钠-葡萄糖协同转运蛋白 2 抑制剂

考点 35 作用特点 ★★★

（1）SGLT-2 抑制剂降低血糖和糖化血红蛋白的能力受滤过的葡萄糖负荷和这类药物引起的渗透性利尿的限制。不依赖于胰岛素 β 细胞功能及胰岛素敏感性。

（2）相对弱效的降糖药物，轻度降低 2 型糖尿病患者升高的血糖水平，主要在二联治疗和三联治疗中，与二甲双胍、磺酰脲类、吡格列酮、西格列汀和胰岛素联合应用。

（3）联合胰岛素或磺酰脲类药物时，可增加低血糖发生风险。

考点 36 药物相互作用 ★

（1）与利尿剂合用，可引发尿量过度增加和尿频致血容量不足。

（2）与降压药物合用，可加强降压作用致低血压。

（3）与胰岛素或胰岛素促泌剂合用，增加低血糖风险。

（4）可造成轻度脱水，应谨慎联合其他易引起急性肾损伤的药物，如非甾体抗炎药、血管紧张素转化酶抑制剂/血管紧张素Ⅱ受体拮抗剂、利尿剂。

考点37 典型不良反应★

（1）常见生殖泌尿道感染。

（2）罕见酮症酸中毒，主要发生在1型糖尿病患者。

（3）急性肾损伤、骨折风险和足趾截肢、降低血压、减轻体重。

考点38 禁忌★

（1）对本品有严重超敏反应史者。

（2）1型糖尿病；有酮症倾向的2型糖尿病。

（3）重度肾损害［eGFR低于30ml/（min·1.73m^2）］、终末期肾病（ESRD）或需透析患者。

考点39 代表药品★

药品	适应证	临床应用注意
达格列净	在饮食和运动基础上，可作为单药治疗2型糖尿病成人患者改善血糖控制	①妊娠期慎用；哺乳期应终止哺乳或停用 ②患者出现恶心、呕吐或不适，应监测其血清酮类浓度，确诊为酮症酸中毒后应停药

胰高血糖素样肽–1受体激动剂

考点40 药理作用和作用特点★★★

GLP–1受体激动剂以葡萄糖浓度依赖的方式增强胰岛素分泌、抑制胰高血糖素分泌，并能延缓胃排空，通过中枢性的食欲抑制来减少进食量。目前国内上市的药物为艾塞那肽、利拉鲁肽和贝那鲁肽，均需皮下注射。

（1）增加葡萄糖依赖性胰岛素分泌，增强外周组织对胰岛素的敏感性，降低餐后血糖和体重。

（2）抑制胰高血糖素的分泌。

（3）增加胰岛素的生物合成，每日注射1次即能起到良好降糖作用。

（4）可控制收缩压，改善心血管功能和降低患者伴随的心血管事件风险。

（5）显著降低体重，单独使用增加低血糖发生的风险不明显。

考点41 药物相互作用★

（1）艾塞那肽和ARB、炔雌醇/左炔诺孕酮、胰岛素要谨慎合用，及时调整药物剂量。

（2）不应与DPP–4抑制剂联用。

（3）延缓胃排空作用可减少口服药物的吸收程度和速度。对疗效依赖于阈浓度的口服药物，如抗生素，建议在注射本品前至少1h服用。

考点42 典型不良反应和禁忌 ★★★

（1）胃肠道反应：恶心、呕吐、消化不良、腹泻、胰腺炎、体重减轻和过敏性反应常见。

（2）使用GLP-1受体激动剂与发生胰腺炎风险相关。

（3）禁忌：①1型糖尿病、糖尿病酮症酸中毒患者。②胰腺炎患者。③甲状腺髓样癌病史、多发性内分泌腺肿瘤综合征2型的患者。④过敏者。

考点43 代表药品 ★

药品	适应证	临床应用注意
艾塞那肽	服用二甲双胍、磺酰脲类、噻唑烷二酮类、二甲双胍和磺酰脲类联用、二甲双胍和噻唑烷二酮类联用不能有效控制血糖的2型糖尿病患者的辅助治疗或用于2型糖尿病患者的单药治疗	①不适用于1型糖尿病患者或糖尿病酮症酸中毒的治疗 ②可引起胃肠道不良反应，不用于严重胃肠道疾病患者 ③罕见肾功能改变，包括血清肌酐升高、肾功能损伤、慢性肾功能衰竭恶化和急性肾功能衰竭，有些需要血液透析
利拉鲁肽	成人2型糖尿病患者控制血糖；单用二甲双胍或磺脲类药物可耐受剂量治疗后血糖仍控制不佳的患者，与二甲双胍或磺脲类药物联合应用	①妊娠期禁用；哺乳期慎用 ②注意过敏性反应 ③终末期肾脏病、透析或严重肾功能损伤患者慎用

第五节　抗骨质疏松药物

考点1 分类 ★★★

药物分类		代表药物
促进骨矿化药	钙剂	碳酸钙
	维生素D及其活性代谢物	骨化三醇、阿法骨化醇
抑制骨吸收药	双膦酸盐类	依替膦酸二钠、氯屈膦酸二钠、帕米膦酸二钠、阿仑膦酸钠、唑来膦酸、利塞膦酸
	雌激素类	雌激素、替勃龙、结合雌激素、微粒化17β–雌二醇
	其他类	降钙素类（鲑降钙素、依降钙素），雌激素受体调节剂（雷洛昔芬、依普黄酮）
促进骨形成药	特立帕肽、氟制剂、生长激素、骨生长因子	

第一亚类　钙剂和维生素D及其活性代谢物

考点2 药理作用和作用特点 ★

1. 骨化三醇 [1,25-(OH)$_2$-D$_3$] 食物或药物中的钙在肠道中被主动吸收的调节剂。

（1）与肠壁细胞内的胞浆受体结合，促进肠细胞的钙转运，使肠钙吸收入血，纠正低血钙，缓解肌肉骨骼疼痛，并有助于恢复或降低过高的血清碱性磷酸酶和甲状旁腺激素的水平。

（2）可用于术后甲状旁腺功能低下和假性甲状旁腺功能低下，缓解低血钙。

（3）绝经后及老年性骨质疏松症，维生素D依赖性佝偻病患者，可作为替代治疗。

2. 阿法骨化醇（1α-OH-D₃）　口服经小肠吸收后，在肝内经 25-羟化酶作用转化为体内生物活性最强的骨化三醇，参与骨形成和骨吸收的代谢调节。

（1）增加小肠和肾小管对钙的重吸收，抑制甲状旁腺增生，减少甲状旁腺激素合成与释放，抑制骨吸收。

（2）增加转化生长因子-β 和胰岛素样生长因子-1合成，促进胶原和骨基质蛋白合成。

（3）调节肌肉钙代谢，促进肌细胞分化，增强肌力，增加神经-肌肉协调性，减少跌倒倾向。

考点3 药物相互作用★

1. 钙剂

（1）与维生素D、避孕药、雌激素合用，增加钙的吸收。

（2）与含铝抗酸药同服，减少钙的吸收，增加铝的吸收。

（3）与肾上腺糖皮质激素、异烟肼、四环素合用，会减少钙的吸收，同时也影响异烟肼、四环素的吸收。

（4）与铁合用时，减少铁剂的吸收。

（5）与氧化镁等有轻泻作用的抗酸剂合用，可减少嗳气、便秘等不良反应。

（6）碳酸钙减少苯妥英钠及四环素的吸收；避免与左甲状腺素钠、左氧氟沙星、环丙沙星、吉米沙星合用。

2. 骨化三醇和阿法骨化醇

（1）与维生素D合用，可能发生高钙血症。

（2）与噻嗪类利尿药合用，增加肾小管对钙的重吸收，易发生高钙血症。

（3）与含钾药合用时，注意心律失常。

（4）血液透析的患者在使用骨化三醇时应避免合用含镁的制剂。

（5）与大剂量磷剂（如果糖二磷酸钠）合用，可诱发高磷血症。

（6）卡马西平、苯妥英钠、苯巴比妥和利福平等酶诱导剂可能会降低骨化三醇的疗效。

考点4 典型不良反应和禁忌★

1. 钙剂

（1）典型不良反应：常见嗳气、便秘、腹部不适等。偶见高钙血症、碱中毒。

（2）禁忌：高钙血症及高钙尿症；有含钙肾结石或肾结石病史者；结节病患者；肾功能不全的低钙血症患者；服用强心苷类药物期间。

2. 维生素 D

（1）高血钙相关症状：软弱、嗜睡、头痛。少见关节周围钙化、肌肉酸痛、肌无力、骨痛、肾结石、血尿素氮及肌酐升高。偶见头重、失眠、老年性耳聋、耳鸣、精神紊乱、记忆力下降、血压升高、心律不齐；罕见口渴、困倦。

（2）高血钙早期肾功能的损害表现：多尿、烦渴、尿浓缩能力降低及蛋白尿。

（3）禁忌：骨化三醇和阿法骨化醇禁用于高钙血症有关的疾病；有维生素D中毒迹象者；过敏者。

考点5 代表药品★

药品	适应证	临床应用注意
碳酸钙	预防和治疗钙缺乏症，如骨质疏松、手足抽搐症、骨发育不全、佝偻病，以及妊娠期和哺乳期妇女、绝经期妇女钙的补充	①妊娠期及哺乳期可按需使用 ②服用洋地黄类药物期间禁用
骨化三醇	①绝经后及老年性骨质疏松 ②慢性肾衰竭尤其是接受血液透析患者的肾性骨营养不良症 ③术后甲状旁腺功能减退 ④特发性甲状旁腺功能减退 ⑤假性甲状旁腺功能减退 ⑥维生素D依赖性佝偻病 ⑦低血磷性维生素D抵抗性佝偻病等	①妊娠期应权衡利弊；哺乳期妇女用药期间可哺乳 ②肾功能正常者应用本品，应保证充足的液体摄入 ③儿童避免使用 ④青年患者仅限于特发性和糖皮质激素过多引起的骨质疏松症 ⑤可引起高钙血症，建议在服药后第4周、第3个月、第6个月监测血钙和血肌酐浓度，以后每6个月监测1次

第二亚类　抑制骨吸收的药

考点6 药理作用与作用机制★★

1. 双膦酸盐类

（1）直接改变破骨细胞的形态学，阻止破骨细胞的前体细胞黏附于骨组织，进而对破骨细胞的数量和活性产生直接影响。

（2）与骨基质理化结合，直接干扰骨骼吸收。

（3）直接抑制骨细胞介导的细胞因子如白介素-6（IL-6）、肿瘤坏死因子（TNF）的产生。

2. 降钙素类

（1）直接抑制破骨细胞的活性，阻止钙由骨释出，降低血钙。对抗甲状旁腺素促进骨吸收的作用，并使血磷降低。

（2）抑制肾小管对钙和磷的重吸收，增加钙和磷的排泄，降低血钙。

（3）抑制肠道转运钙。

（4）有明显的镇痛作用：对肿瘤骨转移、骨质疏松所致骨痛有明显疗效。

3. 选择性雌激素受体调节剂　与雌激素受体结合，但不具有雌激素对生殖系统的影响，能增加雌激素的活性对骨代谢产生激动效应，产生抗骨质疏松作用。

考点 7 作用特点 ★★★

1. 双膦酸盐类

抗骨吸收作用：阿仑膦酸钠>帕米膦酸二钠>氯屈膦酸二钠>依替膦酸二钠

（1）阿仑膦酸钠

①第三代双膦酸盐类，抗骨吸收作用强大，且没有骨矿化抑制作用。

②血浆半衰期短，在骨内的半衰期长，约10年以上。

③口服阿仑膦酸钠宜在早餐前空腹用200ml温开水送服，服后30min内不宜进食和卧床，持续活动或保持上身直立30min后才可以躺卧，服药时不宜饮用牛奶、咖啡、茶、矿泉水、果汁和含钙饮料。

（2）唑来膦酸

①抑制骨吸收，诱导破骨细胞凋亡；通过与骨结合阻断破骨细胞对矿化骨和软骨的吸收。

②用于治疗骨质疏松可每年一次静脉给药，通常连续治疗三年后停药。

③重度肾功能损害（Ccr<35ml/min）者禁用。

（3）依替膦酸二钠

①第一代，具有双向作用，小剂量时抑制骨吸收，大剂量时抑制骨形成。

②对磷酸钙有较强的亲和力，能抑制人体异常钙化和过量骨吸收，减轻骨痛；降低血清碱性磷酸酶和尿羟脯氨酸的浓度；在低剂量时可直接抑制破骨细胞形成及防止骨吸收，增加骨密度，达到骨钙调节作用。

（4）帕米膦酸二钠

①第二代，对磷酸钙有很强的亲和性，能抑制人体异常钙化和过量骨吸收，减轻骨痛；降低血清碱性磷酸酶和尿羟脯氨酸的浓度。

②有很强的抑制骨吸收作用，对骨矿化无明显不良影响。

③作用更为持久，抑制新骨形成的作用极低。

④可长期滞留于骨组织中，半衰期最长可达300日。

2. 降钙素类

（1）对骨质疏松症相关的疼痛有镇痛作用，可抑制前列腺素的合成；通过中枢神经系统直接发挥中枢镇痛作用；具有 β 内啡肽作用；抑制枸橼酸和乳酸溶酶体酶等疼痛因子的释放；增强其他止痛剂的效果。

（2）能显著地降低高周转性骨病的骨钙丢失，如骨质疏松症和恶性骨质溶解症。

3. 选择性雌激素受体调节剂

（1）雷洛昔芬：对雌激素作用的组织有选择性的激动或拮抗活性。与高亲和力的雌激素受体结合，对骨代谢产生激动效应，降低椎体骨折的发生率，保持骨量和增加骨矿盐密度。

（2）依普黄酮：合成的异黄酮衍生物。不影响生殖系统，却具有雌激素样的抗骨质疏松特性：①促进成骨细胞的增殖，骨胶原合成和骨基质矿化，增加骨量。②减少破骨细胞前体细胞的增殖和分化，抑制破骨细胞的活性，降低骨吸收。③通过雌激素样作用增加降钙素分泌，间接产生抗骨吸收作用。

考点 8 药物相互作用 ★

1. 双膦酸盐类

（1）钙剂可使其吸收下降，服用双膦酸盐后2h内避免食用高钙食品（牛奶或奶制品）及含矿物质的维生素或抗酸剂。

（2）与非甾体抗炎药同时使用，有引起肾功能不全的报道，故禁止与萘普生合用。

（3）与氨基糖苷类抗菌药物同时使用，增加低钙血症危险。

（4）唑来膦酸与沙利度胺合用，增加多发性骨髓瘤患者发生肾功能不全的风险；与抗血管生成药合用可使颌骨坏死的发生率升高。

（5）同时接受日剂量高于10mg的阿仑膦酸钠和含阿司匹林药物治疗的患者，上消化道不良事件发生率增加。

2. 鲑降钙素

（1）与含铝、镁、铁剂合用，可影响降钙素吸收。

（2）与维生素D同用可抵消降钙素对高钙血症的疗效。

（3）与氨基糖苷类抗菌药物合用可诱发低钙血症。

（4）骨质疏松症治疗期间需补充钙剂以防继发性甲状旁腺功能亢进，给药时宜间隔4h。

（5）与双膦酸盐类骨吸收抑制剂合用，出现严重低钙血症。

3. 雷洛昔芬

（1）与华法林合用可轻度减少凝血酶原时间。

（2）不宜与消胆胺同时服用。

（3）轻度增加激素结合球蛋白浓度，使性激素、甲状腺素、皮质激素总的浓度增高，但不影响自由激素的浓度。

考点 9 典型不良反应 ★

1. 双膦酸盐类

（1）常见腹痛、腹泻、便秘、消化不良、腹部不适，食管炎、有症状的胃食管反流病、食管溃疡，应采用坐位服药。

（2）常见无症状性血钙降低、低磷酸盐血症、血肌酐升高、口腔炎、咽喉灼烧感。

（3）静脉注射或注射后可引起短暂味觉改变或丧失。

（4）快速静脉注射依替膦酸二钠和氯屈膦酸二钠时，可见急性肾衰竭，后者还可引起白血病。

（5）注射用唑来膦酸钠可致"类流感样"反应，表现为高热、肌肉酸痛等症状，可给予对乙酰氨基酚治疗。

（6）双膦酸盐用于治疗高钙血症时，应注意补充液体，使一日尿量达2000ml以上。大剂量注射时，应缓慢注射2~4h，避免在血液中与钙螯合形成复合物，导致肾衰竭。

（7）接受双膦酸盐治疗的癌症患者中有发生颌骨坏死的报告，通常与拔牙和/或局部感染伴愈合延迟相关。

（8）有双膦酸盐用药史的患者，如表现出大腿疼或腹股沟疼，则有可能出现了非典型性骨折，应接受评估，以排除不完全股骨骨折。

2. 降钙素

（1）常见面部及手部潮红。

（2）偶见面部发热感、胸部压迫感、心悸、视物模糊、咽喉部薄荷样爽快感、低钠血症、全身乏力、指端麻木、手足搐搦、尿频、浮肿、哮喘发作。

（3）罕见过敏性休克，注射前应做皮试。

（4）大剂量短期治疗时，可引起继发性甲状腺功能减退。

3. 选择性雌激素受体调节剂

（1）常见外周水肿、潮热、出汗、下肢痛性痉挛。

（2）罕见头痛、皮疹、类流感样综合征、血压升高。

（3）静脉血栓栓塞事件，治疗初始4个月内可发生。

考点 10 禁忌 ★

1. 双膦酸盐类

（1）中重度肾衰竭者；骨软化症患者。

（2）口服制剂禁用于存在食管排空延迟的食管异常，如食管弛缓不能，食管狭窄者和不能站立或坐直至少30min者。

（3）低钙血症者；食管孔疝、消化性溃疡、皮疹、长期卧床者。

2. 降钙素 妊娠期及哺乳期；过敏者。

3. 雷洛昔芬 妊娠期妇女；过敏者；正在或既往患有静脉血栓栓塞性疾病者；肝功能不全包括胆汁淤积性黄疸者；严重肾功能不全者；难以解释的子宫出血者和有子宫内膜癌症状和体征者。

4. 依普黄酮 过敏者；低钙血症者；妊娠期及哺乳期妇女；儿童及青少年。绝经期超过2年以上的妇女方可应用。

考点 11 代表药品 ★

药品	适应证	临床应用注意
阿仑膦酸钠	①绝经后妇女的骨质疏松症，预防髋部和脊柱骨折 ②男性骨质疏松症，预防髋部和脊椎骨折	①妊娠期、哺乳期禁用 ②使用前须纠正钙代谢和矿物质代谢紊乱、维生素D缺乏及低钙血症 ③消化不良、吞咽困难、胃肠道功能紊乱、胃炎、十二指肠炎、溃疡病、轻、中度肾功能不全者慎用 ④服用时应避免同一时间服用钙剂、抗酸剂和其他可能会干扰本品吸收的口服药物 ⑤早餐前至少30min用200ml温开水送服，用药后至少30min方可进食。服药后即卧床有可能引起食管刺激或溃疡性食管炎
唑来膦酸	①恶性肿瘤溶骨性骨转移引起的骨痛 ②多发性骨髓瘤引起的骨骼损害 ③恶性肿瘤引起的高钙血症 ④绝经后妇女骨质疏松症 ⑤变形性骨炎（Paget病）	①妊娠期、哺乳期禁用 ②低钙血症者用药前应口服足量钙剂和维生素D ③与其他具有肾毒性的药物合用时应谨慎 ④用药前应确保患者处于正常水化状态，心力衰竭风险的患者应避免过度水化

续表

药品	适应证	临床应用注意
鲑降钙素	绝经后骨质疏松症及老年骨质疏松症；恶性肿瘤骨转移所致的骨溶解和高钙血症；各种骨代谢疾病所致的骨痛；甲状旁腺功能亢进、缺乏活动或维生素D中毒导致的变应性骨炎、变形性骨炎、高钙血症和高钙血症危象	①在骨质疏松症治疗时，必须同时补钙 ②肌内注射应避开神经走向，左右两侧交替变换注射部位 ③降钙素和依降钙素可能诱发哮喘发作，由小剂量开始在2周内逐渐加量，可减轻刺激 ④慎用于过敏体质者、有支气管哮喘病史者、肝功能异常者、有皮疹者、14岁以下儿童 ⑤长期卧床患者，每日需检查血液生化指标和肾功能
雷洛昔芬	预防绝经后妇女的骨质疏松症	①仅用于绝经后妇女 ②不引起子宫内膜增生 ③治疗中如发现血清总红素、γ-谷氨酰转移酶、碱性磷酸酶、ALT和AST升高，应严密监测 ④有高三酰甘油血症史者使用时应监测血清三酰甘油水平 ⑤对减少血管扩张（潮热）无作用，对雌激素相关的绝经期症状无效

第三亚类　促进骨形成的药物

考点12 药理作用和作用特点★★

甲状旁腺激素（PTH）直接作用于成骨细胞刺激骨骼形成，间接增加肠道钙的吸收，增加肾小管钙的重吸收和增强磷酸盐在肾脏的排泄。

（1）PTH是一种有效的抗骨质疏松药物，可以增加骨密度（BMD)，降低骨折风险。但是不作为治疗或预防骨质疏松的一线药物。

（2）特立帕肽：重组人PTH 1-34片段，用于治疗骨质疏松。每日一次注射可通过优先刺激成骨细胞活性，增加新骨在松质骨和皮质骨表面的积聚。可显著降低绝经后妇女椎骨和非椎骨骨折风险，但对降低髋骨骨折风险的效果尚未证实。

考点13 典型不良反应和禁忌★

1.典型不良反应　常见体重增加、心脏杂音、碱性磷酸酶升高、心悸、低血压；贫血、眩晕、头痛、恶心、呕吐、食管裂孔疝；呼吸困难；出汗增加；肌肉痛性痉挛；高胆固醇血症；抑郁；疲乏、胸痛、无力。注射部位一过性轻微反应。严重的过敏反应：急性呼吸困难、面部水肿、全身性荨麻疹、外周水肿。

2.禁忌

（1）高钙血症；严重肾功能不全。

（2）除原发性骨质疏松和糖皮质激素诱导的骨质疏松以外的其他骨骼代谢疾病。

（3）不明原因的碱性磷酸酶升高。

（4）之前接受过外照射或骨骼植入放射性治疗的患者。

（5）骨恶性肿瘤或伴有骨转移的患者。

（6）原发性或继发性甲状旁腺功能亢进症患者。

考点 14 代表药品 ★

药品	适应证	临床应用注意
特立帕肽	有骨折高发风险的绝经后妇女骨质疏松症（对于男性骨质疏松也有效）	①妊娠期及哺乳期妇女、严重肾功能不全者禁用 ②肝功能不全患者慎用 ③可导致尿钙排泄量轻微升高，在活动性或新发尿石症患者中应慎用 ④能瞬时提高血钙水平，使用洋地黄的患者应慎用 ⑤可发生一过性直立性低血压或眩晕

第六节　抗肥胖症药

考点 1 药理作用和作用特点 ★

奥利司他是长效和强效的特异性胃肠道脂肪酶抑制剂，失活的脂肪酶不能将食物中的脂肪（主要是三酰甘油）水解后吸收，从而减少热量摄入，控制体重。

（1）目前首选的口服减肥药，可改善血糖、血脂及血压。

（2）口服后几乎不吸收。

（3）用药前需告知患者胃肠道不良反应情况。

考点 2 药物相互作用 ★

（1）减少脂溶性维生素的吸收，应在服用本品2h后或在睡前服用。

（2）2型糖尿病患者需减少口服降糖药剂量。

（3）可降低环孢素血药浓度。

（4）可减少胺碘酮的吸收而降低疗效。

（5）与抗凝血药合用，INR增加。

考点 3 典型不良反应和禁忌 ★

（1）胃肠道不良反应常见油性斑点，胃肠排气增多，大便紧急感，脂肪（油）性大便，脂肪泻，大便次数增多和大便失禁。

（2）少见呼吸道感染、头痛、月经失调、焦虑、疲劳、泌尿道感染、过敏。

（3）禁忌：过敏者；慢性吸收不良综合征、胆汁淤积患者；器质性肥胖患者（如甲状腺功能减退）。

考点 4 代表药品 ★

药品	适应证	临床应用注意
奥利司他	肥胖和体重超重者	①妊娠期禁用 ②治疗期间应定期到医院检查。尤其是伴发高血脂、高血压、糖尿病和中度以上脂肪肝的患者 ③不推荐体重指数≤24的人群使用 ④服用时应尽量减少摄入脂肪含量高的食物 ⑤不要擅自增加用量 ⑥18岁以下儿童应在医师指导下使用 ⑦服用后出现任何肝功能障碍症状和体征，应立即停用，并检查肝功能

第九章 抗菌药物

第一节 抗菌药物总论

考点1 抗菌活性 ★★

（1）"杀菌"和"抑菌"仅是相对的，足量药物及其组织穿透力为维持杀菌效能的关键。

①杀菌药：青霉素类、头孢菌素类、氨基糖苷类、多黏菌素类等；

②抑菌药：大环内酯类、四环素类、氯霉素类等。

（2）抗生素后效应（PAE）：抗菌药物药效动力学的一个重要指标，是指抗菌药物与细菌短暂接触后，细菌受到非致死性损伤，当药物清除后，细菌恢复生长仍然持续受到抑制的效应。

（3）为测定任一种病原微生物对某一抗菌药的敏感性，通常应用最低抑菌浓度（MIC），有时也采用最低杀菌浓度（MBC）进行评估，单位均以mg/L表示。

考点2 病原微生物的耐药性 ★★

1. 病原微生物的耐药性分类 ①天然耐药性：遗传特征，一般不会改变。②获得耐药性：由病原微生物体内脱氧核糖核酸（DNA）的改变而产生。经质粒介导的耐药性在自然界中最为多见，也最重要。

2. 耐药性的发生机制 ①钝化酶或灭活酶（如 β–内酰胺酶、氨基糖苷类钝化酶、氯霉素乙酰转移酶）的形成；②细菌细胞壁通透性改变，使抗生素无法进入细胞内，从而难以作用于靶位；③细菌细胞膜上存在的抗感染药物外排系统，使菌体内药物减少而导致细菌耐药；④靶部位的改变，使抗生素不能与靶位结合而发生抗菌效能。此外还可由于代谢拮抗药的增加或细菌酶系的变化等而产生耐药性。

考点3 抗菌药物的药动学及药效学 ★★

（1）根据血药浓度和时间的关系可制定药–时曲线，曲线下面积（AUC）可反映抗菌药物的吸收状况及体内利用率。

（2）药代动力学/药效学（PK/PD）是将药物浓度与时间和抗菌活性结合起来，阐明抗菌药物在特定剂量或给药方案下血液或组织浓度抑菌或杀菌效果的时间过程。基于PK/PD原理制定的抗菌治疗方案，可使抗菌药物在人体内达到最大杀菌活性和最佳临床疗效和安全性，并减少细菌耐药性的发生和发展。

类别	代表药品	作用特点
浓度依赖性	氨基糖苷类、氟喹诺酮类、达托霉素、多黏菌素、硝基咪唑类	①抗菌效应和疗效取决于C_{max}，与作用时间关系不密切，即血药C_{max}越高，清除致病菌的作用越迅速、越强 ②评估PK/PD指数主要有C_{max}/MIC或AUC_{0-24}/MIC ③推荐日剂量单次给药方案
时间依赖性	β-内酰胺类、林可霉素、部分大环内酯类	①抗菌效应与疗效与药物和细菌接触时间密切相关，而与浓度升高关系不密切 ②评估PK/PD指数主要有%T>MIC ③推荐日剂量分多次给药和（或）延长滴注时间的给药方案
时间依赖性且抗菌作用时间较长	替加环素、利奈唑胺、阿奇霉素、四环素类、糖肽类等	虽为时间依赖性，但PAE或$t_{1/2}$较长，使其抗菌作用持续时间延长

第二节　青霉素类抗菌药物

考点1 分类★

类别	药物
天然青霉素	青霉素G
耐酸的口服青霉素	青霉素V
耐青霉素酶类青霉素	甲氧西林、苯唑西林
广谱青霉素	氨苄西林、阿莫西林
抗铜绿假单胞菌青霉素	哌拉西林

考点2 药理作用和作用特点★★★

（1）主要用于革兰阳性、革兰阴性球菌及某些革兰阳性杆菌引起的感染。

（2）作用机制：作为青霉素结合蛋白（PBPs）底物的结构类似物，竞争性地与酶活性位点共价结合，从而抑制PBPs，干扰细菌细胞壁黏肽的合成，达到杀灭细菌的作用。

（3）时间依赖性抗菌药物，血浆半衰期较短，几乎无抗生素后效应。

（4）宜每日分次给药，一般为每隔6h给药1次。

（5）对繁殖期细菌作用明显，对静止期细菌影响较小。

（6）用药前必须先做青霉素皮肤敏感试验，阳性反应者禁用。

考点3 药物相互作用★

（1）丙磺舒、阿司匹林、吲哚美辛、保泰松和磺胺类药可减少青霉素类的肾小管分泌而延长其血浆半衰期。

（2）青霉素类可增强华法林的抗凝作用。

（3）青霉素类与氨基糖苷类混合后，两者的抗菌活性明显减弱，因此两药不能置于同一容器内给药。

考点4 典型不良反应★★★

（1）过敏反应：①过敏性休克（Ⅰ型变态反应）：一旦发生，须就地抢救，立即肌内注射0.1%肾上腺素0.5~1ml，必要时静脉注射。心搏停止者可做心内注射，同时静脉滴注大剂量肾上腺糖皮质激素，并补充血容量；血压持久不升者给予多巴胺等血管活性药。抗组胺药亦可考虑采用，以减轻荨麻疹；②血清病型反应（Ⅲ型变态反应）、溶血性贫血（Ⅱ型变态反应）、白细胞计数减少、药疹、荨麻疹、接触性皮炎、哮喘发作等。

（2）大量应用青霉素类钠盐可造成高钠血症，并致心力衰竭，在肾功能或心功能不全者中尤易发生。大量应用青霉素类钾盐，可发生高钾血症或钾中毒反应。

（3）肌内注射可发生周围神经炎。

（4）大剂量应用时可引起青霉素脑病（肌肉阵挛、抽搐、昏迷等）。

（5）少数有凝血功能缺陷的患者，大剂量用药可干扰凝血机制，导致出血倾向。

（6）长期、大剂量用药可致菌群失调，出现由念珠菌或耐药菌引起的二重感染。

（7）应用青霉素治疗梅毒、钩端螺旋体病等疾病时可由于病原体死亡致症状（寒战、咽痛、心率加快）加剧，称为吉海反应（亦称赫氏反应）。

考点5 禁忌★

（1）静脉和口服给药，用药前均需做青霉素皮肤敏感性试验，阳性反应者禁用。

（2）有青霉素类药物过敏史者禁用。

考点6 特殊人群用药★

（1）萘夫西林、苯唑西林、双氯西林，严重肾功能衰竭也不需要调整剂量。

（2）氨苄西林、哌拉西林、替卡西林，肾功能不全者需根据肾功能调整给药剂量。

考点7 代表药品★★

药物	适应证	临床应用注意
青霉素	①A组和B组溶血性链球菌、肺炎链球菌、对青霉素敏感金黄色葡萄球菌等革兰阳性球菌所导致的各种感染，如血流感染、肺炎、脑膜炎、扁桃体炎、中耳炎、猩红热、丹毒、产褥热等 ②草绿色链球菌和肠球菌属所导致的心内膜炎（与氨基糖苷类联合） ③梭状芽孢杆菌所导致的破伤风、气性坏疽、白喉、流行性脑膜炎、鼠咬热、梅毒、钩端螺旋体病、奋森咽峡炎、放线菌病等	①妊娠期妇女应仅在确有必要时使用。哺乳期妇女用药时宜暂停哺乳 ②青霉素钾或钠与重金属呈配伍禁忌 ③不宜与其他药物同瓶滴注 ④患者有哮喘、湿疹、花粉症、荨麻疹等过敏性疾病史者慎用 ⑤多数青霉素类的应用可使肝脏转氨酶ALT或AST升高 ⑥偶可致精神病发作，应用普鲁卡因青霉素后个别患者可出现焦虑、发热、呼吸急促、高血压、心率增快、幻觉、抽搐、昏迷等

续表

药物	适应证	临床应用注意
阿莫西林 （羟氨苄 青霉素）	①伤寒、其他沙门菌感染和伤寒带菌者 ②敏感细菌不产β-内酰胺酶的菌株所致尿路感染 ③肺炎链球菌、溶血性链球菌和不产β-内酰胺酶的流感嗜血杆菌所致耳、鼻、喉感染，呼吸道感染和皮肤、软组织感染 ④钩端螺旋体病 ⑤敏感大肠埃希菌、奇异变形杆菌和粪肠球菌所致泌尿生殖系统感染 ⑥与克拉霉素和兰索拉唑联合治疗幽门螺杆菌感染	①哺乳母亲使用阿莫西林可能导致婴儿过敏，使用时应谨慎 ②用于传染性单核细胞增多症时极易发生皮疹等过敏反应，应避免应用 ③氨基糖苷类抗菌药物在亚抑菌浓度时可增强本品对粪肠球菌的体外杀菌作用
苄星青霉素	风湿热、各期梅毒，控制链球菌感染的流行	—

第三节　头孢菌素类抗菌药物

考点1 分类和药理作用 ★★★

1. 分类

类别	代表药物
第一代	头孢唑林、头孢拉定、头孢氨苄、头孢羟氨苄
第二代	头孢呋辛、头孢替安、头孢克洛、头孢丙烯
第三代	头孢他啶、头孢哌酮、头孢噻肟、头孢曲松、头孢克肟、头孢泊肟酯
第四代	头孢吡肟

2. 药理作用

类别	药理作用					
	革兰阳性菌	革兰阴性菌	厌氧菌	铜绿假单胞菌	β-内酰胺酶	肾毒性
第一代	+++	+	无效	无效	不稳定	有
第二代	++	++	有一定作用	无效	较稳定	较小
第三代	+	+++	有效	有效	高度稳定	基本无
第四代	广谱			强效	稳定	无

考点2 作用机制和作用特点 ★★★

（1）作用机制：与青霉素类相同，与细菌细胞内膜上的青霉素结合蛋白（PBPs）结合，使细菌细胞壁合成过程中的交叉连接不能形成，导致细菌细胞壁合成障碍。

（2）时间依赖性，血浆半衰期较短，几乎无抗生素后效应，抗菌活性与细菌接触药物的时间长短密切相关。

考点 3 药物相互作用 ★

（1）与氨基糖苷类可相互灭活，合用时应在不同部位给药，不能混入同一注射容器内。

（2）与抗凝血药、溶栓药、非甾体抗炎药等联合应用时，可使出血风险增加。

（3）头孢曲松与多种药物存在配伍禁忌，一般应单独给药。

考点 4 典型不良反应和禁忌 ★★★

（1）皮疹、瘙痒、斑丘疹、荨麻疹、过敏性休克。

（2）可逆性中性粒细胞减少症、一过性嗜酸性粒细胞增多和血小板减少症、低凝血酶原血症、凝血酶原时间延长。

（3）长期、大量应用可致抗生素相关性腹泻、二重感染等。

（4）头孢吡肟用于肾功能不全者而未调整剂量时可出现脑病、肌痉挛、癫痫等神经系统反应。

（5）交叉过敏反应：对一种头孢菌素或头霉素过敏者，对其他头孢菌素或头霉素也可能过敏；患者对青霉素类、青霉素衍生物或青霉胺过敏者，也可能对头孢菌素或头霉素过敏。

（6）"双硫仑样"反应

①化学结构中存在与双硫仑分子结构类似的甲硫四氮唑侧链和甲硫三嗪侧链的头孢菌素，在用药期间或之后 5~7 日内饮酒、服用含有乙醇药物、食物以及外用乙醇均可抑制乙醛脱氢酶活性，使乙醛代谢为乙酸的路径受阻，导致乙醛在体内蓄积，引起双硫仑样反应。临床可表现为颜面部及全身皮肤潮红、结膜发红、发热感、头晕、头痛、胸闷、气急、出汗、呼吸困难、言语混乱、话语多、视物模糊、步态不稳、狂躁、谵妄、意识障碍、晕厥、腹痛、腹泻、咽喉刺痛、震颤感、口中有大蒜气味，还可出现心动过速、血压下降、烦躁不安、惊慌恐惧、濒死感。有的可出现精神错乱、四肢麻木、大小便失禁，严重者可出现休克、惊厥、急性心力衰竭、急性肝损害、心绞痛、心肌梗死甚至死亡。

②可引起双硫仑样反应的头孢菌素：头孢孟多、头孢替安、头孢尼西、头孢哌酮、头孢甲肟、头孢匹胺、头孢曲松。

③无双硫仑样反应的头孢菌素：头孢拉定、头孢氨苄、头孢呋辛酯、头孢克洛、头孢丙烯、头孢噻肟、头孢他啶、头孢唑肟、头孢克肟、头孢地尼、头孢他美酯、头孢吡肟。

（7）禁忌：对头孢菌素类药过敏者、有青霉素过敏性休克或即刻反应史者禁用。

考点 5 特殊人群用药 ★

（1）对于重度肾功能不全患者，除了头孢曲松，所有头孢菌素类药物的剂量均需要调整。

（2）哺乳期妇女用药期间应暂停哺乳。

考点 6 代表药品 ★

药物	适应证	临床应用注意
头孢唑林	①敏感菌所致呼吸道感染、尿路感染、心内膜炎和皮肤及软组织感染、胆道感染、骨、关节感染、前列腺炎和附睾炎、血流感染 ②预防术后切口感染 ③不宜用于中枢神经系统感染	①妊娠期妇女应仅在确有必要时使用，哺乳期妇女用药时仍宜暂停哺乳 ②与氨基糖苷类合用易产生肾毒性 ③与庆大霉素或阿米卡星联合应用，在体外能增强抗菌作用 ④不推荐用于早产儿和新生儿患者 ⑤常见药物疹、嗜酸性粒细胞增高。严重可致：Stevens-Johnson综合征、假膜性肠炎、癫痫发作

续表

药物	适应证	临床应用注意
头孢呋辛	①敏感菌所致下呼吸道感染，尿路感染，皮肤及软组织感染，血流感染，脑膜炎，淋病奈瑟菌所致单纯性和播散性感染，骨、关节感染 ②预防手术后切口感染	①妊娠期妇女应仅在确有必要时使用，哺乳期妇女慎用 ②不能用碳酸氢钠溶液溶解 ③常见皮疹、血清氨基转移酶升高、嗜酸性粒细胞增多、血红蛋白降低。肌内注射区疼痛。严重的不良反应有多形性红斑、Stevens-Johnson综合征、中毒性表皮剥脱性坏死、血小板减少症、间质性肾炎、过敏样反应等
头孢克洛	敏感菌所致急性中耳炎，下呼吸道感染（包括肺炎），咽炎、扁桃体炎，尿路感染，皮肤、软组织感染，流感嗜血杆菌、卡他莫拉菌和肺炎链球菌所致慢性支气管炎急性细菌感染性加重和急性支气管炎继发上述细菌性感染	①妊娠期妇女应仅在确有必要时使用，哺乳期妇女使用时宜停止授乳 ②可使硫酸铜法尿糖试验呈假阳性，但葡萄糖酶试验法则不受影响 ③常见为排软便、腹泻、胃部不适、恶心、食欲缺乏、嗳气等胃肠道反应。血清病样反应较其他口服抗生素多见，儿童患者中尤其常见，典型症状包括皮肤反应和关节痛
头孢克肟	敏感菌所致轻、中度感染，急性细菌性支气管炎、慢性支气管炎伴急性细菌感染性加重、支气管扩张症伴细菌感染、肺炎、肾盂肾炎、膀胱炎、胆道感染、急性中耳炎、鼻窦炎、淋病奈瑟菌所致尿道炎	①妊娠期妇女应仅在确有必要时使用 ②通常用于母乳喂养的妇女，目前尚无婴儿副作用的报道，必需使用时应暂停哺乳 ③不推荐用于6个月以下儿童 ④有胃肠疾病史，尤其是结肠炎患者慎用 ⑤中耳炎患者宜用混悬液治疗 ⑥应用后尿糖、尿酮体、直接Coombs试验可出现假阳性 ⑦可引起卡马西平水平升高，合用时应监测血浆中卡马西平浓度
头孢噻肟	敏感菌所致下呼吸道感染及肺炎，尿路感染，盆腔炎性疾病、子宫内膜炎和盆腔蜂窝织炎，血流感染，皮肤及软组织感染，腹腔内感染（包括腹膜炎），骨、关节感染，中枢神经系统感染（包括脑膜炎和脑炎）。治疗腹腔感染和盆腔感染时应与甲硝唑等抗厌氧菌药合用	①妊娠期妇女应仅在确有必要时使用，哺乳期妇女使用时宜停止哺乳 ②快速静脉注射（<60s）可能引起致命性心律失常 ③有胃肠道疾病者，特别是结肠炎者应慎用 ④疗程超过10日者应监测血常规，避免发生中性粒细胞减少及罕见的中性粒细胞缺乏症 ⑤对局部组织有刺激作用，常见注射部位疼痛、静脉炎、皮疹和药物热，腹泻、恶心、呕吐、食欲缺乏，碱性磷酸酶或血清氨基转移酶轻度升高。严重的不良反应有心律紊乱、多形性红斑、Stevens-Johnson综合征、中毒性表皮剥脱性坏死、过敏反应等
头孢曲松	敏感菌所致下呼吸道感染及肺炎，急性中耳炎，皮肤及软组织感染，尿路感染，腹腔感染，盆腔感染，血流感染，骨、关节感染，脑膜炎	①妊娠期妇女应仅在确有必要时使用，哺乳期妇女权衡利弊后使用 ②头孢曲松钙盐在肺或肾中沉淀可造成致命性危害，禁止与含钙的药品（包括胃肠外营养液）静脉给药同时进行。如前后使用，应有其他静脉输液间隔 ③有胆汁淤积危险因素者使用，继发于胆道阻塞的胰腺炎风险增加 ④出现溶血性贫血应立即停药 ⑤维生素K合成损害者使用，凝血酶原时间改变的风险增加 ⑥胃肠道疾病史者慎用 ⑦胆囊中的头孢曲松钙盐沉淀可能被误诊为胆囊结石 ⑧新生儿高胆红素血症患者禁用 ⑨治疗腹腔感染和盆腔感染时应与甲硝唑等抗厌氧菌药合用

续表

药物	适应证	临床应用注意
头孢他啶	敏感革兰阴性杆菌，尤其铜绿假单胞菌等所致下呼吸道感染（包括肺炎），皮肤及软组织感染，尿路感染，血流感染，骨、关节感染，子宫内膜炎、盆腔炎性疾病和其他妇科感染，腹腔感染，中枢神经系统感染（脑膜炎）。治疗腹腔感染和盆腔感染时需与甲硝唑等抗厌氧菌药合用	①妊娠期妇女应仅在确有必要时使用 ②与母乳喂养兼容 ③血药浓度升高可导致惊厥、脑病、震颤、神经-肌肉兴奋和肌阵挛 ④可诱导肠杆菌属、假单胞菌属和沙雷菌属产Ⅰ型β-内酰胺酶，治疗过程中病原菌可产生耐药性，导致抗感染治疗失败 ⑤慎用于有胃肠道疾病史者，尤其是结肠炎患者 ⑥与氨基糖苷类抗生素联用对部分铜绿假单胞菌和大肠埃希菌有累加作用；与妥布霉素和阿米卡星联用对多重耐药性铜绿假单胞菌则出现明显协同抗菌作用
头孢吡肟	敏感菌引起的中、重度感染：肺炎，单纯性或复杂性尿路感染（包括肾盂肾炎），皮肤、软组织感染，腹腔内感染（需与甲硝唑合用），盆腔感染（需与甲硝唑合用），中性粒细胞缺乏患者发热的经验性抗感染治疗	①妊娠期妇女应仅在确有必要时使用，哺乳期妇女使用时宜停止哺乳 ②用药期间出现腹泻应考虑发生假膜性肠炎。轻症仅停用头孢吡肟即可缓解；中、重度患者还需要予以甲硝唑口服，无效时考虑用万古霉素或去甲万古霉素口服 ③治疗期间发生二重感染时，应采取相应措施 ④不推荐用于2个月以下婴儿患者 ⑤可导致硫酸铜还原法尿糖试验呈假阳性

第四节　β-内酰胺酶抑制剂及其与β-内酰胺类抗生素配伍的复方制剂

考点1 药理作用与作用机制 ★

1. β-内酰胺酶抑制剂　内在抗菌活性极弱，组成复方制剂可增强产β-内酰胺酶细菌的抗菌作用，通常用于需要抗菌药物广覆盖的感染，例如肺炎和腹腔感染。

2. 代表药物　克拉维酸、舒巴坦、他唑巴坦、阿维巴坦。

（1）抑酶活性：他唑巴坦>克拉维酸>舒巴坦。

（2）舒巴坦和他唑巴坦的复方制剂对拟杆菌有活性。

药物	作用特点
克拉维酸	对β-内酰胺酶的活性部位如羟基或氨基进行不可逆酰化
舒巴坦	青霉烷砜类，结构中含有β-内酰胺环，不可逆抑制β-内酰胺酶，抑酶活性比克拉维酸低，但稳定性增强。对鲍曼不动杆菌具有活性
他唑巴坦	青霉烷砜类，不可逆抑制β-内酰胺酶，抑酶谱广度和活性都强于克拉维酸和舒巴坦
阿维巴坦	非β-内酰胺结构的可逆的β-内酰胺酶抑制剂

考点2 典型不良反应和禁忌★

1. 较常见　恶心、呕吐、腹泻等胃肠道反应；皮疹，静脉炎。

2. 实验室检查异常　ALT、AST、ALP、血胆红素、血尿素氮、肌酐升高，白细胞计数减少、血小板计数减少等。

3. 禁忌　对本品中任一成分或药物过敏者以及对 β–内酰胺类药物有过敏性休克史者禁用。

考点3 代表药品★

药物	适应证	临床应用注意
阿莫西林克拉维酸钾	①口服给药适用于产 β–内酰胺酶的细菌所致鼻窦炎、中耳炎和下呼吸道感染，尿路、生殖系统感染，皮肤、软组织感染 ②静脉给药还可用于腹腔感染、血流感染以及骨、关节感染	①妊娠期妇女仅在确有必要时使用，哺乳期妇女宜暂停哺乳 ②有其他 β–内酰胺类过敏史、胆汁淤积性黄疸或肝功能不全病史、单核细胞增多症患者、苯丙酮尿症患者应慎用 ③与氨基糖苷类药物合用具有协同作用 ④可降低口服避孕药的作用 ⑤克拉维酸可造成 Coombs 试验假阳性 ⑥不良反应：常见腹泻、消化不良、恶心、皮疹、静脉炎和阴道炎。少数可发生肝炎和胆汁淤积性黄疸；肝功能异常通常是可逆的。严重可出现多形性红斑、Stevens-Johnson综合征、剥脱性皮炎、中毒性表皮坏死松解症、过敏性休克、间质性肾炎、白细胞计数减少、血小板计数减少症、溶血性贫血以及兴奋、焦虑、失眠、头晕等中枢神经系统症状
氨苄西林舒巴坦	产 β–内酰胺酶菌株所致皮肤、软组织感染，呼吸道感染，腹腔感染，盆腔感染	①妊娠初期存在风险。哺乳期妇女使用时应谨慎 ②偶可致过敏性休克，既往有青霉素类、头孢菌素类药物过敏史者禁用 ③不推荐用于早产儿与新生儿。不推荐儿科患者肌内注射 ④单核细胞增多症患者应用时易发生皮疹，避免使用 ⑤可导致直接 Coombs 试验阳性 ⑥与氨基糖苷类药物联合应用具有协同作用；与别嘌醇合用可使痛风患者皮疹发生率上升；与丙磺舒合用可延长本品中两种成分的消除半衰期 ⑦可出现注射部位疼痛、血栓性静脉炎等局部症状；恶心、呕吐、腹泻、假膜性小肠结肠炎等胃肠道反应；皮疹等过敏反应
头孢哌酮舒巴坦	对头孢哌酮耐药但对本品敏感的细菌所致下呼吸道感染，尿路感染，腹腔感染，血流感染，感染性心内膜炎，皮肤及软组织感染，骨、关节感染，生殖道感染	①哺乳期妇女应小心使用 ②肝、功能严重不全者需调整给药方案。肾功能不全者舒巴坦排泄减缓，需调整用药剂量与给药间期 ③不推荐用于早产儿和新生儿 ④少数患者使用后出现维生素 K 缺乏，可能与肠道菌群受到抑制有关。应用时宜补充维生素 K，并监测凝血酶原时间 ⑤与氨基糖苷类药物合用具有协同作用；使用期间饮酒可发生"双硫仑样"反应。故治疗期间及治疗结束后1周宜戒酒；与肝素、华法林合用，引起出血风险增加 ⑥不良反应常见腹泻、稀便、ALT、AST、ALP、血胆红素和血尿素氮一过性升高。严重可致过敏性休克、Stevens-Johnson综合征

续表

药物	适应证	临床应用注意
哌拉西林他唑巴坦	对哌拉西林耐药但对本品敏感的细菌所致中、重度下呼吸道感染，皮肤、软组织感染，腹腔感染，盆腔感染	①偶可引起过敏性休克 ②肝功能严重不全的患者，需调整用药剂量与给药间期 ③不推荐用于2个月以下婴儿 ④哌拉西林使用过程中可出现出血倾向，凝血功能降低、凝血酶原时间延长、血小板聚集力下降，多见于合并肾功能减退的患者。用药过程中出现出血倾向时需停药 ⑤可导致艰难梭菌性腹泻。予以甲硝唑治疗 ⑥肺囊性纤维化患者使用时的发热、皮疹发生率上升 ⑦与丙磺舒合用可延长哌拉西林和他唑巴坦的消除半衰期；与肝素合用时应注意监测出血与凝血功能；与维库溴铵合用可增强后者对神经-肌肉接头的阻滞作用 ⑧较常见恶心、呕吐、腹泻等胃肠道反应，皮疹，静脉炎

第五节　碳青霉烯类抗菌药物

考点1 药理作用和作用特点 ★★★

（1）抗菌谱：革兰阴性菌（包括产 β-内酰胺酶的流感嗜血杆菌和淋病奈瑟菌、肠杆菌科细菌及铜绿假单胞菌），包括产ESBL菌株；厌氧菌（包括脆弱拟杆菌）；革兰阳性菌（包括粪肠球菌和李斯特菌）。

（2）机制：β-内酰胺类抗菌药物作用机制与青霉素和头孢菌素相同，与细菌细胞内膜上的PBPs结合，使细胞壁合成过程中的交叉连接不能形成，导致细菌细胞壁合成障碍。

（3）时间依赖性抗菌药物，有一定的抗生素后效应。

（4）临床适应证广，用于多重耐药菌感染、需氧菌与厌氧菌混合感染、重症感染及免疫缺陷患者感染等的抗菌治疗。

（5）亚胺培南：在近端肾小管中被正常人类肾脱氢肽酶Ⅰ灭活，西司他丁是这种脱氢肽酶的特异性抑制剂，故联用西司他丁可防止亚胺培南被灭活。亚胺培南西司他丁可能引起中枢神经系统毒性，包括精神状态改变、肌阵挛和癫痫发作，故不用于治疗脑膜炎。

（6）厄他培南：抗菌谱比亚胺培南或美罗培南窄，可用于中、重度细菌性感染，半衰期长，一日1次给药。

考点2 药物相互作用 ★★

（1）与丙戊酸钠合用时，可促进丙戊酸代谢，致其血药浓度降低，可引发癫痫。

（2）美罗培南、厄他培南等与丙磺舒合用时可延缓前者排泄，导致血药浓度改变。

考点3 典型不良反应和禁忌 ★★★

（1）皮疹、瘙痒、荨麻疹、多形性红斑。

（2）少见嗜酸粒细胞增多、中性粒细胞减少、肝脏氨基转移酶ALT及AST升高等，出现血尿素氮、血清肌酐升高。

（3）长时间使用可出现抗生素相关性腹泻。

（4）亚胺培南西司他丁可引起中枢神经系统严重不良反应。

（5）禁忌：对碳青霉烯类药物过敏者和对其他 β-内酰胺类药物有过敏性休克史者禁用。

考点 4 特殊人群用药 ★

肾功能不全患者均应减量。老年患者应根据内生肌酐清除率调整剂量。

考点 5 代表药品 ★

药物	适应证	临床应用注意
亚胺培南西司他丁	对其他药物耐药的革兰阴性杆菌感染、严重需氧菌与厌氧菌混合性感染的治疗以及病原菌未查明严重感染、免疫缺陷者感染的经验性治疗。不宜用于治疗社区获得性感染、预防用药、中枢神经系统感染	①有 β-内酰胺类药物过敏性休克史者禁用 ②原有中枢神经系统疾病患者宜避免应用，确需使用时应严密观察 ③不推荐用于体重<30kg的肾功能不全儿童 ④用作肌内注射时，以利多卡因稀释 ⑤不良反应：静脉滴注过快可出现头晕、出汗、全身乏力等反应；中枢神经系统不良反应；二重感染（假膜性小肠结肠炎、口腔白色念珠菌感染）；过敏反应；血栓性静脉炎，注射部位疼痛；恶心、呕吐、腹泻等胃肠道反应；血清ALT、AST、ALP、乳酸脱氢酶、胆红素、尿素氮、肌酐等一过性上升
美罗培南	参阅"亚胺培南西司他丁"。此外尚可用于敏感细菌所致脑膜炎。治疗严重铜绿假单胞菌感染时宜与其他抗铜绿假单胞菌药物联合应用	①慎用于对其他 β-内酰胺类药物过敏的患者 ②有中枢神经系统基础疾病、精神异常、癫痫史或合并应用其他可能导致癫痫药物患者，应慎用 ③肝功能不全患者应用时不需调整剂量 ④不良反应：常见注射部位疼痛和静脉炎等局部反应；恶心、呕吐、腹泻、便秘等胃肠道反应；皮疹、瘙痒等过敏反应；头痛、眩晕、失眠等神经系统症状。严重可致Stevens-Johnson综合征、多形性红斑、中毒性表皮剥脱性坏死。血清ALT、AST、ALP升高，白细胞减少、中性粒细胞减少、血小板减少、嗜酸性粒细胞增多等
厄他培南	敏感菌所致腹腔感染，复杂性皮肤及软组织感染，社区获得性肺炎，复杂性尿路感染，盆腔感染	①哺乳期妇女应用时应停止哺乳 ②肌内注射剂由利多卡因溶液稀释 ③不推荐用于3个月以下婴儿 ④肾功能不全、癫痫或其他中枢神经系统疾病患者使用本品，癫痫发作以及其他中枢神经系统不良反应的风险增加 ⑤在脑脊液中浓度较低，不推荐用于中枢神经系统感染 ⑥不良反应：常见腹痛、便秘、腹泻、恶心、呕吐等胃肠道反应；注射部位疼痛、静脉炎，头痛，以及女性阴道炎等；血中ALT、AST、ALP和肌酐值等升高

第六节　其他 β-内酰胺类抗菌药物

考点 1 药理作用和作用特点 ★★★

（1）抗菌作用机制与青霉素类、头孢菌素类药相同。

（2）头霉素类、氨曲南、氧头孢烯类均为时间依赖性抗菌药物，血浆半衰期较短，几乎无抗生素后效应。

（3）头霉素类（头孢西丁、头孢美唑、头孢替坦、头孢米诺）：抗菌谱与第二代头孢菌素类相似，但对大多数超广谱β-内酰胺酶稳定，且对拟杆菌属等厌氧菌具有抗菌活性。

（4）氨曲南：①仅对需氧革兰阴性菌包括铜绿假单胞菌具有良好抗菌活性；②具有肾毒性低、免疫原性弱、与青霉素类及头孢菌素类无交叉过敏等特点，可用于替代氨基糖苷类药物；并可用于对青霉素、头孢菌素过敏的患者；③结构上与头孢他啶相似，因此对头孢他啶严重过敏者应慎用；④不能渗入脑脊液，不能用于治疗脑膜炎。

（5）氧头孢烯类（拉氧头孢、氟氧头孢）：①抗菌活性与第三代头孢菌素中的头孢噻肟相似，对多种革兰阴性菌及厌氧菌有较强作用，对β-内酰胺酶稳定；②可引起凝血酶原减少、血小板功能障碍以及血小板计数减少而致出血。

考点2 药物相互作用★

（1）头孢美唑、头孢米诺、拉氧头孢等与利尿剂如呋塞米合用时，可加重肾功能损害。

（2）头孢西丁、氨曲南等与丙磺舒合用时可延缓前者排泄，导致血药浓度改变。

考点3 典型不良反应和禁忌★★★

（1）常见皮疹、荨麻疹、瘙痒、过敏性休克。

（2）少见嗜酸粒细胞增多、中性粒细胞减少、ALT及AST升高、血尿素氮、肌酐升高。

（3）长时间应用可出现维生素K缺乏症、维生素B族缺乏症状以及抗生素相关性腹泻。

（4）头霉素类药头孢美唑、头孢替坦、头孢米诺或氧头孢烯类药物拉氧头孢、氟氧头孢使用期间或之后5~7日内饮酒、服用含有乙醇药物、食物以及外用乙醇可发生"双硫仑样"反应。

（5）禁忌：①头霉素类、氧头孢烯类药，对本类或头孢菌素类过敏者禁用；②氨曲南，过敏者禁用。

考点4 特殊人群用药★

肾功能不全患者应减量。氨曲南是唯一的与青霉素类没有交叉反应的β-内酰胺类，可用于青霉素和头孢菌素类过敏者。

考点5 代表药品★

药物	适应证	临床应用注意
头孢西丁	敏感菌株引起的下呼吸道感染，尿路感染，腹膜炎和腹腔内感染，子宫内膜炎、盆腔炎，血流感染，骨、关节感染，皮肤、软组织感染，也可用于无污染的胃肠道手术以及经阴道子宫切除、经腹腔子宫切除或剖宫产等手术前预防用药	①妊娠期仅在确有必要时使用，哺乳期使用时应谨慎 ②慎用于有青霉素过敏史者。有青霉素过敏性休克史者不宜用 ③肾功能不全和老年患者，需根据内生肌酐清除率调整给药剂量 ④长期应用可引起肠道菌群失调，有胃肠道疾病史，尤其是结肠炎患者应慎用 ⑤不宜用于<3个月的婴儿 ⑥具有较强的β-内酰胺酶诱导作用，与羧苄西林等对β-内酰胺酶不稳定的β-内酰胺类药物合用可能发生拮抗

续表

药物	适应证	临床应用注意
拉氧头孢	敏感菌引起的血流感染，细菌性脑膜炎，肺炎、肺脓肿、脓胸等下呼吸道感染，腹膜炎、肝脓肿、胆道感染等腹腔感染，盆腔感染，肾盂肾炎等尿路感染	①哺乳期妇女应用时须停止哺乳 ②与庆大霉素对金黄色葡萄球菌、铜绿假单胞菌具有协同抗菌作用 ③可导致凝血酶原合成减少、血小板减少和功能障碍而引起严重凝血功能障碍和出血倾向 ④应用期间应每日补充维生素K
氨曲南	敏感菌引起的单纯性和复杂性肾盂肾炎以及反复发作性膀胱炎，下呼吸道感染，血流感染，皮肤及软组织感染（包括手术切口感染、溃疡和烧伤创面感染），腹腔感染（常需与甲硝唑等抗厌氧菌药联合应用），子宫内膜炎、盆腔炎等妇科感染（常需与甲硝唑等抗厌氧菌药联合应用）	①妊娠期仅在确有必要时使用，哺乳期应用时应停止哺乳 ②用药期间，Coombs试验可为阳性，ALT、AST、LDH及血肌酐值可暂时性升高，活化部分凝血活酶时间（APTT）及凝血酶原时间（PT）可能延长 ③不良反应：常见静脉炎，注射部位肿胀、疼痛或不适，腹泻、恶心、呕吐，皮疹，以及血清氨基转移酶升高、肝功能损害等

第七节 氨基糖苷类抗菌药物

氨基糖苷类抗菌药物包括链霉素、庆大霉素、妥布霉素、阿米卡星、奈替米星等。

考点1 药理作用和作用特点★★★

（1）抗菌谱：①对需氧革兰阴性杆菌具有很强抗菌作用，多数品种对铜绿假单胞菌亦具抗菌活性；②对多数革兰阳性菌作用较差，但对金黄色葡萄球菌有较好抗菌作用；③对各种厌氧菌无效；④链霉素、阿米卡星对结核分枝杆菌和其他分枝杆菌属亦有良好作用。

（2）作用机制：①与细菌的30S核糖体结合，影响蛋白质合成过程的多个环节（起始阶段、肽链延伸阶段、终止阶段），使细菌蛋白质的合成受阻；②影响细菌细胞膜屏障功能。

（3）浓度依赖性速效杀菌剂，对繁殖期和静止期的细菌均有杀菌作用。

（4）在碱性环境中抗菌作用增强，有明显的抗生素后效应。

（5）具有首剂现象，细菌与药物首次接触时，能迅速被药物杀死，当细菌再次或多次接触同一种药物时，抗菌效果明显下降。

（6）推荐日剂量一次给药，尽量减少给药次数，达到满意杀菌效果的同时降低不良反应。

（7）胃肠道吸收差，用于治疗全身性感染时必须注射给药。

（8）治疗急性感染通常疗程不宜超过7~14日。

考点2 药物相互作用★

（1）与β-内酰胺类混合时可致相互灭活，应在不同部位给药，不能混入同一容器内。

（2）本类药之间合用，可增加耳毒性、肾毒性及神经-肌肉阻滞作用。

（3）与神经-肌肉阻滞剂合用时，可加重神经-肌肉阻滞作用。

（4）与顺铂、依他尼酸、呋塞米或万古霉素等合用，增加耳毒性与肾毒性。

考点 3 典型不良反应和禁忌 ★★★

（1）耳毒性：不可逆，包括：①前庭功能障碍，眩晕、呕吐、眼球震颤和平衡障碍；②耳蜗功能障碍，耳鸣、听力减退甚至耳聋。

（2）肾毒性：蛋白尿、管型尿或红细胞尿，严重者可出现氮质血症、肾功能不全等，通常是可逆的。

（3）神经-肌肉阻滞：心肌抑制、血压下降、肢体瘫痪，甚至呼吸肌麻痹而窒息死亡。

（4）过敏反应：皮疹、发热、嗜酸性粒细胞增多，严重过敏性休克，尤其是链霉素。

（5）禁忌：过敏者或有严重毒性反应者禁用。奈替米星、妥布霉素、大观霉素等禁用于妊娠期妇女和新生儿。

考点 4 代表药品 ★

药物	适应证	临床应用注意
庆大霉素	①敏感革兰阴性杆菌所致严重感染。与青霉素G（或氨苄西林）联合可用于治疗草绿色链球菌性心内膜炎或肠球菌属感染 ②铜绿假单胞菌或葡萄球菌属所致严重中枢神经系统感染，可同时用本品鞘内注射作为辅助治疗 ③不适用于单纯性尿路感染初治 ④口服可用于肠道感染或结肠手术前准备，也可用本品肌内注射合并克林霉素或甲硝唑以减少结肠手术后感染发生率	①哺乳期使用时应暂停哺乳 ②疗程一般不宜大于2周，以减少耳、肾毒性的发生 ③耳、肾毒性在原有肾功能不全，或肾功能正常者使用剂量过大、疗程过长者易发生 ④用药期间定期检查尿常规、血尿素氮、血肌酐，注意患者听力变化或听力损害先兆（耳鸣、耳部胀满感、高频听力损害） ⑤避免联合应用肾、耳毒性药物及强效利尿药 ⑥不可静脉快速推注给药，以避免神经-肌肉接头阻滞作用的发生 ⑦早产儿、新生儿、婴幼儿应尽量避免用 ⑧不可用于眼内或结膜下给药，可能引起黄斑坏死 ⑨避免用于重症肌无力患者，慎用于帕金森病和其他肌无力的患者 ⑩注射剂含亚硫酸钠，可能引起过敏性休克或其他严重过敏反应
阿米卡星	①敏感菌所致严重感染，如细菌性心内膜炎、血流感染（包括新生儿脓毒血症）、下呼吸道感染、骨与关节感染、皮肤及软组织感染、胆道感染、腹腔感染、烧伤感染、手术后感染及反复发作性尿路感染等 ②对大部分氨基糖苷类钝化酶稳定，故尤其适用于治疗革兰阴性杆菌对庆大霉素或妥布霉素耐药菌株所致感染 ③不宜用于单纯性尿路感染初治病例	①用药期间检查尿常规、肾功能，进行听力检查或听电图检查，对老年患者尤为重要 ②新生儿、老年和肾功能减退者，有条件时应监测血药浓度 ③使ALT、AST、血清胆红素浓度及乳酸脱氢酶浓度的测定值增高；血钙、镁、钾、钠浓度的测定值可能降低 ④给予患者足够的水分，以减少肾小管损害 ⑤与头孢噻吩或头孢唑林局部或全身合用可能增加肾毒性 ⑥不宜与两性霉素B、头孢噻吩、磺胺嘧啶和四环素等注射剂配伍 ⑦与多黏菌素类注射剂合用或先后连续局部或全身应用，可增加肾毒性和神经-肌肉阻滞作用

第八节 大环内酯类抗菌药物

考点1 药理作用和作用特点★★★

（1）抗菌谱：革兰阳性球菌、革兰阴性球菌、部分革兰阴性杆菌、非典型致病原（嗜肺军团菌、肺炎支原体、衣原体）和厌氧消化球菌，对产β-内酰胺酶的葡萄球菌和耐甲氧西林金黄色葡萄球菌也有一定抗菌活性。

（2）机制：与细菌核糖体的50S亚基结合，竞争性阻断肽链延伸过程中的肽基转移作用与（或）移位作用，抑制细菌蛋白质的合成。

（3）低浓度时为抑菌剂，高浓度时可有杀菌作用。

（4）时间依赖性抗菌药物。药物不同，PAE不同。红霉素具有短PAE和$t_{1/2}$，通常需要每日多次给药；克拉霉素、阿奇霉素具有长PAE和$t_{1/2}$，尽量减少给药次数。

（5）红霉素易被胃酸破坏，口服吸收少，一般服用其肠衣片或酯化物。

（6）第二代大环内酯类的抗菌作用较第一代有所增强，此外还具有胃动素作用、免疫修饰作用、抗炎作用等。

考点2 药物相互作用★★★

（1）与氯霉素或林可霉素合用，竞争结合位点，产生拮抗作用。

（2）与其他肝毒性药合用可能增强肝毒性，大剂量应用或与耳毒性药合用，尤其肾功能不全者，可能增加耳毒性。

（3）红霉素、红霉素酯化物、克拉霉素可抑制肝药酶，与卡马西平、丙戊酸、芬太尼、阿司咪唑、特非那定、西沙必利、环孢素、地高辛、华法林、茶碱类、洛伐他汀、咪达唑仑、三唑仑、麦角胺、双氢麦角胺等合用，可增加上述药的血浆浓度。

（4）阿奇霉素可能增强抗凝血药的作用，合用时严密监测凝血酶原时间。

考点3 典型不良反应和禁忌★★★

（1）胃肠道反应：呕吐、腹胀、腹痛、腹泻，抗生素相关性腹泻等。

（2）肝毒性：用药后10日出现肝大、腹痛、阻塞性黄疸、肝脏氨基转移酶AST及ALT升高等。

（3）心脏毒性：引起Q-T间期延长和其他心血管事件。

（4）重症肌无力加重。

（5）老年人、肾功能不全者或用药剂量过大时易发生耳毒性，以耳蜗神经损害的耳聋、耳鸣多见，前庭功能亦可受损，常发生于用药后1~2周。

（6）禁忌：过敏者。部分心脏病（包括心律失常、心动过缓、Q-T间期延长、缺血性心脏病、充血性心力衰竭等）患者。

考点4 特殊人群用药★

（1）阿奇霉素不需要因肌酐清除率降低而调整剂量。

（2）红霉素、阿奇霉素是妊娠期使用经验较丰富的大环内酯类药物。

考点5 代表药品★★

药物	适应证	临床应用注意
红霉素	①作为青霉素过敏患者对敏感菌感染的替代选用药，也可用于风湿热的预防 ②军团菌病 ③肺炎支原体肺炎及其他支原体感染 ④肺炎衣原体感染及其他衣原体感染 ⑤化脓性链球菌、金黄色葡萄球菌青霉素敏感菌株所致皮肤及软组织感染 ⑥厌氧菌所致口腔感染 ⑦空肠弯曲菌肠炎 ⑧百日咳。上述感染中如军团菌病、支原体肺炎、空肠弯曲菌肠炎等，红霉素为首选用药	①妊娠期妇女慎用，哺乳期妇女须停止哺乳。肝功能不全患者尽可能避免应用 ②老年人发生尖端扭转型室性心动过速的风险增加 ③重症肌无力患者使用，有病情加重风险 ④抑制CYP1A2、CYP3A4，抑制多种药物代谢，导致的严重不良反应：与阿司咪唑、特非那定和西沙必利合用可引起室性心律失常；抑制卡马西平、苯妥英钠和丙戊酸钠等抗癫痫药的代谢；抑制阿芬太尼、环孢素、他克莫司、溴隐亭、抗心律失常药丙吡胺的代谢 ⑤长期服用抗凝药的患者应用时可导致凝血酶原时间延长，增加出血风险 ⑥与茶碱类药物合用，可导致茶碱血药浓度升高和（或）毒性反应增加 ⑦与肝毒性药物合用可能增强肝毒性；与耳毒性药物合用可能增加耳毒性 ⑧可抑制洛伐他汀的代谢，引起横纹肌溶解症 ⑨升高地高辛的血药浓度 ⑩与麦角胺、双氢麦角胺合用，可出现麦角中毒，表现为外周血管痉挛、皮肤感觉迟钝 ⑪禁止与特非那定、阿司咪唑、西沙必利、匹莫齐特合用
克拉霉素	①敏感菌所致咽炎、扁桃体炎、急性鼻窦炎、儿童中耳炎，慢性支气管炎、急性细菌感染性加重，肺炎，单纯性皮肤及软组织感染 ②鸟分枝杆菌或胞内分枝杆菌感染的预防与治疗 ③与其他药物联合用于幽门螺杆菌感染	①哺乳期妇女宜停止哺乳 ②不推荐用于6个月以下的婴儿 ③不良反应：常见味觉障碍、腹痛、腹泻、恶心、呕吐、消化不良等胃肠道反应以及头痛。严重可见重症多形性红斑、中毒性表皮剥脱性坏死、严重过敏反应、肝毒性、肝功能衰竭或艰难梭菌引起的假膜性肠炎 ④禁止与西沙必利、匹莫齐特、阿司咪唑、特非那定、麦角胺或双氢麦角胺同用
阿奇霉素	①敏感菌所致急性咽炎、急性扁桃体炎，急性支气管炎、慢性支气管炎、急性细菌感染性加重，社区获得性肺炎，软下疳，皮肤及软组织感染 ②衣原体所致尿道炎和宫颈炎 ③与其他药物联合，用于HIV感染者中鸟分枝杆菌复合体感染的预防与治疗	①哺乳期妇女应暂停哺乳 ②肝或肾功能不全者、Q-T间期延长者慎用 ③避免与含铝或镁的抗酸药同时服用，可降低本品的血药峰浓度 ④药物相互作用少，但与氨茶碱合用时，应注意监测后者血药浓度；与华法林合用时，应严密监测凝血酶原时间；与卡马西平、地高辛、环孢素、苯妥英、麦角胺、三唑仑及经肝脏细胞色素P450酶系代谢的药物合用时，应注意观察有无不良反应发生 ⑤不良反应：常见胃肠道反应，少见头晕、头痛及发热、皮疹、关节痛等过敏反应。严重可致角膜糜烂、重症多形性红斑、中毒性表皮剥脱性坏死、血管性水肿、过敏性休克和重症肌无力，均少见

第九节 四环素类抗菌药物

四环素类抗菌药物包括四环素、多西环素、米诺环素、美他环素、地美环素。

考点1 药理作用和作用特点★★★

（1）抗菌谱广，包括革兰阳性、阴性需氧菌和厌氧菌、立克次体、螺旋体、支原体、衣原体、诺卡菌、放线菌、布鲁菌、兔热病、惠普尔病和疟疾等，对铜绿假单胞菌无抗菌作用。尤其适用于立克次体、支原体、衣原体感染。

（2）作用机制：①与细菌核糖体的30S亚基结合，阻止蛋白质合成始动复合物，并抑制肽链延长，抑制细菌蛋白质合成；②也能引起细菌细胞膜通透性增加，使细菌细胞内核苷酸和其他重要物质外漏，从而抑制细菌DNA的复制。

（3）快速抑菌剂，常规浓度时抑菌，高浓度时对某些细菌呈杀菌作用。

（4）长PAE的时间依赖性抗菌药物。

（5）所有四环素类都可透过胎盘屏障，在胎儿的骨骼和牙齿沉积，引起牙釉质发育不良，并抑制骨骼生长。

考点2 药物相互作用★

（1）与抗酸剂如碳酸氢钠合用时，可使前者吸收减少，活性减低。与钙剂、镁剂或铁剂合用，可形成不溶性络合物，使口服吸收率减少，至少间隔2h。

（2）与甲氧氟烷合用有导致致命性肾毒性的报道，与其他肝毒性药（抗肿瘤药）合用时可加重肝功能损害。

（3）与麦角生物碱或其衍生物同时给药，会增加麦角中毒的风险。

（4）可降低血浆凝血酶原活性，接受抗凝药治疗者需要调整抗凝血药的剂量。

考点3 典型不良反应和禁忌★★★

1.肠道菌群失调 轻者引起维生素缺乏，严重时可引起的二重感染、难辨梭菌性腹泻、抗生素相关性腹泻。

2.肝毒性 大剂量或长期使用可发生，严重者可引起肝细胞变性。

3.光敏性皮炎 多西环素、米诺环素、美他环素、地美环素使用后，日晒时有光敏现象，建议服药后不要直接暴露于阳光或紫外线下。

4.其他 与钙离子形成的螯合物沉积于牙齿和骨骼中，造成牙齿黄染，并影响胎儿、新生儿和婴幼儿骨骼发育。

5.禁忌 ①有四环素类药过敏史者；②妊娠期和准备妊娠妇女禁用；③8岁以下儿童禁用。

考点4 特殊人群用药★

（1）肾功能不全患者，四环素需调整剂量，多西环素、米诺环素不必调整剂量。

（2）只有重度肝功能不全的患者需要调整多西环素的剂量。

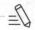

考点 5 代表药品 ★

药物	适应证	临床应用注意
米诺环素	敏感的病原体引起的泌尿生殖系统感染，浅表性化脓性感染，深部化脓性疾病，呼吸系统感染，梅毒，耳鼻喉感染，痢疾、肠炎、感染性食物中毒、胆管炎、胆囊炎，腹膜炎，败血症，菌血症。尚可作为严重痤疮的辅助治疗	①可引起眩晕、耳鸣等前庭功能紊乱，用药期间禁止从事高空作业、驾车及操作具有危险性的机械 ②可引起皮肤色素沉着、光敏性皮炎，用药期间避免日晒 ③可发生非常罕见的严重的Stevens-Johnson综合征和中毒性表皮坏死松解症 ④急性淋病奈瑟菌性尿道炎患者疑有初期或二期梅毒时，应进行暗视野检查，疑有其他类型梅毒时，每月应进行血清学检查，并至少进行4个月 ⑤用药期间应定期检查肝、肾功能
多西环素	①立克次体病，如流行性斑疹伤寒、地方性斑疹伤寒、洛矶山热、恙虫病和Q热；支原体、衣原体感染；回归热；布鲁菌病；霍乱；兔热病；鼠疫；软下疳；治疗布鲁菌病和鼠疫时需与氨基糖苷类联合应用 ②对青霉素类过敏患者的破伤风、气性坏疽、雅司、梅毒、淋病和钩端螺旋体病以及放线菌属、李斯特菌感染 ③中、重度痤疮患者作为辅助治疗	①可发生耐药菌过度繁殖引起的二重感染 ②疑合并梅毒螺旋体感染，用药前须行暗视野检查及每月进行血清学检查，至少4次 ③可抑制血浆凝血酶原的活性，接受抗凝治疗的患者需要调整抗凝药的剂量 ④与巴比妥类、苯妥英或卡马西平同用时，血药浓度降低，须调整剂量 ⑤不良反应发生率比米诺环素低；肠道菌群失调较四环素少见；药物在牙齿、骨骼的沉积较四环素轻。与血卟啉病急性发作相关，血卟啉病患者使用不安全

第十节　林可霉素类抗菌药物

林可霉素抗菌药物包括林可霉素、克林霉素。

考点 1 药理作用和作用特点 ★★★

（1）抗菌谱：需氧革兰阳性球菌及厌氧菌，对各类厌氧菌具有良好抗菌作用。对革兰阴性杆菌和肺炎支原体无效。

（2）作用机制：与大环内酯类药相同，与细菌核糖体的50S亚基结合，从而抑制细菌蛋白质的合成。

（3）治疗金黄色葡萄球菌引起的急慢性骨髓炎及关节感染的首选药。

（4）时间依赖性抗菌药物，每日分次给药。

（5）克林霉素的抗菌活性比林可霉素强4~8倍。克林霉素与杀菌剂（青霉素或万古霉素）联合用于治疗因链球菌或葡萄球菌释放毒素导致的中毒性休克综合征。

（6）林可霉素与克林霉素呈完全交叉耐药，本类药与大环内酯类药也存在交叉耐药性。

考点 2 药物相互作用 ★

（1）本类药具神经-肌肉阻断作用，与抗肌无力药合用时导致后者对骨骼肌的效果减弱，合用时应调整剂量。

（2）与氯霉素、大环内酯类药竞争细菌核糖体的结合部位而相互抵抗，不宜合用。

（3）与麻醉性镇痛药合用，可导致呼吸抑制延长或引起呼吸麻痹（呼吸暂停）。

（4）与氨苄西林、卡那霉素、苯妥英钠、巴比妥盐酸盐、氨茶碱、葡萄糖酸钙及硫酸镁可产生配伍禁忌。

考点3 典型不良反应和禁忌★

（1）少见过敏反应、皮疹、瘙痒等，偶见荨麻疹、血管神经性水肿和血清病反应、肠道菌群失调和抗生素相关性腹泻、肝脏氨基转移酶ALT及AST升高等。

（2）罕见表皮脱落、大疱型表皮坏死松解症、多形性红斑和Stevens-Johnson综合征。

（3）林可霉素大剂量静脉快速滴注可引起血压下降、心电图变化，甚至心跳、呼吸停止。

（4）对林可霉素或克林霉素有过敏史者禁用。

考点4 特殊人群用药★

克林霉素对肝功能或肾功能不全患者无特殊的剂量调整推荐。

考点5 代表药品★

药物	适应证	临床应用注意
克林霉素	链球菌属、葡萄球菌属及厌氧菌所致的中、重度感染，如吸入性肺炎、脓胸、肺脓肿、骨髓炎、腹腔感染、盆腔感染及败血症等	①妊娠期仅在确有必要时使用，哺乳期妇女应停止哺乳 ②与抗蠕动止泻药、含白陶土止泻药合用，在疗程中甚至在疗程后数周有引起伴严重水样腹泻的假膜性肠炎的可能。不宜与抗蠕动止泻药合用；与含白陶土止泻药合用时，需间隔至少2h

第十一节 糖肽类抗菌药物

糖肽类抗菌药物包括万古霉素、去甲万古霉素、替考拉宁。

考点1 药理作用和作用特点★★★

（1）对革兰阳性菌具有强大的抗菌活性，对葡萄球菌（包括耐甲氧西林金黄色葡萄球菌）、肠球菌、肺炎链球菌、溶血性与草绿色链球菌高度敏感，对厌氧菌、炭疽杆菌、白喉棒状杆菌、破伤风杆菌也高度敏感，对革兰阴性菌作用弱。

（2）作用机制：抑制细菌细胞壁的合成，对胞质中RNA的合成也具有抑制作用。

（3）临床主要用于耐药金黄色葡萄球菌或对β-内酰胺类抗菌药物过敏的严重感染。口服也可应用于难辨梭状芽孢杆菌及其毒素引起的假膜性肠炎。

（4）长PAE的时间依赖性杀菌剂，每日分次给药。

（5）万古霉素与其他肾毒性药物（如氨基糖苷类）联合使用时，肾毒性风险增加。

考点2 药物相互作用★

（1）与氨基糖苷类、两性霉素B、阿司匹林及其他水杨酸盐类、注射用杆菌肽及布美他尼、顺铂、环孢素、依他尼酸及多黏菌素类药物等合用或先后应用，可增加耳毒性及肾毒性。

（2）与抗组胺药、吩噻嗪类等合用时，可能掩盖耳鸣、头昏、眩晕等耳毒性症状。

考点3 典型不良反应和禁忌★★

（1）偶见急性肾功能不全、肾衰竭、间质性肾炎、肾小管损伤、一过性血肌酐、尿素氮升高、过敏反应、抗生素相关性腹泻。

（2）红人综合征：快速滴注时可出现血压降低，甚至心搏骤停，以及喘鸣、呼吸困难、上部躯体发红，主要由嗜碱性粒细胞和肥大细胞释放组胺引起的，用苯海拉明和减慢万古霉素滴注速度可避免发生。

（3）大剂量、长疗程、老年患者或肾功能不全者使用时，易发生听力减退，甚至耳聋。

（4）禁忌：万古霉素与替考拉宁有交叉过敏反应，对万古霉素、去甲万古霉素和替考拉宁过敏者禁用。妊娠期妇女应避免使用，哺乳期妇女使用期间应暂停哺乳。

考点4 特殊人群用药★

使用万古霉素时，推荐对下列情况进行治疗药物监测：推荐应用大剂量万古霉素来维持其血药谷浓度在15~20 μg/ml且长疗程的患者，肾功能不全、老年人、新生儿等特殊群体患者，合用其他耳毒性、肾毒性药物的患者。

考点5 代表药品★★

药物	适应证	临床应用注意
万古霉素	①仅适用于耐药革兰阳性菌所致严重感染，特别是甲氧西林耐药葡萄球菌属、肠球菌属及青霉素耐药肺炎链球菌所致败血症、心内膜炎、脑膜炎、肺炎、骨髓炎等 ②中性粒细胞减少或缺乏症合并革兰阳性菌感染患者 ③青霉素过敏的严重革兰阳性菌感染患者 ④口服万古霉素可用于经甲硝唑治疗无效的艰难梭菌所致假膜性肠炎患者	①与其他耳毒性抗感染药合用或先后应用时需监测听力。与氨基糖苷类联合应用时需进行肾功能测定及血药浓度监测，以调整给药剂量或给药间期 ②与布克力嗪和赛克力嗪等抗组胺药、吩噻嗪类和噻吨类抗精神病药等合用时，可掩盖耳鸣、头晕、眩晕等耳毒性症状 ③与碱性溶液有配伍禁忌，遇重金属可发生沉淀 ④与二甲双胍合用，可减少二甲双胍的清除，血药浓度升高 ⑤与琥珀酰胆碱合用，可增强琥珀酰胆碱的神经-肌肉阻断作用
替考拉宁	①甲氧西林耐药葡萄球菌属、肠球菌属等以及对本品敏感革兰阳性菌所致中、重度感染 ②青霉素过敏患者的肠球菌属或链球菌属所致严重感染 ③中性粒细胞缺乏症患者的革兰阳性球菌感染	①与环丙沙星合用，增加癫痫发作的风险 ②静脉麻醉药成瘾患者的肾清除加快，需加大剂量

第十二节　酰胺醇类抗菌药物

酰胺醇类抗菌药物包括氯霉素、甲砜霉素。

考点1 药理作用和作用特点★★★

（1）广谱抗菌药物，对革兰阴性菌的抑制作用强于革兰阳性菌。对立克次体、螺旋体、衣原体、支原体等也有抑制作用，但对分枝杆菌、真菌、病毒和原虫无活性。

（2）作用机制：作用于细菌70S核糖体的50S亚基，抑制转肽酶，使肽链的形成受阻，从而抑制细菌蛋白质的合成。

（3）抑菌剂，高浓度时或对本品高度敏感的细菌也呈杀菌作用。

（4）氯霉素可降低线粒体内膜上铁螯合酶的活性，抑制了血红蛋白合成，骨髓中红细胞内空泡形成而引起再生障碍性贫血。

考点2 药物相互作用★★

（1）与大环内酯类和林可霉素类抗生素作用机制相同，竞争结合细菌核糖体50S亚基，同用可发生拮抗，不宜联用。

（2）可干扰青霉素类杀菌剂的杀菌效果，应避免两类药同用。

（3）能拮抗维生素B_6，增加机体维生素B_6需求量；也可拮抗维生素B_{12}的造血作用，可导致贫血或周围神经炎的发生。

（4）对肝脏微粒体药物代谢酶有抑制作用，能影响其他药物的药效，使乙内酰脲类抗癫痫药作用增强或毒性增加。

（5）与苯巴比妥、利福平等药酶诱导药合用时，可增加氯霉素代谢，降低其血药浓度。

（6）与秋水仙碱、保泰松和青霉胺等抑制骨髓的药物同用，或同时进行放射治疗时，毒性增加。

（7）可增强口服降糖药甲磺丁脲的降糖作用，增强口服抗凝药的抗凝作用，需调整剂量。

（8）长期口服含雌激素避孕药期间，应用氯霉素可降低避孕效果。

考点3 典型不良反应和禁忌★★★

（1）骨髓造血功能障碍：出现血细胞减少，严重者出现再生障碍性贫血，少数发生溶血性贫血，铁粒幼细胞贫血。

（2）新生儿大剂量应用，引起致死性的灰婴综合征。

（3）禁忌：①新生儿、哺乳期、妊娠期（尤其妊娠后期）禁用，可发生灰婴综合征；②精神病患者禁用，可致严重精神反应；③新生儿禁用氯霉素。

考点4 代表药品★

药物	适应证	临床应用注意
氯霉素	①伤寒和副伤寒 ②严重沙门菌属感染合并败血症 ③耐氨苄西林的B型流感嗜血杆菌脑膜炎或对青霉素过敏患者的敏感菌所致脑膜炎 ④需氧菌和厌氧菌混合感染的脑脓肿 ⑤严重厌氧菌感染，如脆弱拟杆菌所致感染，累及中枢神经系统者，与氨基糖苷类抗生素合用治疗腹腔感染或盆腔感染 ⑥立克次体感染（Q热、落基山斑点热、地方性斑疹伤寒等）	①老年患者、肝功能或肾功能不全患者应慎用 ②用药中应定期检查血常规 ③不宜肌内注射 ④常见的不良反应有：胃肠道反应；过敏反应；长期用药可出现周围神经炎和视神经炎；二重感染；先天性葡萄糖-6-磷酸脱氢酶不足的患者可发生溶血性贫血；长期服药可抑制肠道菌群而使维生素K合成受阻而出血 ⑤严重的不良反应有：骨髓抑制，与用药剂量及疗程有关；再生障碍性贫血；灰婴综合征；肝毒性

第十三节　氟喹诺酮类抗菌药物

考点1 分类★

类别	代表药物
第一代	萘啶酸、吡咯酸
第二代	吡哌酸
第三代	诺氟沙星、环丙沙星、氧氟沙星、左氧氟沙星、洛美沙星、氟罗沙星、司帕沙星
第四代	莫西沙星、加替沙星、吉米沙星

考点2 药理作用和作用特点★★★

（1）广谱，抗菌作用逐代增强，第四代的抗菌谱是目前为止最大的，对大部分厌氧菌，革兰阳性菌的耐菌即铜绿假单胞菌的抗菌活性也明显提高。

（2）作用机制：选择性干扰细菌DNA回旋酶或拓扑异构酶Ⅳ，抑制DNA的合成和复制而杀菌。还能使细菌菌体肿胀破裂，细胞重要内容物外漏而杀菌。

（3）氟喹诺酮类药物不受质粒传导耐药性的影响，与其他种类抗菌药物间无交叉耐药性。

考点3 药物相互作用★

（1）碱性药物、抗胆碱药、H_2受体拮抗剂均可降低胃液酸度而使减少药物吸收，应避免同服。

（2）利福平、氯霉素均可使本类药物的作用降低，使萘啶酸和诺氟沙星的作用消失。

（3）与茶碱合用，抑制茶碱代谢，血药浓度升高，易出现毒性反应。

考点4 典型不良反应★★★

（1）常见：①胃肠道反应，恶心、呕吐、不适、疼痛等；②中枢神经系统症状，头痛、头晕、睡眠不良等，并可致精神症状；③过敏反应，皮疹、瘙痒、颜面或皮肤潮红等；

④视觉紊乱，双视、色视；⑤光敏反应，Stevens-Johnson及Lyell综合征；⑥肝、肾功能损害。

（2）偶可引起关节病变：出现肌肉痛、腱鞘炎、跟腱炎、肌腱撕裂等疼痛与肿胀症状。60岁以上患者，合用甾体类药物，肾脏、心脏或肺移植，类风湿关节炎等有肌腱障碍史，用药后参加体力活动或是紧张，肌腱断裂的风险均可能增加。

（3）心电图Q-T间期延长：已有Q-T间期延长者、未能纠正的低钾血症者、急性心肌缺血者正在应用奎尼丁、普鲁卡因胺或胺碘酮、索洛地尔等抗心律失常药的患者均应避免使用，不宜与已知可使Q-T间期延长的西沙比利、红霉素、三环类抗抑郁药等药物合用。

（4）血糖增高或降低，常伴发在使用降糖药或胰岛素的糖尿病患者中，应严密监测血糖。

考点5 禁忌★★

（1）妊娠期妇女和儿童（影响18岁以下儿童软骨发育）。

（2）脑动脉硬化、癫痫患者（抑制氨基丁酸作用，降低癫痫发作阈值）。

（3）肝肾功能不全患者。

考点6 代表药品★

药物	适应证	临床应用注意
环丙沙星	敏感菌所致的泌尿与生殖系感染，呼吸道感染，胃肠道细菌感染，复杂性腹腔感染，伤寒，骨和关节感染，皮肤及软组织感染，血流感染等全身感染，吸入性炭疽，中性粒细胞减少症发热时经验治疗	①肾功能减退者易发生抽搐、癫痫样发作等中枢神经系统反应 ②肾功能衰竭者使用时，增加肌腱断裂风险 ③偶可引起过敏性休克、中毒性表皮松解症、渗出性多形性红斑 ④偶有光敏反应发生，应避免过度日光或人工紫外线照射 ⑤含铝、钙等阳离子制剂会与喹诺酮类发生螯合，致使后者吸收量降低 ⑥不宜合用维生素C、氯化铵等酸性药物，可减弱抗菌作用
左氧氟沙星	敏感菌所致的慢性支气管炎急性细菌感染、社区获得性肺炎和医院获得性肺炎、急性鼻窦炎、急性单纯性下尿路感染、复杂性尿路感染、急性肾盂肾炎、复杂性和非复杂性皮肤及皮肤结构感染	①脑动脉硬化、癫痫等中枢神经系统疾病中应避免使用 ②肝毒性，如急性肝炎甚至致死 ③与利多卡因、恩卡尼、氟卡尼、普鲁卡因胺、普罗帕酮、胺碘酮、美西律、溴苄胺、丙吡胺、莫雷西嗪、奎尼丁、阿齐利特、多非利特、司美利特、伊布利特、雷诺嗪、索他洛尔、氟康唑、氯丙嗪、奋乃静、氟哌利多、齐拉西酮、美沙酮、舒尼替尼、拉帕替尼、尼洛替尼、美索达嗪或硫利达嗪等合用，Q-T间期延长作用叠加，出现Q-T间期延长、尖端扭转型室性心动过速、心脏停搏等心脏毒增加，应禁止合用 ④含镁、铝的抗酸药、铁剂和含锌的多种维生素制剂可干扰本品口服吸收 ⑤与茶碱合用时增加茶碱不良反应，应严密监测茶碱浓度 ⑥增强华法林作用，增加出血风险 ⑦与非甾体类抗炎药合用，γ氨基丁酸受抑，导致中枢神经系统兴奋，增加癫痫风险
莫西沙星	敏感菌所致的急性细菌性鼻窦炎，慢性支气管炎急性细菌感染，社区获得性肺炎，单纯性皮肤及皮肤结构感染，复杂性腹腔内感染，复杂性皮肤感染	①铁剂和抗酸药明显降低其生物利用度 ②严重不良反应：主动脉瘤或夹层、Q-T间期延长、尖端扭转型室性心动过速；皮疹，Stevens-Johnson综合征、中毒性表皮坏死松解症；高血糖症、低血糖；艰难梭菌性腹泻；粒细胞缺乏症、再生障碍性贫血、溶血性贫血、全血细胞减少症、血小板减少症；肝坏死、肝炎、肝衰竭

第十四节　硝基呋喃类抗菌药物

硝基呋喃类抗菌药物包括呋喃妥因、呋喃唑酮、呋喃西林等。

考点1 药理作用和作用特点★

（1）抗菌谱广，对许多需氧革兰阳性球菌和革兰阴性杆菌均具有一定抗菌作用。变形杆菌属和沙雷菌属、铜绿假单胞菌通常对本品耐药。

（2）机制：干扰细菌的氧化还原酶系统影响DNA合成，导致细菌代谢紊乱而死亡。

（3）口服吸收差，血药浓度低，且药物的组织渗透性差，不宜用于较重感染，仅适用于肠道感染及下尿路感染。

（4）局部用药时，药物接触脓液后仍保持抗菌效能。

（5）呋喃唑酮仅用于难以根除的幽门螺杆菌感染。

考点2 代表药品★

药物	适应证	临床应用注意
呋喃妥因	①敏感的大肠埃希菌、肠球菌属、葡萄球菌属以及克雷伯菌属、肠杆菌属等细菌所致的急性单纯性下尿路感染 ②反复发作性尿路感染的预防	①过敏者，无尿、少尿或肾功能明显受损者禁用 ②消化道不良反应最常见，恶心、呕吐、纳差和腹泻等 ③偶见伴随急性肺部症状的高敏反应，如发热、咳嗽等，伴有浸润和嗜酸性粒细胞增多的呼吸困难 ④长期应用可发生弥漫性间质性肺炎或肺纤维化，故不宜用于长期预防用药 ⑤可诱发伯氨喹敏感性溶血性贫血，如发生溶血应即停用 ⑥可发生假膜性肠炎，须立即停用，并予以甲硝唑口服 ⑦宜与食物同服，以增强耐受性并改善肠道吸收 ⑧避免与可引起外周神经痛的药物（如甲硝唑、司他夫定、去羟肌苷、利奈唑胺）同时使用 ⑨抗菌活性不受脓液和组织分解产物的影响，在酸性尿液中的活性较强

第十五节　硝基咪唑类抗菌药物

考点1 药理作用和作用特点★★★

（1）抗厌氧菌作用：对厌氧菌具有强大的抗菌活性。对所有需氧菌无抗菌活性。放线菌属、乳酸杆菌属、丙酸杆菌属对本品多呈耐药。

（2）抗原虫作用：对阴道滴虫、阿米巴和蓝氏贾第鞭毛虫具有强大抗原虫作用。

（3）作用机制：①杀菌机制尚未完全阐明，被还原后的代谢物可抑制细菌的DNA代谢过程，促使细菌死亡；②抗阿米巴原虫的机制为抑制其氧化还原反应，使原虫的氮链发生断裂。

考点2 药物相互作用★★

（1）可增强华法林的作用，导致凝血酶原时间延长。

（2）苯妥英钠、苯巴比妥等肝药酶诱导剂可加速本类药物清除，使血药浓度下降。

（3）西咪替丁等肝药酶抑制剂可减缓本类药物的代谢，使血清半衰期延长。

（4）甲硝唑、替硝唑与乙醇合用可发生"双硫仑样"反应，奥硝唑对乙醛脱氢酶无抑制作用。

考点3 典型不良反应与禁忌★★

1. 常见 胃肠道反应最为常见，表现为恶心、呕吐、食欲缺乏、腹部不适和腹泻等；口腔金属味；头痛；深色尿（对人体无害）。

2. 偶见 外周神经痛（长期使用时，通常是可逆的）；注射部位静脉炎；失眠；口炎。

3. 罕见 癫痫。

4. 禁忌 有过敏史者禁用。有活动性中枢神经系统疾患者慎用。

考点4 代表药品★

药物	适应证	临床应用注意
甲硝唑	①各种厌氧菌感染，包括腹腔感染、盆腔感染、脑脓肿、肺脓肿等，但需与其他抗需氧菌药物联合使用 ②肠道及肠外阿米巴病、阴道滴虫病、贾第虫病、结肠小袋纤毛虫等寄生虫病的治疗	①妊娠期妇女有明确指征方可选用，但妊娠前3个月内禁用 ②哺乳期慎用，服药后停止喂养12~24h，以便药物排出体外 ③严重肝功能不全者应降低剂量 ④可干扰丙氨酸氨基转移酶、乳酸脱氢酶、三酰甘油、己糖激酶等的检测结果，使其测定值降至零
替硝唑	③口服可用于艰难梭菌所致的假膜性肠炎 ④与其他药物联合用于幽门螺杆菌所致的胃炎和十二指肠溃疡的治疗 ⑤预防用药：择期结直肠手术、腹腔手术	①妊娠期妇女有明确指征方可选用，但妊娠前3个月内禁用 ②哺乳期妇女如确有指征应用，需停止哺乳，并需在停药3日后方可重新哺乳 ③可干扰丙氨酸氨基转移酶、乳酸脱氢酶、三酰甘油、己糖激酶等的检测结果，使其测定值降至零
奥硝唑		不推荐用于3个月以下婴儿

第十六节 磺胺类抗菌药

考点1 分类和作用特点★★

分类与作用特点	代表药物
口服易吸收者可用于全身各系统感染	磺胺甲噁唑、磺胺嘧啶、磺胺异噁唑、磺胺多辛
口服不易吸收者仅用于肠道感染	柳氮磺吡啶
局部外用于皮肤黏膜感染者	磺胺嘧啶银、醋酸磺胺米隆、磺胺醋酰钠

考点2 药理作用与作用机制★★

（1）磺胺甲噁唑：属中效磺胺，对革兰阳性和革兰阴性菌均具抗菌作用。

（2）复方磺胺甲噁唑为磺胺甲噁唑（SMZ）与甲氧苄啶（TMP）的复合制剂。

（3）磺胺甲噁唑与甲氧苄啶具有协同抑菌和杀菌作用：①磺胺甲噁唑，作用于二氢叶酸合成酶，干扰叶酸合成的第一步；②甲氧苄啶，选择性抑制二氢叶酸还原酶，作用于叶酸合成的第二步。二者合用，可使细菌的叶酸代谢受到双重阻断，从而干扰细菌的蛋白合成。

考点3 药物相互作用★★

（1）可增强华法林的作用，导致凝血酶原时间延长。

（2）与对氨基苯甲酸（PABA）及衍生物（如苯佐卡因、普鲁卡因、丁卡因）具有拮抗作用，避免同时使用。

（3）可增加苯妥英血清药物浓度，同用时监测苯妥英游离药物浓度。

（4）可增加磺脲类低血糖风险，同用时应密切监测。

考点4 典型不良反应★★

1. 常见 胃肠道不适；皮疹和瘙痒（用药后 7~14 日）；血肌酐假性升高。

2. 偶见 骨髓抑制（贫血、血小板减少、白细胞减少）；血清病；药物热；肝损伤；光过敏；高铁血红蛋白血症（葡萄糖 –6– 磷酸脱氢酶缺乏时）。葡萄糖 –6– 磷酸脱氢酶缺乏者可发生溶血（剂量依赖性）。

3. 罕见 氮质血症、尿石症和少尿；Stevens-Johnson 综合征或中毒性表皮坏死松解症；无菌性脑膜炎；胰腺炎；神经毒性；间质性肾炎。

4. 其他 应用磺胺药期间应多饮水，保持正常尿量，以防结晶尿和结石，必要时亦可服碱化尿液的药物。用药期间应注意检查血常规、尿常规和肾功能。

考点5 禁忌★

（1）对磺胺类药物过敏者以及对呋塞米、砜类、噻嗪类利尿药、磺酰脲类、碳酸酐酶抑制剂过敏的患者。

（2）新生儿及2个月以下婴儿：新生儿的乙酰转移酶系统未发育完善，磺胺药可与胆红素竞争血浆蛋白上的结合部位，使磺胺游离血药浓度增高，胆红素脑病（核黄疸）发生危险增加。

考点6 代表药品★

药物	适应证	临床应用注意
复方磺胺甲噁唑	①肺孢子菌肺炎：为目前治疗肺孢子菌病的首选药物，此外可用作艾滋病患者及中性粒细胞缺乏患者的肺孢子菌病的预防用药 ②诺卡菌病 ③李斯特菌属感染（青霉素过敏患者的二线治疗） ④嗜麦芽窄食单胞菌、洋葱伯克霍尔德菌、溶血葡萄球菌感染及耶尔森结肠炎等 ⑤敏感菌株所致的尿路感染、呼吸道感染、小儿急性中耳炎、伤寒和其他沙门菌属感染、肠道感染等	下类情况不宜应用 ①中耳炎的预防或长程治疗 ②A组溶血性链球菌所致的扁桃体炎和咽炎，因不易清除细菌
磺胺嘧啶	同磺胺甲噁唑。可作为治疗普通型奈瑟球菌脑膜炎的选用药物，也可作为易感者的预防用药	在尿中溶解度低，出现结晶尿机会增多，故不推荐用于尿路感染的治疗

第十七节　其他抗菌药

考点 1 药理作用 ★★★

药物	抗菌作用
多黏菌素	多黏菌素B和多黏菌素E（多肽类抗生素），窄谱抗菌药物，对革兰阴性杆菌有较好的活性。革兰阳性菌、厌氧菌以及部分革兰阴性球菌、支原体、衣原体等对多黏菌素耐药
磷霉素	广谱抗生素，对革兰阳性和革兰阴性需氧菌具广谱抗菌作用。但抗菌活性较青霉素类及头孢菌素类差
利奈唑胺	抑菌剂，对葡萄球菌属、肠球菌属、链球菌属均显示良好的抗菌作用。对肺炎链球菌等链球菌属可呈现杀菌作用。对厌氧菌亦具抗菌活性，对革兰阴性菌作用差
替加环素	抑菌剂。广谱，对大多数革兰阳性菌、革兰阴性菌、厌氧菌具有抗菌活性，对铜绿假单胞菌无抗菌活性

考点 2 作用机制 ★★★

药物	作用机制
多黏菌素	①与革兰阴性杆菌细胞膜上的磷酸基结合，致细胞膜通透性增加，细胞内的嘌呤、嘧啶等小分子物质外漏，细菌膨胀、溶解死亡 ②经囊泡接触途径，使细胞内外膜之间的成分交叉，引起渗透不平衡，导致细菌膨胀、溶解 ③氧化应激反应导致羟自由基的积累，破坏细菌的DNA ④具有中和内毒素作用
磷霉素	与催化肽聚糖合成的磷酸烯醇丙酮酸转移酶不可逆性结合，使该酶灭活，阻断细菌细胞壁的合成，从而导致细菌死亡
利奈唑胺	与细菌核糖体50S亚基结合，抑制mRNA与核糖体连接，阻止70S起始复合物的形成，从而抑制细菌蛋白质的合成
替加环素	与核糖体30S亚基结合，阻止氨酰化tRNA分子进入核糖体A位而抑制细菌蛋白质合成

考点 3 药物相互作用 ★

药物	药物相互作用
多黏菌素	①与氨基糖苷类、非去极化肌松药（阿曲库铵、维库溴铵等）合用，增加神经-肌肉阻滞风险 ②与肾毒性药物（如两性霉素B、氨基糖苷类、昔多福韦、膦甲酸）合用，增加肾毒性风险
磷霉素	①抗酸药（碳酸钙）、食物减少磷霉素的吸收 ②与甲氧氯普胺或其他胃肠动力药合用，降低血药浓度 ③与β-内酰胺类、氨基糖苷类、万古霉素、氟喹诺酮类等抗菌药联合使用具有协同作用
利奈唑胺	具有轻度可逆的、非选择性的单胺氧化酶抑制剂作用 ①与肾上腺素能药物合用，可使血压上升。与多巴胺、肾上腺素合用时需监测血压。与苯丙醇胺、伪麻黄碱的联合需慎用 ②与5-羟色胺类药物合用，如抗抑郁药选择性5-羟色胺再摄取抑制剂（SSRIs），有5-羟色胺综合征的自发性报告
替加环素	是P-糖蛋白（P-gp）的底物，与P-gp抑制剂（酮康唑或环孢素）或P-gp诱导剂（利福平）合用会影响替加环素的药代动力学

考点4 典型不良反应★★★

药物	典型不良反应
多黏菌素	①肾毒性：最常见。多数在停药后肾功能可恢复 ②神经毒性：头晕及共济失调、面部潮红、嗜睡、外周感觉异常、胸痛；鞘内给药可见脑膜刺激症状；与神经毒性药物同时使用易导致呼吸困难、低氧血症、呼吸暂停 ③多黏菌素B静脉应用后可导致色素沉着，多见于面部和颈部
磷霉素	轻度胃肠道反应：恶心、纳差、中上腹不适、稀便或轻度腹泻，一般不影响继续用药。静脉给药可引起静脉炎
利奈唑胺	①骨髓抑制：血小板减少、贫血、白细胞减少和全血细胞减少 ②周围神经病和视神经病变 ③乳酸性酸中毒
替加环素	①最常见：恶心、呕吐，发生于治疗的第1~2日 ②假膜性结肠炎 ③在牙齿发育期间（妊娠后半期、婴儿期以及8岁以下儿童期）使用可导致牙齿永久性变色（黄色-灰色-棕色） ④总胆红素浓度、凝血酶原时间及转氨酶类升高 ⑤急性胰腺炎

考点5 代表药品★★

药物	适应证	临床应用注意
多黏菌素	多采用联合应用 ①多重耐药（MDR）的不动杆菌、铜绿假单胞菌、肠杆菌导致的医院获得性肺炎 ②碳青霉烯类耐药的革兰阴性杆菌的血流感染 ③全身用药48~72 h仍未取得预期效果的碳青霉烯类耐药的革兰阴性杆菌所致的脑室炎或脑膜炎，建议多黏菌素脑室内或鞘内注射	①过敏者禁用。妊娠期妇女避免应用 ②避免与筒箭毒碱肌肉松弛剂和其他神经毒性药物合用 ③避免与氨基糖苷类、万古霉素等其他肾毒性药物合用
磷霉素	①口服：敏感菌所致急性单纯性下尿路感染和肠道感染（包括细菌性痢疾） ②注射剂：敏感菌所致呼吸道感染、尿路感染、皮肤软组织感染等 ③与β-内酰胺类、氨基糖苷类等联合应用，治疗由敏感菌所致中、重症感染如败血症、腹膜炎、骨髓炎等 ④与万古霉素、利福平联合可用于金黄色葡萄球菌（甲氧西林敏感或耐药株）等革兰阳性菌所致的严重感染	①早产儿和婴儿暂不推荐应用 ②心功能不全、肾功能不全、高血压等需限制钠盐摄入量的患者应用磷霉素钠时，注意保持体内钠离子的平衡 ③快速静脉滴注易出现静脉炎，故磷霉素钠静脉滴注时，滴速不宜过快。不推荐作静脉注射用 ④用于血流感染、重症肺炎、腹膜炎等感染时，需与氨基糖苷类或β-内酰胺类合用，可具协同抗菌作用 ⑤用于甲氧西林耐药葡萄球菌（MRSA）所致重症感染时与万古霉素联合应用

续表

药物	适应证	临床应用注意
利奈唑胺	①金黄色葡萄球菌（甲氧西林敏感和耐药的菌株）或肺炎链球菌引起的院内获得性肺炎 ②肺炎链球菌引起的社区获得性肺炎，包括伴发的菌血症，或由金黄色葡萄球菌引起的社区获得性肺炎 ③未并发骨髓炎的糖尿病足部感染，金黄色葡萄球菌、化脓性链球菌引起的复杂性皮肤和皮肤软组织感染 ④金黄色葡萄球菌或化脓性链球菌引起的非复杂性皮肤和皮肤软组织感染 ⑤万古霉素耐药的屎肠球菌感染，包括伴发的菌血症	①妊娠期用药前应充分权衡利弊。哺乳期妇女应用时宜停止哺乳 ②具有单胺氧化酶抑制剂作用，应用时应避免食用含有大量酪氨酸的食品，包括腌渍、泡制、烟熏、发酵的食品 ③不宜应用于：高血压未控制的患者，嗜铬细胞瘤、甲状腺功能亢进、使用拟交感神经药（如伪麻黄碱）、血管加压药物（如肾上腺素、去甲肾上腺素）、多巴胺类药物（如多巴胺、多巴酚丁胺）以及苯丙醇胺、右美沙芬、抗抑郁药等的患者 ④应每周进行血小板和全血细胞计数的检查 ⑤有乳酸性酸中毒的可能，如发生反复恶心或呕吐、有原因不明的酸中毒或低碳酸血症，需要立即进行检查 ⑥疗程超过28日者发生周围神经病和视神经病变的可能性增加
替加环素	仅限于治疗其他抗生素不适用的复杂感染 ①成人及18岁以上患者：由特定细菌的敏感菌株所致的复杂性腹腔感染、复杂性皮肤和皮肤软组织感染、社区获得性细菌性肺炎 ②8岁以上儿童患者：由特定细菌的敏感菌株所致的复杂性腹腔感染、复杂性皮肤和皮肤软组织感染	①对四环素类抗生素过敏的患者可能对替加环素过敏 ②与抗凝血剂同时给药，应该使用凝血酶原时间或其他合适的抗凝试验监测患者 ③在开始治疗前应监测肝功能、凝血参数、血液学参数、淀粉酶和脂肪酶，且在治疗期间也应定期进行这些监测

第十八节 抗结核分枝杆菌药

抗结核分枝杆菌药的一线药物主要包括：异烟肼、利福平、吡嗪酰胺、乙胺丁醇。

考点 1 药理作用 ★★★

药物	药理作用和作用特点
异烟肼（INH）	①又名雷米封，对各型结核分枝杆菌具有高度选择性，是目前抗结核药物中具有最强杀菌作用的合成抗菌药，对其他细菌几乎无作用 ②对繁殖期和静止期细菌均有强大杀灭作用 ③不受环境 pH 的影响，对细胞内外结核菌都能杀灭 ④易产生耐药性，常与其他抗结核药物合用
利福平（RFP）	①又称甲哌利福霉素，半合成广谱杀菌剂，抗菌作用强，对革兰阳性和阴性细菌、部分非结核分枝杆菌、麻风杆菌和某些病毒均有抑制作用 ②低浓度时抑菌，高浓度时杀菌 ③对细胞内外繁殖期和偶尔繁殖的结核分枝杆菌均具杀菌作用 ④单用极易产生耐药性，常与异烟肼联合应用

续表

药物	药理作用和作用特点
吡嗪酰胺（PZA）	①烟酰胺的衍生物，对静止期缓慢生长或巨噬细胞内及干酪病灶内的结核菌有杀灭作用 ②对细胞外及在中性或碱性环境中的结核菌无效，故也称为"半杀菌药" ③单一用药极易产生耐药，与利福平和异烟肼合用有明显协同作用
乙胺丁醇（EMB）	①人工合成抗结核药，对各型分枝杆菌都具有高度的抗菌活性，对异烟肼、链霉素及其他抗结核药物耐药的分枝杆菌菌株对本品仍敏感 ②对生长繁殖期细胞有较强活性，对静止期细菌几无作用 ③单用时易产生耐药性，需与其他抗结核药联用

考点2 作用机制 ★★★

药物	作用机制
异烟肼（INH）	①阻碍结核菌细胞壁中磷脂和分枝菌酸的合成，致细胞壁通透性增加，细菌失去抗酸性而死亡 ②在菌体内被氧化为异烟酸，从而取代烟酰胺，干扰酶的活性，使之失去递氢作用，抑制结核菌的生长 ③使NAD降解而影响DNA合成
利福平（RFP）	与依赖于DNA的RNA多聚酶的β亚基牢固结合，抑制细菌RNA的合成，但对哺乳动物的酶无影响
吡嗪酰胺（PZA）	尚不完全清楚 ①可能通过进入结核菌菌体内转化为吡嗪酸而发挥抗菌作用 ②通过取代烟酰胺而干扰脱氢酶并阻止脱氢作用，妨碍结核菌对氧的利用而影响细菌的正常代谢造成死亡
乙胺丁醇（EMB）	尚未完全阐明，主要是与二价离子（如锌、镁）络合，干扰多胺和金属离子的功能，以及影响戊糖代谢和脱氧核糖核酸、核苷酸的合成，从而阻碍核糖核酸的合成，抑制结核菌的生长

考点3 药物相互作用 ★★

药物	药物相互作用
异烟肼（INH）	①饮酒易引起肝毒性，并加速异烟肼代谢。服药期间避免含乙醇饮料 ②含铝制酸药可延缓并减少异烟肼吸收，使血药浓度减低 ③与肾上腺糖皮质激素（尤其泼尼松龙）合用时，可增加异烟肼的代谢及排泄，降低血药浓度而影响疗效 ④可增强香豆素类抗凝药的抗凝作用 ⑤异烟肼为维生素B_6的拮抗剂，可增加维生素B_6经肾排出量，易致周围神经炎的发生 ⑥可抑制苯妥英钠、卡马西平、氨茶碱的代谢，使其血药浓度增高，引起毒性反应 ⑦与乙硫异烟胺、吡嗪酰胺、利福平等其他有肝毒性的药物合用时，可增加肝毒性 ⑧与对乙酰氨基酚合用时，可增加肝毒性及肾毒性 ⑨不可与麻黄碱、颠茄同时服用，以免发生或增加不良反应

药物	药物相互作用
利福平 （RFP）	①饮酒可导致肝毒性发生，并增加利福平代谢，故服药期间不宜饮酒 ②对氨水杨酸盐可影响利福平的吸收，使血药浓度减低 ③与异烟肼、乙硫异烟胺合用可增加肝毒性发生的危险 ④可诱导地肝微粒体酶活性，使糖皮质激素、抗凝药、茶碱、氯霉素、环孢素、维拉帕米（异搏定）、妥卡尼、普罗帕酮、甲氧苄啶、口服降血糖药、促皮质素、氨苯砜、洋地黄类、丙吡胺、奎尼丁等药物的药效减低 ⑤可促进雌激素的代谢或减少其肠肝循环，降低口服避孕药的作用 ⑥与增加地西泮（安定）的消除，使其血药浓度减低 ⑦可增加苯妥英钠、左甲状腺素、美沙酮、美西律在肝脏中的代谢，合用时需调整用量
吡嗪酰胺 （PZA）	与利福平同服时，吡嗪酰胺引起关节痛者明显减少，可能系利福平抑制肾小管对尿酸的重吸收，减少了尿酸在关节中沉积
乙胺丁醇 （EMB）	①与乙硫异烟胺合用可增加不良反应 ②与氢氧化铝同用能减少乙胺丁醇的吸收 ③与神经毒性药物合用可增加本品神经毒性，如视神经炎或周围神经炎

考点 4 典型不良反应 ★★

药物	典型不良反应
异烟肼 （INH）	①肝脏毒性：服药期间不宜饮酒 ②神经系统毒性：周围神经炎较多见于慢乙酰化型者，并与剂量有明显关系，常以手足感觉异常开始，继以肌力减退、反射减弱、肌痛，严重者有肌肉萎缩及共济失调。每日服用维生素B_6可预防或缓解周围神经炎的发生，但大剂量维生素B_6可降低异烟肼的抗菌活性而影响疗效 ③变态反应：发热、多形性皮疹等，多发生在用药后3~7周 ④胃肠道症状：食欲不振、恶心、呕吐、腹痛、便秘等
利福平 （RFP）	①消化道反应：最多见，厌食、恶心、呕吐、上腹部不适、腹泻等 ②肝毒性：转氨酶升高，肝大，严重时伴有黄疸 ③过敏反应：间歇用药时更易发生 ④类流感样综合征：畏寒、呼吸困难、头晕、发热、头痛、肌肉骨骼疼痛、寒战，采用间歇疗法者易发生 ⑤尿、唾液、粪便、痰、汗液及泪液呈橘红或红棕色
吡嗪酰胺 （PZA）	①肝脏损害：血清转氨酶升高、黄疸 ②痛风样关节炎：主要发生在大关节，多在开始用药的1~2个月
乙胺丁醇 （EMB）	①球后视神经炎：发生率较高，视力模糊、眼痛、红绿色盲或视力减退、视野缩小 ②胃肠道反应：恶心、呕吐、腹泻等 ③过敏反应：畏寒、关节肿痛（尤其大趾、踝、膝关节）、病变关节表面皮肤发热拉紧感（急性痛风、高尿酸血症）；极少出现皮疹、发热、关节痛，或麻木、针刺感、烧灼痛或手足软弱无力（周围神经炎）

考点 5 代表药品★

药物	适应证	临床应用注意
异烟肼（INH）	①结核病的预防：可单用，也可联合 ②结核病的治疗：不可单独用药，需与其他抗结核药物联合 ③非结核分枝杆菌病的治疗，需联合用药	①妊娠期、哺乳期妇女可用 ②精神病患者和癫痫病人禁用 ③用药前、疗程中应定期检查肝功能，包括血清胆红素、AST、ALT，疗程中密切注意有无肝损伤的前驱症状 ④新生儿肝脏乙酰化能力较差，本品的 $t_{1/2}$ 可能延长，用药时应密切观察不良反应
利福平（RFP）	治疗结核病短程化疗方案的重要组成部分，常与其他抗结核药联合用于各种类型结核病的治疗	①妊娠期、哺乳期妇女可用。过敏者禁用 ②可使尿液呈橘红色或红棕色 ③可使血清尿素氮、血清ALP、AST、ALT、血清胆红素及血清尿酸浓度测定值增高 ④可能引起白细胞和血小板减少，并导致齿龈出血和感染、伤口愈合延迟等。此时应避免拔牙等手术，并注意口腔卫生、刷牙及剔牙均需慎重，直至血象恢复正常 ⑤用药期间应定期检查血象及肝功能
吡嗪酰胺（PZA）	各种类型的肺内、外结核	①有过敏史者禁用 ②服用期间避免皮肤暴晒日光，一旦发生过敏反应，宜停药进行抗过敏治疗 ③糖尿病患者服用后应注意监测血糖，及时调整糖尿病药物的用量 ④不宜用于肝功能较差者，慎用于原有肝脏病、营养不良和痛风者
乙胺丁醇（EMB）	与其他抗结核药联合治疗结核分枝杆菌所致的肺结核和肺外结核，亦可用于非结核分枝杆菌病的治疗	①哺乳期妇女可以使用 ②不推荐用于13岁以下儿童 ③治疗期间应检查眼部，视野、视力、红绿鉴别力等，在用药前、疗程中每日检查一次。一旦出现视力障碍或下降，应立即停药观察 ④可使血清尿酸浓度增高引起痛风发作，应定期测定血清尿酸 ⑤如发生胃肠道刺激症状，可与食物同服 ⑥一日剂量宜一次顿服

第十九节 抗真菌药

考点 1 分类★★★

类别		代表药物
多烯类		两性霉素B
吡咯类	咪唑类	酮康唑、克霉唑、咪康唑、益康唑
	三唑类	氟康唑、伊曲康唑、伏立康唑、泊沙康唑、艾沙康唑
棘白菌素类		卡泊芬净、米卡芬净、阿尼芬净
其他		氟胞嘧啶

第一亚类 多烯类

考点2 两性霉素B去氧胆酸盐的药理作用与作用机制 ★★★

（1）多烯类广谱抗真菌药，具抑菌或杀菌作用，取决于药物浓度和真菌的敏感性。

（2）作用机制：与敏感真菌细胞膜上的甾醇（主要为麦角固醇）相结合，引起细胞膜的通透性改变，导致细胞内重要物质外漏。

（3）治疗深部真菌感染的主要药物之一。主要用于诊断已经确立的深部真菌病，不宜用于皮肤、黏膜真菌感染，如免疫功能正常者的口腔念珠菌病、阴道念珠菌病和食管念珠菌病。

（4）利什曼原虫由于含较多麦角固醇，所以也有效。

考点3 两性霉素B去氧胆酸盐的药物相互作用 ★★

（1）控制两性霉素B的药物不良反应时可合用肾上腺糖皮质激素，但不同时应用，会加重两性霉素B诱发的低钾血症。如需同用时则肾上腺糖皮质激素宜用最小剂量和最短疗程，并需监测血钾浓度和心脏功能。

（2）所致的低钾血症可增强潜在的洋地黄毒性，同用时应严密监测血钾浓度和心脏功能。

（3）与吡咯类抗真菌药如酮康唑、咪康唑、克霉唑、氟康唑、伊曲康唑等在体外具拮抗作用。吡咯类可诱导真菌对两性霉素B耐药，应谨慎合用。

（4）与氨基糖苷类、环孢素、卷曲霉素、多黏菌素、万古霉素等肾毒性药物同用时可增强其肾毒性。

（5）诱发的低钾血症可加强神经-肌肉阻断药的作用，同用时需监测血钾浓度。

（6）尿液碱化药可增强本品排泄，并防止或减少肾小管酸中毒发生。

考点4 两性霉素B去氧胆酸盐的典型不良反应 ★★★

1. **输注相关不良反应** 通常发生在给药后15~20min，亦可发生在静脉滴注过程中或静脉滴注结束后，表现为寒战、高热、严重头痛、全身不适，有时可出现血压下降、眩晕等。

2. **肾功能损害** 几乎所有患者在疗程中均可出现不同程度的肾功能损害，尿中可出现红细胞、白细胞、蛋白和管型、血尿素氮和肌酐增高，肌酐清除率降低，也可引起肾小管性酸中毒。

3. **低钾血症** 可导致心律失常的发生。

4. **血液系统毒性反应** 正常红细胞性贫血、白细胞或血小板减少。

5. **消化系统反应** 食欲不振、恶心、呕吐、腹泻等。急性肝衰竭、肝炎、黄疸等较少见。

6. **心血管系统反应** 静滴过快时可出现低血压、呼吸困难，严重者发生心室颤动或心脏骤停。

7. **骨骼肌肉系统** 全身疼痛，包括肌肉和关节。

8. **神经系统毒性反应** 头痛，鞘内注射可引起严重头痛、发热、呕吐、颈项强直、下肢疼痛及尿潴留等。

9. **变态反应** 过敏性休克、皮疹等。

考点 5 代表药品★

药物	适应证	临床应用注意
两性霉素B去氧胆酸盐	敏感真菌引起的败血症、心内膜炎、脑膜炎、腹腔感染、肺部感染、尿路感染和眼内炎等。尚可作为美洲利什曼原虫病的替代治疗药物	①哺乳期妇女应用时宜停止哺乳 ②禁用于对本品过敏的患者 ③快速静脉滴注可导致低血压、低血钾、心律失常和休克，因此应避免快速静脉滴注。需缓慢避光静脉滴注，每次滴注时间需6h或更长 ④如中断治疗7日以上者，需重新自小剂量开始逐渐增加至所需量 ⑤治疗期间定期严密随访血、尿常规、肝、肾功能、血镁、血钾、心电图等，如血尿素氮或血肌酐明显升高时，则需减量或暂停治疗，直至肾功能恢复 ⑥为减少本品的不良反应，给药前可给解热镇痛药或抗组胺药，如吲哚美辛或异丙嗪等，同时给予琥珀酸氢化可的松或地塞米松给药前30min静脉推注 ⑦药物过量可能引起呼吸循环衰竭，应立即中止给药，予以支持和对症处理

第二亚类　吡咯类

考点 6 药理作用和作用特点★★★

1. 作用机制　抑制真菌中由细胞色素 P450 介导的 14α- 甾醇去甲基化，从而抑制真菌细胞膜主要固醇类——麦角固醇的生物合成，损伤真菌细胞膜并改变其通透性，以致细胞内重要物质摄取受影响或流失而使真菌死亡。

2. 浓度　低浓度时为抑菌作用，高浓度时可为杀菌作用。

3. 咪唑类　酮康唑肝毒性严重，已少用；克霉唑、咪康唑和益康唑主要为局部用药。

4. 三唑类　抗真菌谱广，胃肠道反应少，肝毒性少。①氟康唑主要作用于念珠菌属和隐球菌属，对球孢子菌属、组织胞浆菌属、皮炎芽生菌属亦具抗菌活性。②伊曲康唑抗菌谱拓展至曲霉属等。③伏立康唑主要用于曲霉属，抗菌谱还进一步拓展至镰孢菌属和赛多孢菌属。④泊沙康唑和艾沙康唑尚可覆盖毛霉菌属。

考点 7 药物相互作用★★

药物	药物相互作用
氟康唑	①可增强华法林的抗凝作用，致凝血酶原时间延长，可发生出血 ②可致苯二氮䓬类咪达唑仑血药浓度升高，并出现精神运动性反应 ③与免疫抑制剂环孢素、他克莫司共用时，可使环孢素、他克莫司血药浓度升高，引起肾毒性及其他毒性反应 ④与氢氯噻嗪合用，本品血药浓度升高 ⑤与苯妥英合用，使后者血药浓度升高 ⑥与利福平合用，应增加本品剂量 ⑦与磺酰脲类药物合用，应警惕发生低血糖的风险 ⑧与茶碱合用，应仔细观察有无茶碱中毒症状 ⑨与齐多夫定共用时可致后者血药浓度升高，应仔细观察相关不良反应

药物	药物相互作用
伊曲康唑	①细胞色素CYP3A4酶系统的抑制剂。与主要经该酶系统代谢的药物共用时，可导致后者血药浓度增高，治疗作用及不良反应增加。包括：华法林、特非那丁、阿司咪唑、利托那韦、茚地那韦、沙奎那韦、长春碱、白消安、多烯紫杉醇、咪达唑仑、三唑仑、地西泮、维拉帕米、洛伐他汀、辛伐他汀、西沙比利、环孢素、他克莫司、西罗莫司、甲泼尼龙、地高辛、奎尼丁等 ②CYP3A4抑制剂（克拉霉素、红霉素等）可使本品的药物浓度增高 ③抗分枝杆菌药（异烟肼、利福平、利福布汀），抗惊厥药（苯妥英、苯巴比妥、卡马西平）及逆转录酶抑制剂（奈韦拉平）可降低本品血药浓度
伏立康唑	是CYP2C9、CYP2C19和CYP3A4酶的底物，也是其抑制剂 ①依非韦伦、利托那韦、圣约翰草、利福平、苯巴比妥、司可巴比妥、异戊巴比妥，不与伏立康唑联用 ②与利福布汀、卡马西平、奈韦拉平合用，增加伏立康唑给药剂量 ③与糖皮质激素、西咪替丁、HIV蛋白酶抑制剂、质子泵抑制剂、大环内酯类、口服避孕药等合用，密切监测伏立康唑有效性及安全性

考点 8 典型不良反应 ★★★

药物	典型不良反应
氟康唑	①过敏反应：皮疹、血管神经性水肿、面部浮肿、瘙痒等，偶可发生严重的剥脱性皮肤病、渗出性多形性红斑 ②胃肠道症状：恶心、呕吐、腹痛、腹泻、胃肠胀气、消化不良等
伊曲康唑	①最常见恶心、呕吐、高三酰甘油血症、低钾血症和肝转氨酶水平的升高 ②负性肌力改变不常见
伏立康唑	①视觉改变或视觉障碍：视觉改变或增强、视力模糊、色觉改变或畏光 ②皮肤和附件：皮疹、瘙痒、斑丘疹常见 ③肝毒性：血清胆红素、碱性磷酸酶、肝转氨酶升高 ④心血管事件：快速型心律失常和Q-T间期延长，患者通常合并多个危险因素，如低钾血症、合并用药（如喹诺酮类药物）

考点 9 代表药品 ★

药物	适应证	临床应用注意
氟康唑	①治疗黏膜念珠菌病（口咽、食道）、侵袭性念珠菌病、隐球菌性脑膜炎 ②预防免疫受损患者的念珠菌感染 ③可用作维持治疗，预防复发风险高的儿童患者隐球菌性脑膜炎复发	①妊娠期应避免大剂量和（或）长期治疗 ②单次使用可继续哺乳。多次用药或使用大剂量，建议停止哺乳 ③偶有患者出现严重肝毒性，包括致死性肝毒性。尚未观察到肝毒性与每日剂量、疗程、性别和年龄有关。停用后，肝毒性通常为可逆性 ④过量可发生幻觉和兴奋性偏执行为，可予以洗胃、利尿及支持对症处理

续表

药物	适应证	临床应用注意
伊曲康唑	①胶囊剂：外阴阴道念珠菌病；花斑癣、皮肤真菌病、真菌性角膜炎和口腔念珠菌病；由皮肤癣菌和（或）酵母菌引起的甲真菌病 ②口服液：HIV阳性或免疫系统损害患者的口腔和（或）食道念珠菌病。对血液系统肿瘤、骨髓移植患者和预期发生中性粒细胞减少症的患者，可预防深部真菌感染的发生 ③静脉注射液：粒细胞缺乏患者怀疑真菌感染的经验治疗，治疗肺部及肺外芽生菌病；组织胞浆菌病；不能耐受两性霉素B或两性霉素B治疗无效的肺部或肺外曲霉病	①不推荐妊娠期妇女使用。哺乳期应避免使用 ②禁用于过敏者、妊娠期妇女甲癣患者 ③与经P450酶系代谢的药物共用，可使其血药浓度增高，导致严重的心律失常。特非那丁、阿司咪唑、三唑仑、咪达唑仑和西沙比利禁止与本品合用。应用本品治疗期间应停用洛伐他汀、辛伐他汀 ④不宜用于充血性心力衰竭（CHF）患者 ⑤极个别患者可出现严重肝毒性 ⑥胃酸降低时可影响本品的吸收。接受碱性药物（如氢氧化铝）治疗的患者服用本品时，两者至少间隔2h
伏立康唑	治疗进展性、可能威胁生命的真菌感染 ①侵袭性曲霉病 ②非中性粒细胞减少患者的念珠菌血症 ③对氟康唑耐药的念珠菌引起的严重侵袭性感染（包括克柔念珠菌） ④由足放线菌属和镰刀菌属引起的严重感染 ⑤预防接受异基因造血干细胞移植（HSCT）的高危患者的侵袭性真菌感染	①妊娠期妇女避免使用 ②存在潜在心律失常情况的患者慎用本品，应用前应纠正血钾、血镁和血钙 ③禁止与CYP3A4底物，特非那丁、阿司咪唑、西沙必利、匹莫齐特或奎尼丁合用，可增加上述药物的血药浓度，导致Q-T间期延长，尖端扭转型室性心动过速极少见 ④禁止与利福平、利福布汀、卡马西平和长效巴比妥类合用，可以显著降低本品血药浓度 ⑤麦角生物碱类（麦角胺、双氢麦角胺）为CYP3A4的作用底物，二者合用会使麦角类药物的血浓度增高导致麦角中毒 ⑥用药期间应注意监测肝、肾功能，尤其是肝功能、胆红素和血肌酐值 ⑦片剂含乳糖，不应用于罕见的遗传性半乳糖不耐受、乳糖酶缺乏或葡萄糖-半乳糖吸收障碍的患者

第三亚类　棘白菌素类

考点10 卡泊芬净的药理作用与作用机制★★

（1）杀菌剂，在体外具有广谱抗真菌活性。①对曲霉属具良好抗菌活性。②对念珠菌属具高度抗菌活性，明显优于氟康唑及氟胞嘧啶，与两性霉素B相仿。③对丝状真菌和一些双相真菌具有抗菌活性，如顶孢霉属、拟青霉属等，且优于两性霉素B。④对组织胞浆菌和卡氏肺孢菌也有一定的作用。⑤新型隐球菌对本品天然耐药。

（2）治疗免疫功能正常及免疫缺陷动物白念珠菌和烟曲霉感染模型，具有良好疗效。

（3）作用机制：半合成的棘白菌素，通过非竞争性抑制β-(1,3)-D-糖苷合成酶，从而破坏真菌细胞壁糖苷的合成。葡萄糖多聚物β-(1,3)-D-葡聚糖是念珠菌属和曲霉细胞壁的基本组分，其使得细胞壁结构完整。

考点11 卡泊芬净的药物相互作用★

（1）可致他克莫司血药浓度升高。合用时应监测他克莫司的血药浓度并调整剂量。

（2）可使环孢素的AUC增加了35%，但血药浓度不变。共用时可发生血清氨基转移酶水平升高。应避免合用。

（3）利福平、依法韦司、奈韦拉平、苯妥英、地塞米松或卡马西平可使本品血药浓度降低。

考点12 卡泊芬净的典型不良反应★

（1）常见发热、恶心、呕吐以及静脉滴注相关反应。

（2）实验室检查异常：血清氨基转移酶、胆红素、碱性磷酸酶、血肌酐、血尿素氮升高，血钾、红细胞压积和血红蛋白降低。

考点13 卡泊芬净的适应证与应用注意★

药物	适应证	临床应用注意
卡泊芬净	①念珠菌血流感染和下列念珠菌感染：腹腔脓肿、腹膜炎和胸腔感染 ②食道念珠菌病 ③难治性或不能耐受其他抗真菌药物治疗［如两性霉素B、两性霉素B含脂复合制剂和（或）伊曲康唑］的侵袭性曲霉病 ④中性粒细胞缺乏伴发热、经广谱抗菌药物治疗无效、疑为真菌感染患者的经验治疗	①应静脉缓慢输注1h以上 ②不宜与环孢素合用，除非利大于弊

第四亚类　其他抗真菌药（氟胞嘧啶）

考点14 药理作用与作用机制★★

（1）对新型隐球菌、白念珠菌和非白念珠菌具有良好抗菌作用，但非白念珠菌对该药的敏感性不及白念珠菌。曲霉属通常中高度耐药；其他真菌多呈现耐药。

（2）抑菌剂，高浓度时具杀菌作用。

（3）机制：在真菌细胞内经胞嘧啶脱氨酶作用代谢成为氟尿嘧啶，替代尿嘧啶进入真菌的RNA，从而抑制DNA和RNA的合成，导致真菌死亡。

（4）对真菌具有选择性毒性作用，在人体内并不能大量将氟胞嘧啶转换为氟尿嘧啶。

（5）单用时真菌易对其产生耐药性，与多烯类抗真菌药，尤其是两性霉素B具协同作用。

考点15 药物相互作用★

（1）阿糖胞苷可通过竞争抑制灭活本品的抗真菌活性。

（2）损害肾小球滤过的药物可使本品半衰期延长。

（3）同时应用骨髓抑制药物可增加毒性反应，尤其是造血系统的不良反应。

考点 16 典型不良反应 ★★

1. 消化系统　口服常见恶心及腹泻。

2. 过敏反应　偶见皮疹、荨麻疹、瘙痒和光敏。艾滋病患者亦可发生过敏性休克。

3. 造血系统　可致骨髓毒性、白细胞减少和血小板减少。偶可发生再生障碍性贫血和嗜酸粒细胞增多。

4. 肝毒性　血清氨基转移酶一过性升高，引起血清胆红素升高及肝大者甚为少见。

5. 精神异常　偶可发生，精神错乱、幻觉、定向力障碍等。

考点 17 适应证与应用注意 ★

药物	适应证	临床应用注意
氟胞嘧啶	①敏感念珠菌或（和）隐球菌所致严重感染，如念珠菌所致的败血症、心内膜炎和尿路感染；隐球菌脑膜炎和肺部感染 ②治疗播散性真菌病时通常与两性霉素 B 联合应用，因单独应用时易致真菌耐药性的发生	①妊娠期妇女确有指征应权衡利弊应用。哺乳期不宜使用或使用时停止哺乳 ②用药期间应定期检查周围血常规、肝功能、肾功能 ③血药浓度超过 100μg/L 可导致毒性反应发生增多，特别是胃肠道反应（腹泻、恶心、呕吐等）、血液系统毒性（白细胞减少及血小板减少）和肝毒性（肝炎）。药物过量时应予以洗胃、催吐、补充液体加速排泄。必要时予以血液透析

第十章　抗病毒药

第一节　抗疱疹病毒药

考点1 分类★★★

类别	代表药物
核苷类	伐昔洛韦、阿昔洛韦、喷昔洛韦、泛昔洛韦、更昔洛韦、昔多福韦、索利夫定
非核苷类	膦甲酸钠、福米韦生、多可沙诺

考点2 药理作用和作用特点★★

1. 核苷类抗疱疹病毒药物

（1）作用机制：在感染细胞内经酶作用转化为核苷类似物，竞争性抑制病毒DNA聚合酶，阻断病毒DNA合成、复制。

（2）对病毒感染的裂解期复制有抑制作用，但对于潜伏阶段的病毒复制没有明显的抑制作用。

药物	作用特点
伐昔洛韦	①阿昔洛韦的L-缬氨酸酯，属前药，口服后在肝脏水解为阿昔洛韦，生物利用度比阿昔洛韦高3~4.5倍 ②对水痘带状疱疹病毒（VZV）、单纯疱疹病毒（HSV）、EBV病毒、巨细胞病毒（CMV）均有较强的抑制作用
喷昔洛韦（PCV）	①鸟苷类似物，在病毒和细胞激酶作用下形成三磷酸化合物 ②对Ⅰ型单纯疱疹病毒（HSV-1）、Ⅱ型单纯疱疹病毒（HSV-2）以及水痘带状疱疹病毒（VZV）有抑制作用，多以1%软膏局部使用
泛昔洛韦（FCV）	①口服后代谢为喷昔洛韦，生物利用度可提高至77% ②主要用于带状疱疹和单纯疱疹
更昔洛韦（GCV）	羟甲基化的阿昔洛韦，但更易磷酸化，且抗CMV、EBV活性为阿昔洛韦的10~20倍
伐更昔洛韦（VGCV）	①更昔洛韦的前药，口服后在肠道和肝脏中水解成为更昔洛韦，发挥相同的抗病毒作用，其口服生物利用度是更昔洛韦的10倍，与更昔洛韦静脉滴注的生物利用度相近 ②主要用于获得性免疫缺陷综合征（AIDS）患者CMV性视网膜炎
昔多福韦	①开环核苷酸类似物，在细胞胸苷激酶作用下转化为单磷酸酯、二磷酸酯和磷酸胆碱的生成物 ②对CMV的DNA聚合酶产生抑制，对HSV、VZV等也有抑制作用

2. 非核苷类抗疱疹病毒药物

药物	作用特点
膦甲酸钠	①直接作用于核酸聚合酶的焦磷酸结合部位，非竞争性抑制病毒DNA聚合酶，阻断病毒复制 ②主要用于对核苷类药物耐药或过敏的疱疹病毒感染者，也可用于AIDS患者的疱疹病毒感染
福米韦生	美国FDA批准进入市场的第一个反义寡核苷酸抑制病毒复制药物，主要用于常规治疗无效或不能耐受的AIDS患者CMV性视网膜炎

药物	作用特点
多可沙诺	①C22烷醇，可能通过阻止病毒包膜与细胞膜融合发挥作用，与阿昔洛韦等核苷类似物有协同作用，且不增加细胞毒性 ②主要用于口面部疱疹的局部治疗

考点3 药物相互作用★

（1）伐昔洛韦与齐多夫定合用可引起肾毒性，表现为深度昏睡和疲劳。

（2）合用丙磺舒可使阿昔洛韦的排泄减慢，半衰期延长，体内药物蓄积。

考点4 典型不良反应★

（1）常见：头痛和恶心。

（2）可见：①神经系统，如头晕、失眠、嗜睡、感觉异常等；②消化系统，如腹泻、腹痛、消化不良、厌食、呕吐、便秘、胀气等；③全身反应，如疲劳、疼痛、发热、寒战等；④其他反应，如皮疹、皮肤瘙痒、鼻窦炎、咽炎等。

（3）膦甲酸钠还具有发热、骨髓抑制、电解质紊乱、肾功能改变、视觉异常等副作用。

考点5 代表药品★

药物	适应证	临床应用注意
阿糖腺苷	疱疹病毒感染所致的口炎、皮炎、脑炎及巨细胞病毒感染	①妊娠期妇女慎用，肝、肾功能不全者慎用；过敏者禁用 ②可见注射部位疼痛，必要时可加盐酸利多卡因注射液解除疼痛症状 ③少见神经–肌肉疼痛及关节疼痛，偶见血小板减少或骨髓巨细胞增多现象，停药后可自行恢复 ④即配即用；不可静脉推注或快速滴注 ⑤不宜与血液、血浆、蛋白质输液剂及含钙的输液剂配伍 ⑥与别嘌醇、干扰素同用，可加重不良反应
阿昔洛韦	①单纯疱疹病毒感染：免疫缺陷者初发和复发性黏膜皮肤感染的治疗及反复发作病例的预防 ②带状疱疹：免疫缺陷者严重带状疱疹或免疫功能正常者弥散型带状疱疹 ③免疫缺陷者水痘 ④急性视网膜坏死	①过敏者禁用 ②常见注射部位的炎症或静脉炎、皮肤瘙痒或荨麻疹、皮疹、发热、轻度头痛、蛋白尿、血尿素氮和肌酐值升高、肝功能异常、急性肾功能衰竭等 ③静脉用药可能引起肾毒性，用药前或用药期间应检查肾功能 ④静脉滴注后2h后应给患者充足的水，防止药物沉积于肾小管内 ⑤呈碱性反应尽量避免配伍使用 ⑥与干扰素或甲氨蝶呤（鞘内）合用，可能引起精神异常，应慎用 ⑦与肾毒性药物合用可加重肾毒性；合并用丙磺舒可使本品的排泄减慢，易引起体内药物蓄积 ⑧新生儿不宜以含苯甲醇的稀释液配制滴注液，否则易引起致命性的综合征
更昔洛韦	①预防和治疗免疫缺陷患者危及生命或视觉的巨细胞病毒感染 ②预防器官移植患者的巨细胞病毒感染	①妊娠期妇女尽量避免使用；过敏者禁用 ②除胃肠系统反应外，尚有血液和淋巴系统反应和全身反应，淋巴结病、发热、念珠菌病、注射部位感染、脓毒血症等 ③可能出现抽搐、镇静、头晕、共济失调、意识模糊和（或）昏迷，影响驾驶和操作机器的能力 ④不应混合其他静注药物，不应快速给药或静脉推注 ⑤丙磺舒会导致更昔洛韦的肾脏清除率显著降低 ⑥与其他已知骨髓抑制药或会引起肾损伤的药并用时会增强其毒性

续表

药物	适应证	临床应用注意
膦甲酸钠	①艾滋病（AIDS）患者巨细胞病毒性视网膜炎 ②免疫功能损害患者耐阿昔洛韦单纯疱疹病毒性皮肤黏膜感染	①妊娠期妇女不宜使用，哺乳妇女使用应停止哺乳；过敏者禁用 ②不良反应多见，包括局部刺激如注射部位静脉炎，生殖泌尿道刺激症状或溃疡 ③使用期间必须密切监测肾功能 ④不能采用快速或弹丸式静脉推注方式给药 ⑤使用以前及使用期间患者应水化，静脉输液量为250ml/d，可适当使用噻嗪类利尿药 ⑥避免与皮肤、眼接触，若不慎接触，应立即用清水洗净 ⑦不能与其他肾毒性药物如氨基糖苷类抗生素、两性霉素B或万古霉素等同时使用 ⑧不能与静脉注射喷他脒联合使用，以免发生低钙血症

第二节　抗流感病毒药

考点1 药理作用与作用机制 ★★★

1. 奥司他韦羧酸盐（奥司他韦的活性代谢产物）、扎那米韦　抑制甲型和乙型流感病毒的神经氨酸酶活性，抑制病毒从被感染的细胞中释放、复制，从而减少流感病毒播散。

2. 金刚烷胺、金刚乙胺　抑制甲型流感病毒的非糖基化基质蛋白 M_2 蛋白的离子通道来抑制病毒脱壳和复制，通过影响血凝素而干扰病毒组装，只对亚洲甲型流感病毒有抑制作用（乙型流感病毒不携带 M_2 蛋白，故无效）。

3. 金刚乙胺　金刚烷胺的衍生物，作用与金刚烷胺类似。是一种具有笼形结构的胺类广谱抗病毒药，影响细胞及溶酶体膜，使病毒核酸不能脱壳，此外，还可以阻止病毒进入细胞，其特点是干扰病毒的早期复制。

4. 法匹拉韦　是作用机制全新的抗流感病毒药物，选择性抑制与流感病毒复制有关的 RNA 聚合酶。可被宿主细胞酶磷酸核糖基化生成具有生物活性的法匹拉韦呋喃核糖基 -5′- 三磷酸肌醇（法匹拉韦 RTP），病毒 RNA 聚合酶错误的识别法匹拉韦 RTP，使法匹拉韦 RTP 插入到病毒 RNA 链，或与病毒 RNA 聚合酶结构域结合，阻碍病毒 RNA 链的复制和转录从而起抗病毒作用。

5. 阿比多尔　能增强流感病毒血凝素 (hemagglutinin，HA) 的稳定性，阻止其在酸性环境下转变为融合状态的 HA，从而阻止病毒包膜与宿主细胞膜融合；还具有干扰素诱导及免疫调节作用。对甲型流感病毒（H1N1，H5N1，H2N2，H3N2 和 H9N2）及乙型 / 丙型流感病毒都有抑制作用。临床上已经应用于甲 / 乙型流感的预防与治疗。

考点 2 药物相互作用 ★★

1. 金刚烷胺 ①与抗胆碱药合用可增加抗胆碱不良反应。②与抗精神病药、多潘立酮、甲基多巴、丁苯那嗪、甲氧氯普胺等合用可增加锥体外系不良反应。③与美金刚合用增加中枢神经系统毒性。

2. 奥司他韦 除非临床需要，在使用减毒活流感疫苗 2 周内不应服用奥司他韦，在服用奥司他韦后 48h 内不应使用减毒活流感疫苗。因为奥司他韦作为抗病毒药物可能会抑制活疫苗病毒的复制。三价灭活流感疫苗可以在服用奥司他韦前后的任何时间使用。

3. 法匹拉韦 ①与茶碱合用时，血药浓度升高，可能出现不良反应。②与泛昔洛韦和舒林酸合用时有可能降低这些药物的疗效，可能是由于法匹拉韦抑制醛氧化酶，从而使这些药物活性体的血中浓度下降所致。③与瑞格列奈合用时，由于 CYP2C8 被抑制，使血中瑞格列奈血药浓度增高，有可能出现瑞格列奈的副作用。

考点 3 典型不良反应 ★

1. 金刚烷胺、金刚乙胺 常见腹痛、头晕、高血压或体位性低血压、产后泌乳。

2. 神经氨酸酶抑制剂（扎那米韦、奥司他韦） 常致疲乏、精神异常、抽搐、鼻塞、咳嗽、鼻窦炎、咽痛、喉头水肿、支气管炎、结膜炎，有极少出现过敏反应、中毒性表皮坏死、Stevens-Johnson 综合征、多形性红斑、皮红（皮疹）、皮炎和大疱疹、肝炎和肝酶升高等。

3. 阿比多尔 主要表现为恶心、腹泻、头晕和血清转氨酶增高。

考点 4 代表药品 ★

药物	适应证	临床应用注意
奥司他韦	①成人和 1 岁及以上儿童的甲型和乙型流感治疗 ②成人和 13 岁及以上青少年的甲型和乙型流感的预防	①过敏者禁用 ②治疗期间，应对患者的自我伤害和谵妄事件等异常行为进行密切监测 ③不能取代流感疫苗 ④不推荐用于肌酐清除率小于 10ml/min 的患者、严重肾功能衰竭需定期进行血液透析和持续腹膜透析的患者
金刚乙胺	成人甲型流感的防治以及儿童甲型流感的预防，不推荐用于儿童甲型流感的治疗	①过敏者、1 岁以下儿童、患有精神疾病的儿童禁用。癫痫病和充血性心力衰竭、消化道溃疡患者慎用 ②抗帕金森病药、抗组胺药、吩噻嗪类或三环类抗抑郁药与本药合用，可增强抗胆碱作用 ③与中枢神经兴奋药合用可增强中枢神经的兴奋作用，严重可引起惊厥或心律失常等不良反应 ④与氨苯蝶啶合用，本药的肾脏清除率降低，中毒反应的发生率升高 ⑤与颠茄合用时可产生过度的抗胆碱作用 ⑥与复方新诺明合用，可增加中枢毒性，出现失眠、精神错乱等症状

第三节　抗逆转录病毒药

考点 **1** 分类 ★ ★ ★

类别	代表药物
核苷类逆转录酶抑制药	去羟肌苷、司他夫定、阿巴卡韦、齐多夫定、扎西他滨、司他夫定、拉米夫定、地丹诺辛、阿巴卡韦、生尼尔夫定
非核苷类逆转录酶抑制药	依非韦伦、奈韦拉平
蛋白酶抑制药	茚地那韦、利托那韦、达芦那韦、沙奎那韦、洛匹那韦、奈非那韦、安普那韦、瑞亚他
整合酶抑制剂	拉替拉韦、多替拉韦
进入抑制剂	马拉韦罗、恩夫韦肽

考点 **2** 药理作用与作用机制 ★ ★

1. 核苷类逆转录酶抑制剂　抑制 HIV 的逆转录酶，导致链合成的终止并打断病毒复制的循环。

（1）去羟肌苷：与三磷酸脱氧腺苷竞争，以及掺入至病毒 DNA，终止 DNA 链的延长。

（2）司他夫定：胸苷核苷类似物，通过细胞激酶磷酸化，形成司他夫定三磷酸盐。

2. 非核苷类逆转录酶抑制剂　奈韦拉平与 HIV-1 的逆转录酶直接结合并通过破坏该酶的催化位点来阻断 RNA 依赖和 DNA 依赖的 DNA 聚合酶的活性。

3. 蛋白酶抑制剂　抑制纯化的 HIV-1 和 HIV-2 蛋白酶，茚地那韦是蛋白酶的竞争性抑制剂，与蛋白酶的活性部位结合，阻碍病毒颗粒成熟过程中病毒前体多蛋白的裂解过程，由此产生的不成熟的病毒颗粒不具有感染性。

4. 整合酶抑制剂　抑制 HIV 整合酶的催化活性，整合失败的 HIV 基因组无法引导生成新的感染性病毒颗粒，预防病毒感染的传播。

5. 进入抑制剂　抑制 HIV 进入，即阻止 HIV 与靶细胞的融合被认为是预防 HIV 感染的关键，进入抑制剂通过此机制产生抗 HIV 作用。按此作用机制可将 HIV 进入抑制剂分为以下 3 类：①黏附抑制剂，以 gp120 CD4 为研究靶点；②辅助受体抑制剂，以 CCR5 和 CXCR4 为研究靶点；③融合抑制剂，以 gp41 的 NHR 和 CHR 以及近膜外侧区（membrane-proximal external region, MPER）为研究靶点。HIV 进入抑制剂可以是蛋白多肽类、中和抗体类，也可以是有机小分子。已获 FDA 批准的有针对 gp41-NHR 的融合抑制剂恩夫韦肽（enfuvirtide, ENF）和 CCR5 辅助受体拮抗剂马拉韦罗（maraviroc, MVC）。

考点 **3** 药物相互作用 ★

1. 依非韦伦　CYP3A4 诱导剂，合用时可降低 CYP3A4 的底物的其他化合物的血浆浓度。

2.利托那韦 对CYP3A4具有强力抑制作用，CYP2D6也能被本品抑制。因此，利托那韦会减慢通过这些酶介导的药物代谢，增加这些药物的血浓度，而增加CYP3A4活性的药物（如利福平）可使利托那韦代谢增加，血浓度降低。

考点4 典型不良反应★

（1）常见不适、乏力；神经系统如头痛、眩晕、注意力不集中、周围神经炎；消化系统如恶心、呕吐、腹痛、腹胀、腹泻、肝损害；血液系统如血细胞减少、贫血，还有口炎、皮疹、药疹和变态反应等，此外尚有肌痛、炎性水肿、肾结石、高胆红素血症等。

（2）特殊不良反应：代谢障碍，有脂代谢障碍，糖代谢障碍，再其次为骨代谢障碍等。

考点5 代表药品★

药物	适应证	临床应用注意
去羟肌苷	与其他抗病毒药物联合使用治疗1型HIV（人免疫缺陷病毒）感染	①过敏者禁用 ②治疗中可能会产生致命或非致命的胰腺炎、乳酸性酸中毒、脂肪变性重度肝大、视网膜改变和视神经炎、脱发、过敏反应、寒战和发热、肌肉疼痛、关节痛等 ③注意外周神经病变。有神经病变病史的和同时使用如司他夫定有神经毒性药物，较易发生外周神经病变 ④不能治愈HIV感染 ⑤与对胰腺有毒性的药物合用会增加胰腺毒性 ⑥用药过量目前尚无已知的解毒药，不能通过腹膜透析排出
司他夫定	HIV感染的联合用药	①过敏者禁用 ②常见外周神经症状，另有过敏反应、消化道反应、胰腺炎、贫血、白细胞缺乏症等发生 ③警惕外周神经痛，乳酸性酸中毒，脂肪变性重度肝大，胰腺炎。服药后若出现手足麻木、刺痛，需注意外周神经病变 ④肾功能不全者根据肌酐清除率调整剂量 ⑤齐多夫定会竞争性抑制司他夫定的磷酸酰化，因此禁止合用
阿巴卡韦	与抗逆转录病毒药物联合治疗HIV感染	①过敏者、中度或严重肝功能不全的患者禁用 ②常见超敏反应：出现超敏反应后再次用药，症状在数小时内迅速复发，常重于最初发作，可能出现危及生命的低血压和死亡 ③肾功能不全的患者不必调整剂量，中度至重度肝损害的患者禁用 ④体外与奈拉韦平和齐多夫定有协同作用；与去羟肌苷、扎西他滨、拉米夫定和司他夫定联合应用时有相加作用
奈韦拉平	与其他抗HIV-1药物联合治疗HIV-1感染	①过敏者禁用 ②最普遍的临床毒性为皮疹。对由于严重皮疹，皮疹伴全身症状、过敏反应和奈韦拉平引起的肝炎而中断奈韦拉平治疗的患者不能重新服用 ③应告知患者若出现肝炎的前驱症状，应立即就医；肝、肾功能衰竭患者用药时要特别注意；对伴有全身症状的高敏反应的皮疹患者，必须永久性停药 ④不能与酮康唑同时用药；降低口服避孕药的血药浓度

续表

药物	适应证	临床应用注意
茚地那韦	联合用药治疗成人HIV-1感染。单独应用治疗临床上不适宜用核苷或非核苷类逆转录酶抑制剂治疗的成年患者	①过敏者禁用 ②不良反应多数是轻微的，且不需停药 ③服用后有发生过肾结石、急性溶血性贫血、肝炎、新发糖尿病或高血糖，或原有糖尿病加重的报道 ④用药期间应保证足够的摄水量，每24h至少饮水1.5L ⑤不能与特非那定、西沙比利、阿司咪唑、三唑仑、咪达唑仑、匹莫齐特或麦角衍生物同时服用；不能与匹莫齐特、利福布汀、利福平、伊曲康唑、钙通道阻滞剂合用。不推荐本品与辛伐他汀或洛伐他汀合用。与其他通过CYP3A4途径代谢的HMG-CoA还原酶抑制剂（如阿托伐他汀）合用时，肌病（包括横纹肌溶解）的危险性增加
马拉韦罗	联合其他抗反转录病毒的药物用以治疗曾接受过治疗的成人R5型HIV-1感染者	①马拉韦罗对X4和R5X4型HIV-1无抗病毒活性，故用马拉韦罗进行抗病毒治疗时宜正确选择其适宜人群，即测定患者体内HIV-1的亲嗜性，也就是判定HIV-1是否利用CCR5作为入侵靶细胞的辅助受体 ②马拉韦罗主要由细胞色素P450CYP3A4代谢。具有CYP3A4诱导作用的药物引起马拉韦罗的血浆浓度降低；具有CYP3A4抑制作用的药物引起马拉韦罗的血浆浓度增加

第四节 抗肝炎病毒药

考点1 分类★★★

类别		代表药物
乙型肝炎治疗药物	免疫调节剂	干扰素
	核苷（酸）类药物（NAs）	核苷类：拉米夫定（LAM）、替比夫定（LdT）、恩替卡韦（ETV） 核苷酸类：阿德福韦酯（ADV）、替诺福韦酯（TDF）
丙型肝炎治疗药物	蛋白酶抑制剂	索磷布韦/维帕他韦、波普瑞韦、特拉匹韦、达拉他韦、阿舒瑞韦、利巴韦林

第一亚类 核苷（酸）类药

考点2 药理作用和作用特点★★

（1）机制：竞争性抑制DNA聚合酶，阻止HBV DNA的复制。

（2）NAs在细胞内经磷酸化后，生成三磷酸核苷活性产物，通过竞争抑制作用，阻止内源性核苷酸参与HBV DNA的复制，快速有效地减少HBV DNA的合成。

（3）对HBV复制的中间产物共价闭合环状DNA（cccDNA）不起作用，因此，NAs不能清除在治疗前已存在的或在治疗过程中因未完全抑制HBV复制而新产生的cccDNA。

考点3 药物相互作用★

（1）主要通过肾脏清除，服用降低肾功能或竞争性通过主动肾小球分泌的药物，可能增加NAs的血药浓度。

（2）尽量避免与其他具有神经损害的药物（如异烟肼、去羟肌苷、呋喃唑酮、阿糖胞苷等）联合应用。

考点4 典型不良反应★★

（1）肌酸激酶（CK）升高：以LdT引起的最为常见，可无症状或出现肌痛、肌炎和肌无力等，应用时定期监测CK。

（2）具有线粒体毒性可能导致乳酸酸中毒的潜在风险。

（3）肾小管损害：可能引起低磷血症、骨质矿化不足进而发展成为软骨病。

（4）周围神经病变：慢性乙型肝炎（CHB）患者使用LdT。

考点5 特殊人群用药★

（1）妊娠期间首次诊断CHB的患者，可使用TDF抗病毒治疗。

（2）抗病毒治疗期间意外妊娠的患者，若正在服用TDF，建议继续妊娠。

（3）应用TDF时，母乳喂养不是禁忌证。

（4）儿童患者治疗药物包括IFNα（≥1岁）、恩替卡韦（≥2岁）和TDF（≥2岁，且体质量≥10kg）。我国已批准富马酸丙酚替诺福韦（TAF）用于青少年（≥12岁，且体质量≥35kg）。PegIFNα-2a可应用于≥5岁CHB儿童。

考点6 代表药品★

药物	适应证
恩替卡韦（ETV）	病毒复制活跃，血清丙氨酸氨基转移酶（ALT）持续升高或肝脏组织学显示有活动性病变的慢性成人乙型肝炎
替诺福韦酯（TDF）	①慢性乙肝成人和≥12岁的儿童患者 ②与其他抗逆转录病毒药物联用，治疗成人HIV感染
替比夫定（LdT）	有病毒复制证据以及有血清转氨酶（ALT或AST）持续升高或肝组织活动性病变证据的慢性乙型肝炎成人患者

第二亚类　干扰素（聚乙二醇干扰素α-2a）

考点7 药理作用与作用机制★★

（1）干扰素可与细胞表面的特异性α受体结合，触发细胞内复杂的信号传递途径并激活基因转录，调节多种生物效应，包括抑制感染细胞内的病毒复制，抑制细胞增殖，并具有免疫调节作用。

（2）聚乙二醇干扰素α-2a（PegIFNα）是聚乙二醇（PEG）与重组干扰素α-2a（普通干扰素）结合形成的长效干扰素。

（3）PegIFNα治疗HBeAg阳性患者比普通干扰素具有更高的HBeAg血清学转换率。

考点8 典型不良反应和禁忌★

1. 流感样症候群　发热、头痛、肌痛和乏力等，可服用非甾体抗炎药。

2. **骨髓抑制** 中性粒细胞、血小板减少。

3. **精神异常** 抑郁、妄想、重度焦虑等，应及时停用。

4. **自身免疫病** 部分患者可出现自身抗体，仅少部分患者出现甲状腺疾病、糖尿病、血小板计数减少、银屑病、白斑病、类风湿关节炎和系统性红斑狼疮样综合征等。

5. **禁忌**

（1）绝对禁忌证：妊娠或短期内有妊娠计划、精神病史（具有精神分裂症或严重抑郁症等病史）、未能控制的癫痫、失代偿期肝硬化、未控制的自身免疫病，严重感染、视网膜疾病、心力衰竭、慢性阻塞性肺疾病等基础疾病。

（2）相对禁忌证：甲状腺疾病，既往抑郁症史，未控制的糖尿病、高血压、心脏病。

考点 9 适应证与应用注意 ★

药物	适应证	临床应用注意
聚乙二醇干扰素 α-2a	①慢性乙型肝炎 ②慢性丙型肝炎，最好与利巴韦林联合使用	①可引起或加重致命性的或危及生命的神经精神、自身免疫性、缺血性和传染性疾病 ②治疗前，建议所有患者进行血常规检查和生化检查

第三亚类 治疗慢性丙型肝炎药

考点 10 药理作用与作用机制 ★

1. **索磷布韦维帕他韦** 高效、泛基因型非结构蛋白5A（NS5A）抑制剂维帕他韦与聚合酶抑制剂索磷布韦制成的复方制剂，用于初治和复治的非肝硬化及肝硬化患者，不需要联合使用利巴韦林。

2. **利巴韦林** 合成的核苷类抗病毒药。对呼吸道合胞病毒（RSV）具有选择性的抑制作用。作用机制尚不完全清楚。

考点 11 药物相互作用 ★

1. **索磷布韦维帕他韦**

（1）与胺碘酮合用可出现严重的心动过缓。

（2）避免与强效P-糖蛋白（P-gp）诱导剂或强效细胞色素P450（CYP）诱导剂（利福平、利福布汀、圣·约翰草、卡马西平、苯巴比妥和苯妥英钠）联合使用，会显著降低索磷布韦或维帕他韦的血浆浓度。

2. **利巴韦林** 与齐多夫定同用时有拮抗作用，可抑制齐多夫定转变成活性型的磷酸齐多夫定。

考点 12 典型不良反应和禁忌 ★

1. **索磷布韦维帕他韦** 头痛、疲劳和恶心。

2. **利巴韦林**

（1）最主要的毒性是溶血性贫血，其他还有疲倦、头痛、皮疹、瘙痒、味觉异常、听力异常表现等。大剂量可致心脏损害，对有呼吸道疾病患者可导致呼吸困难、胸痛等。

（2）禁用于有自身免疫性肝炎患者、过敏者。

考点 13 代表药品★★

药物	适应证	临床应用注意
索磷布韦维帕他韦	成人慢性丙型肝炎病毒（HCV）感染	①HCV和HBV合并感染患者中的乙型肝炎病毒再激活风险，在开始EPCLUSA治疗前对所有患者进行当前或既往乙型肝炎病毒（HBV）感染迹象检测 ②不应与含索磷布韦的其他药品同时给药
利巴韦林	①呼吸道合胞病毒引起的病毒性肺炎与支气管炎 ②皮肤疱疹病毒感染 ③肝功能代偿期的慢性丙型肝炎患者	①有胰腺炎症状或明确有胰腺炎患者、心脏病史或明显心脏病症状患者不可使用 ②对诊断有一定干扰，可引起血胆红素增高，大剂量可引起血红蛋白降低

第十一章　抗寄生虫药

第一节　抗疟药

考点1 分类★★★

类别	代表药物
控制疟疾症状的抗疟药	青蒿素、双氢青蒿素、蒿甲醚、奎宁、氯喹
防止复燃与传播及预防疟疾的药物	伯氨喹、乙胺嘧啶
与抗疟药联合应用的药物	磺胺多辛、氨苯砜

第一亚类　主要用于控制疟疾症状的抗疟药

考点2 药理作用和作用特点★★★

1.**青蒿素类药物**　干扰疟原虫的表膜线粒体功能，通过影响疟原虫红内期的超微结构，使其膜系结构发生变化。由于对食物胞膜的作用，阻断了疟原虫的营养摄取，疟原虫损失大量胞浆和营养物质而又得不到补充，因而很快死亡。

（1）青蒿素：易透过血-脑屏障进入脑组织，对脑型疟有效。

（2）青蒿素、双氢青蒿素、蒿甲醚：对疟原虫红内期有强大且快速的杀灭作用，能迅速控制临床发作及症状。双氢青蒿素、蒿甲醚是青蒿素的衍生物。

2. **奎宁**　喹啉类衍生物，能与疟原虫的 DNA 结合，形成复合物抑制 DNA 的复制和 RNA 的转录，从而抑制原虫的蛋白合成，还能降低疟原虫氧耗量，抵制疟原虫内的磷酸化酶而干扰其糖代谢。

（1）对红外期无效。

（2）长疗程可根治恶性疟，但对恶性疟的配子体亦无直接作用，故不能中断传播。

考点3 药物相互作用★

（1）与肌肉松弛药如琥珀胆碱、筒箭毒碱等合用，可能会引起呼吸抑制。

（2）奎宁：①与抗凝药合用，增强抗凝作用；②与奎尼丁合用，增加"金鸡纳"反应。

考点4 典型不良反应和禁忌★★

奎宁或氯喹日剂量超过1g/d时可致"金鸡纳"反应。

考点5 代表药品★

药品	适应证	临床应用注意
双氢青蒿素	各种类型疟疾的症状控制，尤其是对抗氯喹恶性及凶险型疟疾有较好疗效	妊娠期妇女慎用，哺乳期妇女使用应暂停哺乳

续表

药品	适应证	临床应用注意
蒿甲醚	各型疟疾，主要用于抗氯喹恶性疟治疗和凶险型恶性疟的急救	妊娠期妇女慎用
奎宁	①耐氯喹和耐多种药物虫株所致的恶性疟②间日疟	①乳期妇女慎用，孕妇禁用②哮喘、心房纤颤及其他严重心脏疾患、葡萄糖–6–磷酸脱氢酶缺乏患者和妇女月经期均应慎用

第二亚类　主要用于防止复燃与传播及预防疟疾的药物

考点6 药理作用和作用特点★★★

1.伯氨喹　控制复发和阻止疟疾传播的首选药。

（1）机制：干扰DNA的合成，抑制线粒体的氧化作用，使疟原虫摄氧量显著减少。

（2）可杀灭间日疟、三日疟、恶性疟和卵形疟组织期的虫株，尤以间日疟为著。

（3）可杀灭各种疟原虫的配子体，对恶性疟的作用尤强。

（4）对红内期虫体的作用很弱，不能控制疟疾症状的发作。

2.乙胺嘧啶　病因性预防药。

（1）机制：二氢叶酸还原酶抑制剂。

（2）对某些恶性疟及间日疟原虫的红外期有抑制作用，对红内期的抑制作用仅限于未成熟的裂殖体阶段，能抑制滋养体的分裂。

（3）主要作用于进行裂体增殖的疟原虫，对已发育完成的裂殖体则无效。

考点7 典型不良反应和禁忌★

1.伯氨喹

（1）易发生疲倦、头晕、恶心等反应。

（2）葡萄糖–6–磷酸脱氢酶缺乏者可发生急性溶血性贫血，应立即停药。

2.乙胺嘧啶　大剂量连续服用可出现叶酸缺乏的症状。

考点8 代表药品★

药品	适应证	临床应用注意
伯氨喹	根治间日疟和控制疟疾传播	①妊娠期妇女禁用，哺乳期妇女慎用②葡萄糖–6–磷酸脱氢酶缺乏、系统性红斑狼疮及类风湿关节炎患者禁用③使用前应仔细询问有无蚕豆病及其他溶血性贫血的病史及家族史、有无葡萄糖–6–磷酸脱氢酶缺乏及烟酰胺腺嘌呤二核苷酸还原酶（NADH）缺乏等病史
乙胺嘧啶	①预防疟疾②治疗弓形虫病	①妊娠期、哺乳期妇女禁用②大剂量治疗弓形虫病时可引起中枢神经系统毒性反应并可干扰叶酸代谢③过量时可引起急性中毒症状，儿童更易发生，重者出现眩晕、视力模糊、阵发性抽搐、惊厥昏迷，可引起死亡

第三亚类 与抗疟药联合应用的药物

考点 9 药理作用与作用机制 ★★

（1）磺胺类药物（磺胺多辛）与砜类药物（氨苯砜）均属于二氢叶酸合成酶抑制剂，能抑制疟原虫的叶酸代谢。

（2）单独应用效果较差，与二氢叶酸还原酶抑制剂如乙胺嘧啶、甲氧苄啶联合应用，可使疟原虫的叶酸代谢受到双重抑制，增强抗疟作用。

考点 10 药物相互作用 ★

（1）磺胺多辛不能与对氨基苯甲酸及对氨苯甲酰基的局麻药如普鲁卡因、苯佐卡因、丁卡因等合用，两者相互拮抗。

（2）氨苯砜与丙磺舒合用可减少肾小管分泌砜类，使砜类药物血浓度高而持久，易发生毒性反应。

考点 11 典型不良反应 ★

1. **磺胺多辛** 过敏反应（药疹），严重者出现渗出性多形性红斑、剥脱性皮炎和大疱表皮松解萎缩性皮炎等。

2. **氨苯砜**

（1）治疗初期，部分患者可发生药疹，严重者表现为剥脱性皮炎，如有发热、淋巴结肿大、肝、肾功能损害和单核细胞增多，称为"氨苯砜综合征"。

（2）一次服用大剂量可使血红蛋白转为高铁血红蛋白，造成组织缺氧、发绀、中毒性肝炎、肾炎和神经精神等损害，如未及时治疗可致死亡。

考点 12 代表药品 ★

药品	适应证	临床应用注意
磺胺多辛	与乙胺嘧啶联合，用于预防和治疗耐氯喹的脑型疟疾（恶性疟疾）	①磺胺类药物过敏者、妊娠期妇女、哺乳期妇女、小于2个月婴儿、巨幼细胞贫血患者、重度肝肾功能不全者禁用 ②每次服用时应饮用足量水分，餐前1h或餐后2h服用，服用期间也应保持充足进水量
氨苯砜	①与其他抑制麻风药联合用于由麻风分枝杆菌引起的各种类型麻风和疱疹样皮炎的治疗 ②与甲氧苄啶联合治疗肺孢子虫病，磺胺甲噁唑、甲氧苄啶、氨苯砜三者联合用于预防间日疟	①妊娠期妇女及哺乳期妇女用药前应权衡利弊 ②对本品及磺胺类药物过敏者、严重肝功能不全和精神障碍者禁用 ③使用时应随访检查血常规计数、葡萄糖–6–磷酸脱氢酶（G–6–PD）测定、肝功能试验、肾功能测定

第二节 抗蠕虫药

考点 1 分类 ★★★

类别	代表药物
抗血吸虫药	吡喹酮
抗肝吸虫药	三氯苯达唑

续表

类别	代表药物
抗丝虫药	乙胺嗪、伊维菌素
驱肠虫药	哌嗪（蛔虫）、噻嘧啶
广谱驱肠虫和杀虫药	阿苯达唑、甲苯咪唑、左旋咪唑
驱绦虫药	氯硝柳胺
其他抗蠕虫药	三苯双脒（钩虫）

第一亚类　抗血吸虫药

考点2 药理作用与作用机制★★★

广谱抗吸虫和绦虫药物吡喹酮对虫体的主要药理作用如下。

（1）使虫体肌肉发生强直性收缩而产生痉挛性麻痹。

（2）使虫体皮层损害与影响宿主免疫功能。

（3）使虫体表膜去极化，皮层碱性磷酸酶活性明显降低，致使葡萄糖的摄取受抑制，内源性糖原耗竭。

（4）可抑制虫体核酸与蛋白质的合成。

考点3 典型不良反应和禁忌★

（1）头昏、头痛、恶心、腹痛、腹泻、乏力、四肢酸痛等。

（2）少数出现心悸、胸闷等症状，心电图显示T波改变和期外收缩、一过性转氨酶升高。

考点4 代表药品★

药品	适应证	临床应用注意
吡喹酮	各种血吸虫病、华支睾吸虫病、肺吸虫病、姜片虫病以及绦虫病和囊虫病	①哺乳期妇女服药期间至停药后72h内不宜喂乳 ②眼囊虫病患者禁用 ③治疗后由于虫体被杀死后释放出大量的抗原物质，可引起发热，嗜酸粒细胞增多、皮疹等，偶可引起过敏性休克 ④脑囊虫病需住院治疗 ⑤合并眼囊虫病时，须手术摘除虫体后进行药物治疗 ⑥治疗期间与停药后24h内勿进行驾驶，机械操作等工作

第二亚类　抗肝片吸虫药

考点5 药理作用与作用机制★★★

三氯苯达唑（TCBZ）：新型咪唑类驱虫药，苯并咪唑类衍生物，对线虫没有活性，其作用与目前在人类中使用的其他苯并咪唑驱肠虫药（阿苯达唑、甲苯咪唑）不同，三氯苯达唑不仅针对存在于胆管中的成虫，而且针对通过肝实质迁移的肝片吸虫的未成熟幼虫阶段有作用，其作用机制尚未完全了解。三氯苯达唑通过转介吸收穿透肝片吸虫，然后抑制寄生虫的运动性，其机制可能与微管结构被破坏导致寄生虫的死亡有关。

考点6 代表药品★

药品	适应证	临床应用注意
三氯苯达唑	6岁及以上儿童及成人肝吸虫病	①禁用于已知对三氯苯达唑、其他苯并咪唑衍生物或任何赋形剂过敏的患者 ②服药后可出现腹痛，呕吐、出汗、恶心、食欲减退、头痛、荨麻疹、腹泻、呕吐、肌肉骨骼性胸痛和瘙痒等不良反应，还可致Q-T间期延长 ③建议患者在进食时口服。这些药片可以全部吞下或根据剂量分成两半，用水服用，也可以压碎后用果酱服用，压碎的药片与果酱混合后，可稳定4h ④监测有Q-T间期延长史或有Q-T间期延长症状史的患者的心电图

第三亚类 抗丝虫药

考点7 药理作用和作用特点★

丝虫病在我国仅见班氏丝虫病及马来丝虫病。

1. 乙胺嗪 对两种丝虫均有杀灭作用，对马来丝虫的疗效优于班氏丝虫，对微丝蚴的作用优于成虫。

2. 伊维菌素 口服半合成的广谱抗寄生虫药，对盘尾丝虫的微丝蚴有效，但对成虫无效，对仅处于肠道的类圆线虫也有效。

3. 呋喃嘧酮 我国研制，对微丝蚴与成虫均有杀灭作用，对班氏丝虫病的疗效优于乙胺嗪。

考点8 典型不良反应★

急性炎症反应综合征（Mazzotti反应）：重度感染的盘尾丝虫病患者，在接受单剂乙胺嗪、伊维菌素后，可出现发热、心动过速、低血压、淋巴结炎和眼部炎症反应，多由微丝蚴死亡引起。

考点9 代表药品★

药品	适应证	临床应用注意
乙胺嗪	治疗班氏丝虫、马来丝虫和罗阿丝虫感染，也用于盘尾丝虫病。对前三者可根治，但对盘尾丝虫病，因不能杀死成虫，故不能根治	①妊娠期妇女、哺乳期妇女、有活动性肺结核、严重心脏病、肝病、肾病、急性传染病应暂缓治疗 ②重度罗阿丝虫感染者治疗后可发生脑病和视网膜出血等 ③对儿童有蛔虫感染者应先驱蛔虫
伊维菌素	治疗盘尾丝虫病和类圆线虫病及钩虫、蛔虫、鞭虫、蛲虫感染	①妊娠期妇女，严重肝、肾、心功能不全，对本品过敏及精神异常者禁用 ②不推荐5岁以下儿童使用 ③类圆线虫病患者使用时，必须重复进行粪检以确定类圆线虫感染已得到清除

第四亚类　驱肠虫药

考点10 药理作用与作用机制 ★★★

1. **哌嗪**　具有麻痹蛔虫肌肉的作用，在虫体神经－肌肉接头处发挥抗胆碱作用，阻断乙酰胆碱对蛔虫肌肉的兴奋作用，或改变虫体肌肉细胞膜对离子的通透性，影响神经自发冲动的传递；亦可抑制琥珀酸盐的产生，减少能量的供应，从而阻断神经－肌肉接头处，使冲动不能下达，使蛔虫从寄生的部位脱开，排出体外。

2. **噻嘧啶**　去极化神经－肌肉阻滞剂，具明显的烟碱样作用，使蛔虫产生痉挛，并能持久抑制胆碱酯酶，使虫体肌张力增加而不能自主活动，安全排出体外。

考点11 代表药品 ★

药品	适应证	临床应用注意
哌嗪	①肠蛔虫病，蛔虫所致的不全性肠梗阻和胆道蛔虫病绞痛的缓解期 ②蛲虫感染	①肝肾功能不全，有神经系统疾病或过敏史者禁用 ②营养不良或贫血者应先予纠正后再服用 ③可使血清尿酸数值降低而影响检测结果 ④与氯丙嗪同用有可能引起抽搐；与噻嘧啶合用有拮抗作用
噻嘧啶	蛔虫，钩虫、蛲虫或混合感染	①急性肝炎或肾炎、严重心脏病、发热患者应暂缓给药 ②妊娠期、冠心病及严重溃疡病患者慎用 ③服用后可引起恶心、眩晕、腹痛，偶有呕吐、腹泻、畏寒等

第五亚类　广谱驱肠虫和杀虫药

考点12 药理作用与作用机制 ★★★

甲苯咪唑和阿苯达唑是治疗蛔虫病、蛲虫病、钩虫病和鞭虫病的首选药。

1. **阿苯达唑**　广谱驱虫药。阻断虫体对多种营养和葡萄糖的摄取，导致虫体糖原耗竭。

2. **甲苯咪唑**　与寄生虫肠细胞微管蛋白特异性结合而干扰其细胞微管形成，使寄生虫肠道超微结构退化，破坏寄生虫对葡萄糖的吸收及消化功能，最终导致寄生虫死亡。

3. **左旋咪唑**　四咪唑的左旋体。①选择性地抑制虫体肌肉中的琥珀酸脱氢酶，使延胡索酸不能还原为琥珀酸，影响虫体肌肉的无氧代谢，减少能量产生。②能使虫体神经－肌肉去极化，肌肉发生持续收缩而致麻痹，利于虫体排出。③免疫调节和免疫兴奋功能。

考点13 药物相互作用 ★

1. **阿苯达唑**　不宜与西咪替丁、吡喹酮、地塞米松、利托那韦、苯妥英、卡马西平、苯巴比妥类并用。

2. **甲苯咪唑**　不应与甲硝唑合用。

3. **左旋咪唑**　不宜与四氯乙烯合用，以免增加其毒性。

考点 14 典型不良反应 ★

1. **阿苯达唑** 恶心、口干、乏力、发热、皮疹、头晕等反应，停药后可自行消失。
2. **甲苯咪唑** 胃肠道反应。
3. **左旋咪唑** 轻微恶心、呕吐、腹痛等，少数可出现味觉障碍、疲惫等。

考点 15 代表药品 ★

药品	适应证	临床应用注意
阿苯达唑	蛔虫病、蛲虫病、钩虫病	①妊娠期妇女、哺乳期妇女、2 岁以下儿童、过敏者禁用，过敏体质者慎用 ②蛋白尿、化脓性或弥漫性皮炎、各种急性传染病以及癫痫患者不宜使用 ③治疗脑囊虫病，寄生虫死亡在脑中，可出现症状包括痉挛（癫痫）、严重头痛、恶心或呕吐或出现视觉问题，应立即就医
甲苯咪唑	蛲虫、蛔虫、鞭虫、十二指肠钩虫、粪类圆线虫和绦虫单独感染及混合感染	①过敏者禁用。肝肾功能不全者慎用 ②少数可引起蛔虫游走，造成腹痛或吐蛔虫，甚至引起窒息，此时应立即就医
左旋咪唑	①对蛔虫、钩虫、蛲虫和粪类圆线虫病有较好疗效 ②对班氏丝虫、马来丝虫和盘尾丝虫成虫及微丝蚴的活性较乙胺嗪为高，但远期疗效较差	肝肾功能不全、肝炎活动期、妊娠早期或原有血吸虫病者禁用

第六亚类　驱绦虫药

考点 16 药理作用与作用机制 ★ ★

氯硝柳胺：抑制绦虫细胞内线粒体的氧化磷酸化过程，高浓度时可抑制虫体呼吸并阻断对葡萄糖的摄取，从而使之发生变质。对虫卵无杀灭作用。

考点 17 代表药品 ★ ★

药品	适应证	临床应用注意
氯硝柳胺	人体和动物绦虫感染。对猪带绦虫有效，但服药后有增加感染囊虫病的可能性	治疗猪带绦虫时，在服药前加服镇吐药，服药后 2h，服硫酸镁导泻，以防节片破裂后散出的虫卵倒流入胃及十二指肠内造成自体感染囊虫病的危险

第七亚类　其他抗蠕虫药

考点 18 药理作用与作用机制 ★

三苯双脒，广谱肠道驱虫药，对钩虫皮下组织的超微结构破坏严重，导致细胞核消失或破坏、线粒体消失，对其肠管中心层线粒体等结构均有破坏，产生驱虫作用。

考点19 代表药品★

药品	适应证	临床应用注意
三苯双脒	钩虫（尤其是美洲钩虫）、蛔虫感染	①过敏者禁用。心脏病患者或心电图异常者不宜使用 ②伴有严重肝、肾功能异常者慎用 ③不能掰开或咬碎服用

第三节　抗原虫药

考点1 药理作用与作用机制★★

1. **双碘喹啉**　抗阿米巴药，广谱，抑制肠内共生性细菌，使肠内阿米巴的生长繁殖出现障碍。

（1）只对阿米巴滋养体有作用，对包囊无杀灭作用。

（2）临床只适用于轻症慢性阿米巴痢疾或无症状的带包囊者。对肠内阿米巴、无症状的肠阿米巴（带包囊状态）可为首选。

2. **葡萄糖酸锑钠**　抗利什曼原虫药，五价锑化合物，须还原成三价锑发挥作用，对利什曼原虫产生抑制作用，然后网状内皮系统将其消灭。

3. **甲硝唑、替硝唑**　抗滴虫，抗阿米巴原虫，抗厌氧菌感染。治疗阴道滴虫病的首选药物。

考点2 代表药品★

药品	适应证	临床应用注意
双碘喹啉	①治疗轻型或无明显症状的阿米巴痢疾 ②与依米丁、甲硝唑联用，对急性阿米巴痢疾及较顽固病例可达根治效果	①对碘过敏患者、甲状腺肿大患者、严重肝肾疾病患者禁用 ②在治疗剂量上是较安全的。最主要的不良反应为腹泻，但不常见 ③治疗期间可使蛋白结合碘的水平增高，干扰某些甲状腺功能试验
葡萄糖酸锑钠	黑热病病因治疗	①肺炎、肺结核及严重心、肝、肾疾病者禁用 ②应用此药有时后期可出现心电图改变 ③过期药物有变成三价锑的可能，不宜使用

第十二章　抗肿瘤药

第一节　直接影响DNA结构和功能的药物

考点 **1** 分类 ★★★

类别	代表药物	作用特点
破坏DNA的烷化剂	氮芥、环磷酰胺、噻替哌、白消安、替莫唑胺	细胞周期非特异性药物
破坏DNA的铂类化合物	顺铂、卡铂、奥沙利铂	
破坏DNA的抗生素	丝裂霉素、博来霉素	
拓扑异构酶抑制剂	拓扑异构 Ⅰ 酶抑制剂：伊立替康、拓扑替康、羟喜树碱 拓扑异构酶 Ⅱ 抑制剂：依托泊苷、替尼泊苷	细胞周期特异性药物

第一亚类　破坏DNA的烷化剂

考点 **2** 药理作用与作用机制 ★★

烷化剂所含烃基能与细胞的DNA、RNA或蛋白质中亲核基团起烷化作用，形成交叉联结或引起脱嘌呤，使DNA链断裂，在下一次复制时可使碱基配对错码，造成DNA结构和功能的损害，严重时可致细胞死亡。

考点 **3** 作用特点 ★★

（1）与细胞中DNA发生共价结合，使其丧失活性或使DNA分子发生断裂，导致肿瘤细胞死亡。

（2）对细胞有直接毒性作用，又称为细胞毒类药物。

（3）可以损害任何细胞增殖周期的DNA，属于细胞增殖周期非特异性抑制剂。一般对M期和G_1期细胞杀伤作用较强。

（4）具有广谱抗癌作用。

（5）耐药机制：由于自身DNA修复功能、限制化疗药进入细胞、增加化疗药从细胞中排出、细胞内灭活药物和DNA受损后缺乏细胞凋亡机制等原因所致。

考点 **4** 药物相互作用 ★

1. 环磷酰胺　肝药酶诱导剂（巴比妥类、糖皮质激素、别嘌醇及氯霉素等）影响其代谢、活性和毒性。

2. 司莫司汀　避免同时联合其他对骨髓抑制较强的药物。

3. 噻替哌　①可增加血尿酸水平，为控制高尿酸血症可给予别嘌醇。②与尿激酶同时应用，可增强噻替哌治疗膀胱癌的疗效。

4. 白消安 可增加血尿酸及尿尿酸水平，可服适量的抗痛风药。

考点 5 典型不良反应和禁忌★★★

1. 骨髓功能抑制 白细胞计数、血小板计数、红细胞计数和血红蛋白下降。除长春新碱和博来霉素外几乎所有的细胞毒药，均可导致骨髓抑制。

2. 口腔黏膜反应 常见咽炎、口腔溃疡、口腔黏膜炎。

3. 脱发 在 1 或 2 周后均可发生。

4. 其他 诱导高尿酸血症，与急性肾衰竭有关。出血性膀胱炎是泌尿系统毒性的表现，使用异环磷酰胺及大剂量环磷酰胺时会出现，这是由于代谢物丙烯醛所致。

5. 致畸性 大多数细胞毒类药都有，妊娠及哺乳期妇女禁用。

6. 禁忌 药物过敏者、妊娠及哺乳期妇女、严重肝肾功能不全者、骨髓功能抑制者、感染患者。

考点 6 代表药品★

药品	适应证	临床应用注意
环磷酰胺	恶性淋巴瘤、急性或慢性淋巴细胞白血病、多发性骨髓瘤、乳腺癌、睾丸肿瘤、卵巢癌、肺癌、头颈部鳞癌、鼻咽癌、神经母细胞癌、横纹肌肉瘤及骨肉瘤	①慎用：骨髓功能抑制、有痛风病史、肝肾功能损害、感染、骨髓转移、泌尿道结石史、曾接受过化疗或放疗者 ②用药期间定期监测血常规、肝肾功能及血尿酸水平 ③可使血清胆碱酯酶减少，血尿酸及尿尿酸水平增加 ④当肝肾功能损害、骨髓转移或既往曾接受多程化放疗时，环磷酰胺的剂量应减少至治疗量的 1/3~1/2 ⑤需在肝内活化，腔内给药无法直接作用 ⑥水溶液仅能稳定 2~3h，最好临时配置 ⑦大剂量应用时，要注意非血液学毒性（如心肌炎、中毒性肝炎及肺纤维化等）
塞替哌	乳腺癌、卵巢癌、癌性体腔积液的腔内注射、膀胱癌的局部灌注、胃肠道肿瘤	①妊娠初始的 3 个月应避免使用 ②免疫抑制作用消退前请勿给药 ③用药期间定期检查白细胞计数、血小板计数及肝肾功能 ④白血病、淋巴瘤患者，为防止尿酸性肾病或高尿酸血症，可给予大量补液或别嘌醇 ⑤尽量减少与其他烷化剂联用，或同时接受放疗 ⑥与放疗同时应用时，应适当调整剂量 ⑦对酸不稳定，不能口服，必须静脉或肌内注射
替莫唑胺	多形性胶质母细胞瘤、间变性星形细胞瘤	①可导致疲劳和嗜睡，应避免驾驶和操作机械 ②含乳糖，遗传性半乳糖不耐受、乳糖酶缺乏或葡萄糖－半乳糖吸收不良者不应服用 ③具有遗传毒性，男性在治疗过程及治疗结束后 6 个月之内应避孕

第二亚类 破坏DNA的铂类化合物

考点 7 药理作用与作用机制★

铂类化合物进入肿瘤细胞后能与DNA形成Pt-DNA加合物，从而介导肿瘤细胞坏死或凋亡，包括跨膜转运进入细胞、在细胞内发生解离反应生成水合配离子、向靶DNA迁移、与

DNA配位形成Pt-DNA加合物，使DNA的合成受阻这4个过程。

考点 8 作用特点 ★★★

（1）与DNA结合，破坏其结构与功能，使肿瘤细胞DNA复制停止，阻碍细胞分裂，为细胞增殖周期非特异性抑制剂。

（2）抗瘤谱非常广泛：顺铂常用于非小细胞肺癌、头颈部及食管癌、胃癌、卵巢癌、膀胱癌、恶性淋巴瘤、骨肉瘤及软组织肉瘤等实体瘤；卡铂抗瘤谱与顺铂类似，多用于非小细胞肺癌、头颈部及食管癌、卵巢癌等；奥沙利铂是胃肠道癌的常用药，是结直肠癌的首选药之一。

（3）奥沙利铂能更有效的抑制DNA的合成，有更强的细胞毒作用，可特异性的与红细胞结合，产生蓄积性，但不引起贫血。奥沙利铂与顺铂、卡铂无交叉耐药性。

（4）卡铂和奥沙利铂在葡萄糖溶液中更稳定，采用5%葡萄糖注射液溶解。

考点 9 药物相互作用 ★★

1. 顺铂 ①与氨基糖苷类抗菌药物、两性霉素B或头孢噻吩等合用，肾毒性叠加。②延缓甲氨蝶呤及博来霉素的肾脏排泄，肾毒性增加。③与丙磺舒合用，致高尿酸血症。④与氯霉素、呋塞米或依他尼酸合用，耳毒性增加。⑤抗组胺药可掩盖顺铂所致的耳鸣、眩晕等症状。

2. 卡铂 ①尽量避免与可能损害肾功能的药物如氨基糖苷类抗菌药物同时使用。②与其他抗肿瘤药联合应用时应适当降低剂量。

3. 奥沙利铂 ①与氯化钠和碱性溶液（特别是氟尿嘧啶）之间存在配伍禁忌，不能混合或通过同一静脉途径给药。②与氟尿嘧啶联合应用具有协同抗肿瘤作用。

考点 10 典型不良反应和禁忌 ★★★

1. 不良反应 消化道反应（恶心、呕吐、腹泻）、肾毒性、耳毒性、神经毒性、低镁血症等，也可出现骨髓功能抑制（卡铂＞顺铂）、过敏反应。

（1）顺铂：恶心、呕吐、肾毒性和耳毒性，骨髓抑制相对较轻。

（2）卡铂：骨髓抑制较严重，其他轻于顺铂。

（3）奥沙利铂：恶心呕吐、肾毒性、耳毒性、骨髓抑制均较轻，但神经毒性强。神经毒性（包括感觉性周围神经病）是剂量依赖性的，部分患者可导致永久性感觉异常和功能障碍。

2. 禁忌 药物过敏者、严重骨髓抑制、出血性肿瘤、严重肾功能不全者、妊娠期及哺乳期妇女。

考点 11 特殊人群用药 ★

（1）既往有肾病史、造血系统功能不全、听神经功能障碍，用药前曾接受其他化疗或放疗及非本药引起的外周神经炎等患者慎用。

（2）治疗前后和治疗期间应检查肝、肾功能、全血计数、血钙以及听神经功能、神经系统功能等检查。

（3）化疗期间与化疗后，男女均需严格避孕。

（4）应避免接触铝金属（如铝金属注射针器等）。

（5）化疗期间与化疗后，必需饮用足够的水分。

考点12 代表药品★

药品	适应证	临床应用注意
顺铂	小细胞与非小细胞癌、睾丸癌、卵巢癌、宫颈癌、子宫内膜癌、前列腺癌、膀胱癌、黑色素瘤肉瘤、头颈部肿瘤及各种鳞状上皮癌和恶性淋巴瘤	①禁忌：过敏者、妊娠及哺乳期、骨髓机能减退、严重肾功能损害、失水过多、水痘、带状疱疹、痛风、高尿酸血症、近期感染及因顺铂而引起的外周神经病等 ②治疗期间可服用别嘌醇，以减低血尿酸水平 ③顺铂可能影响注意力集中、驾驶和机械操作能力
奥沙利铂	经过氟尿嘧啶治疗失败后的结、直肠癌转移的患者，可单独或联合氟尿嘧啶使用	①当出现白细胞计数 $\leq 2 \times 10^9 / L$ 或血小板 $\leq 50 \times 10^9 / L$，应推迟下一周期用药，直到恢复正常 ②应给予预防性或治疗性的止吐用药 ③静脉滴注期间不可食用冷食和饮用冷水，为减低神经毒性可口服维生素 B_1、B_6 和烟酰胺等
卡铂	卵巢癌、小细胞癌、非小细胞肺癌、头颈部磷癌、食管癌、精原细胞瘤、膀胱癌、间质瘤等	①预防性给予止吐药可减轻恶心、呕吐发生的频度和严重程度 ②用药期间应监测听力、神经功能、肾功能、血常规、血清电解质 ③一旦发生严重的骨髓功能抑制，可进行输血治疗

第三亚类　破坏DNA的抗生素

考点13 药理作用与作用机制★

源于各类链霉菌素，通过直接嵌入DNA分子，改变DNA模板性质，阻止其转录过程，从而抑制DNA及RNA的合成。属于周期非特异性药物，但对S期细胞有更强的杀灭作用。

考点14 作用特点★

1. 丝裂霉素　在体内酶作用下生成双功能的烷化剂，作用机制与烷化剂相同。

2. 博来霉素　使DNA单链断裂而抑制肿瘤细胞的增殖。

考点15 药物相互作用★★

1. 丝裂霉素

（1）与利血平、萝芙木、氯丙嗪三种药之一合用，使后者作用加强或延长。

（2）与维生素C、维生素 B_6 等配伍后静脉应用，可显著降低疗效。

（3）与他莫昔芬合用，可增加溶血性尿毒症的发生危险。

（4）与多柔比星合用可增加心脏毒性。

2. 博来霉素

（1）与具有肾毒性的顺铂合用，影响博来霉素的肾清除，肾毒性增强。合用时应监测肾功能。

（2）非霍奇金淋巴瘤时与其他细胞毒药物联合使用发生急性可逆性肺部反应风险增大，应谨慎和严密监测。

（3）与长春新碱合用时，应注意观察其交叉抗药性。

考点16 典型不良反应和禁忌 ★★★

（1）骨髓功能抑制，可致白细胞及血小板计数减少，白细胞减少常发生于用药后28~42日。

（2）恶心、呕吐反应常发生于给药后1~2h。

（3）间质性肺炎、不可逆的肾衰竭、食欲减退、呕吐、厌食、口内炎、腹泻、皮疹、荨麻疹、发热伴红皮症等。

（4）禁忌：药物过敏者、严重肺部疾患、严重弥漫性肺纤维化、严重肾功能不全、严重心脏疾病、胸部及其周围接受放射治疗者、水痘或带状疱疹、妊娠及哺乳期妇女。

考点17 特殊人群用药 ★

（1）70岁以上老年人、肺功能不全、肝肾功能不全。发热患者及白细胞低于2.5×10^9/L不宜用。

（2）用药期间应密切随访血常规及血小板计数、血尿素氮、血肌酐。

（3）局部刺激严重，若药液漏出血管外，可致局部红肿疼痛，以致坏死溃疡。

考点18 代表药品 ★

药品	适应证	临床应用注意
丝裂霉素	胃癌、结肠及直肠癌、肺癌、胰腺癌、肝癌、宫颈癌、宫体癌、乳腺癌、头颈区肿瘤、膀胱肿瘤	①禁忌：水痘或带状疱疹。用药期间禁用活病毒疫苗接种和避免口服脊髓灰质炎疫苗 ②长期应用可抑制卵巢及睾丸功能，造成闭经或精子缺乏 ③不良反应：骨髓抑制、恶心、呕吐、肝肾衰竭
博来霉素	皮肤恶性肿瘤、头颈部肿瘤、肺癌（原发和转移性鳞癌）、食管癌、恶性淋巴瘤（网状细胞肉瘤、淋巴肉瘤、霍奇金淋巴瘤）、子宫颈癌、神经胶质瘤、甲状腺癌	①禁忌：过敏者、水痘、白细胞计数低于2.5×10^9/L者 ②老年及大剂量应用时肺毒性的风险增加；推荐进行监护 ③存在显著肺功能减退的患者应慎用 ④不良反应：间质性肺炎、白细胞减少

第四亚类　拓扑异构酶抑制剂

考点19 药理作用与作用机制 ★★★

抑制处于增殖期的肿瘤细胞，属于细胞周期特异性药物。通过直接抑制拓扑异构酶而发挥细胞毒作用，阻止DNA复制，造成不可逆的DNA链破坏，从而导致肿瘤细胞凋亡。

考点20 作用特点 ★★★

1. 拓扑异构酶Ⅰ抑制剂（伊立替康、拓扑替康、羟喜树碱）

（1）喜树碱有较强的细胞毒性，但毒性比较大，主要表现为尿频、尿痛和血尿等。

（2）羟喜树碱是在喜树碱分子结构中引入一个羟基，毒性降低，但依然不溶于水。

（3）伊立替康、拓扑替康是在羟喜树碱分子结构上引入亲水基团，使其具有水溶性，方便应用。

2. 拓扑异构酶Ⅱ抑制剂（依托泊苷、替尼泊苷）

（1）相同剂量时，替尼泊苷的活性大于依托泊苷。

（2）依托泊苷的化疗指数较高，对单核细胞白血病有效；为小细胞肺癌化疗首选药；替尼泊苷脂溶性高，可透过血–脑屏障，为脑瘤的首选药。

考点21 药物相互作用★

1. 伊立替康　①与洛莫司汀、多柔比星、顺铂、依托泊苷、氟尿嘧啶等并用，可增强抗肿瘤作用。②具有抗胆碱酯酶活性，可延长去极化肌松药（琥珀胆碱）的神经–肌肉阻滞作用；拮抗非去极化药物（米库氯铵）的神经–肌肉阻滞作用。

2. 依托泊苷　①与阿糖胞苷、环磷酰胺、卡莫司汀有协同作用。②与其他抗肿瘤药联合应用，可加重骨髓抑制。③可抑制机体免疫防御机制，禁止同时接种活疫苗（如轮状病毒疫苗）。④与其他血浆蛋白结合率高的药物合用可影响排泄。⑤与大剂量环孢素、他莫昔芬合用，可增加毒性。

考点22 典型不良反应和禁忌★

1. 不良反应　呕吐、食欲减退、骨髓功能抑制、尿急、尿痛、血尿、蛋白尿及脱发。

2. 禁忌

（1）伊立替康：过敏者、慢性肠炎或肠梗阻者、胆红素超过正常值上限1.5倍者、严重骨髓功能衰竭者、妊娠及哺乳期妇女。

（2）依托泊苷：骨髓功能抑制、白细胞计数和血小板明显减少者、心、肝、肾功能不全者、妊娠期妇女。

考点23 特殊人群用药★

（1）治疗前及每周期化疗前均应检测肝功能。

（2）每次用药前应预防性使用止吐药。

（3）治疗期间及治疗结束后3个月应避孕。

（4）使用本品24 h内，有可能出现头晕及视力障碍，请勿驾车或操作机器。

考点24 代表药品★

药品	适应证	临床应用注意
羟喜树碱	原发性肝癌、胃癌、膀胱癌、直肠癌、头颈部上皮癌及白血病	①禁忌：过敏者 ②用药期间严格监测血象；静脉给药时外渗会引起局部疼痛及炎症 ③仅限应用0.9%氯化钠注射液稀释，不宜用葡萄糖等酸性溶液溶解和稀释
拓扑替康	小细胞肺癌。晚期转移性卵巢癌经一线化疗失败者	①禁忌：妊娠和哺乳期妇女、过敏者、严重骨髓抑制、中性粒细胞 $<1.5 \times 10^9$/L者 ②避光保存，开瓶后须立即使用

续表

药品	适应证	临床应用注意
依托泊苷	小细胞及非小细胞肺癌、恶性淋巴瘤、恶性生殖细胞瘤、白血病、神经母细胞瘤、横纹肌肉瘤、卵巢瘤、胃癌及食管癌	①禁忌：骨髓机能障碍、严重过敏者。妊娠和哺乳期妇女慎用 ②不宜静脉注射，静脉滴注速度不宜过快，至少30min以上 ③不得做胸腔、腹腔和鞘内注射 ④含苯甲醇，禁用于儿童肌内注射

第二节 干扰核酸生物合成的药物（抗代谢药）

考点1 分类 ★★★

类别	代表药物
胸腺核苷酸合成酶抑制剂	氟尿嘧啶、卡培他滨、替吉奥
嘌呤核苷酸合成酶抑制剂	巯嘌呤、硫鸟嘌呤
核苷酸还原酶抑制剂	羟基脲
二氢叶酸还原酶抑制剂	甲氨蝶呤、培美曲塞
DNA多聚酶抑制剂	阿糖胞苷、吉西他滨

考点2 药理作用和作用特点 ★

抗代谢药是模拟机体正常代谢物质（如叶酸、嘌呤碱、嘧啶碱等）的化学结构而合成的类似物，与体内有关代谢物质发生特异性拮抗作用，从而干扰核酸，尤其是DNA的生物合成，阻止肿瘤细胞的分裂繁殖，导致肿瘤细胞死亡。主要用于治疗急性白血病和恶性淋巴瘤，也用于治疗一些实体瘤如乳腺癌、胃肠道癌、绒毛膜上皮癌、骨肉瘤等。

考点3 药物相互作用 ★

1. 氟尿嘧啶

（1）与甲氨蝶呤合用，因二者之间存在时间依赖性的相互作用，同时使用会产生拮抗作用，但在应用甲氨蝶呤4~6h后再使用氟尿嘧啶，则可产生协同作用。

（2）与四氢叶酸合用，可降低毒性，提高疗效。应当先给予四氢叶酸，再用氟尿嘧啶。

（3）别嘌醇可以减轻氟尿嘧啶引起的骨髓功能抑制，并可能改进治疗指数。

（4）与西咪替丁合用，本品的首关效应降低。

（5）用药期间不宜饮酒或同用阿司匹林类药，以减少消化道出血的可能。

2. 巯嘌呤

（1）与别嘌醇同时服用时，抑制巯嘌呤代谢，增加效能与毒性。

（2）与其他对骨髓有功能抑制的药或放疗合并应用时，会增强巯嘌呤的效应。

3. 甲氨蝶呤

（1）与血浆蛋白结合率较高的药物（如水杨酸类、保泰松、磺胺类、苯妥英、四环素、氯霉素等）、弱酸性药（如丙磺舒及水杨酸类）、降低肾血流的药物（非甾体类抗炎药）和具有肾毒性药（顺铂、氨基糖苷类等）合并应用，血药浓度增高，易致中毒。

（2）青霉素类、头孢菌素类、羟基脲、巯嘌呤、卡那霉素、皮质激素、博来霉素等可增加甲氨蝶呤血药浓度。

（3）甲氨蝶呤为抗叶酸类抗肿瘤药，与具有抗叶酸作用的氨苯蝶啶、乙胺嘧啶等同用，毒副作用增加。

（4）与糖皮质激素长期联用时可引起膀胱移行细胞癌。

（5）碳酸氢钠可碱化尿液，加速排泄，减少毒性作用。

（6）与门冬酰胺酶同用可减效。应用甲氨蝶呤后24h再用门冬酰胺酶，可增效且减少骨髓毒性。

（7）阿糖胞苷、柔红霉素可增加细胞摄取甲氨蝶呤，增加抗癌活性。

（8）长春新碱阻止甲氨蝶呤向细胞外转运，降低血药浓度。

（9）与维生素C合用，可消除化疗引起的恶心。

考点 4 典型不良反应和禁忌★

（1）常见恶心、呕吐、腹泻、口腔及胃肠溃疡、骨髓功能抑制（治疗前和过程中定期血象）、脱发。

（2）禁忌：伴水痘或带状疱疹者、衰弱患者、妊娠早期3个月内妇女、恶病质或并发感染、心、肺、肝、肾功能不全者禁用。

考点 5 代表药品★

药品	适应证	临床应用注意
氟尿嘧啶	消化道肿瘤、绒毛膜上皮癌、乳腺癌、卵巢癌、肺癌、宫颈癌、膀胱癌及皮肤癌	①禁忌：妊娠初期3个月内、哺乳期、伴水痘或带状疱疹衰弱患者 ②不宜与放疗同用 ③慎用：肝功明显异常者、白细胞计数低于3.5×10^9/L、血小板低于50×10^9/L者、感染、出血或发热超过38℃者、胃肠道梗阻、脱水或酸碱和电解质平衡失调者 ④用药期间不宜饮酒或服用阿司匹林类药 ⑤不能作鞘内注射
卡培他滨	结肠癌辅助化疗、结直肠癌、乳腺癌、胃癌	①治疗期间以及末次给药后2周应停止哺乳，妊娠期妇女慎用 ②禁忌：过敏者；既往对氟尿嘧啶过敏者；二氢嘧啶脱氢酶（DPD）缺陷者；严重肾功能损伤 ③若正在服用抗华法林，须密切注意凝血功能 ④心脏毒性包含：心肌梗死、心绞痛、心律不齐或心源性休克，有严重心脏病者慎用
阿糖胞苷	①急性淋巴细胞及非淋巴细胞白血病的诱导缓解期及维持巩固期 ②慢性粒细胞白血病的急变期 ③恶性淋巴瘤	①妊娠及哺乳期妇女慎用。过敏者禁用 ②用药期间应定期检查血常规、白细胞和血小板、骨髓涂片、肝肾功能及监测血尿酸水平 ③以苯甲醇作为溶剂，禁用于儿童作肌内注射；鞘内注射不要使用含有苯甲醇的稀释液

药品	适应证	临床应用注意
甲氨蝶呤	乳腺癌、绒毛膜癌、恶性葡萄胎、急性白血病、恶性淋巴瘤、非霍奇金淋巴瘤、蕈样肉芽肿、多发性骨髓瘤、卵巢癌、宫颈癌、睾丸癌、头颈部癌、支气管肺癌、软组织肉瘤、骨肉瘤等	①禁忌：过敏者；严重肝肾功能损害；酒精中毒或酒精性肝病；免疫缺陷综合征；血液系统损伤（如骨髓发育不全、白细胞计数减少、血小板计数减少或贫血）；严重急、慢性感染；消化性溃疡或溃疡性结肠炎的银屑病患者 ②治疗过程中不可接种活疫苗 ③接受中枢神经系统放疗的患者不应同时接受甲氨蝶呤鞘内注射 ④长期应用可致继发性肿瘤 ⑤影响生殖功能 ⑥有肾病史或肾功能异常时，未准备好解救药亚叶酸钙，未充分进行液体补充或碱化尿液时，禁用大剂量疗法 ⑦大剂量疗法需监测血药浓度，滴注时间不宜超过6h
吉西他滨	非小细胞肺癌、胰腺癌、乳腺癌	①禁忌：妊娠和哺乳期妇女、过敏者、与放疗同用、在严重肾功能不全的患者中与顺铂合用 ②可引起轻至中度的困倦，禁止驾驶和操纵机器
培美曲塞	非小细胞肺癌、恶性胸膜间皮瘤	①妊娠和哺乳期妇女慎用 ②禁忌：过敏者、同时接种黄热病疫苗 ③第一次给予本品治疗开始前7日给予叶酸和维生素 B_{12}
替吉奥	不能切除的局部晚期或转移性胃癌	①禁忌：过敏者；重度骨髓抑制；重度肾功能异常；重度肝功能异常；正在接受其他氟尿嘧啶类抗肿瘤药或氟胞嘧啶抗菌药治疗的患者；正在接受索利夫定及其结构类似物（溴夫定）治疗的患者 ②停药后如需服用其他的氟尿嘧啶类抗肿瘤药或氟胞嘧啶抗真菌药，必须有至少7日的洗脱期

第三节 干扰转录过程和阻止RNA合成的药物
（作用于核酸转录药物）

考点1 药理作用与作用机制★

本类药物作用机制主要包括：①嵌入DNA双链的碱基之间，形成稳定复合物，抑制DNA复制和RNA合成，阻碍快速生长的癌细胞分裂。②抑制拓扑异构酶Ⅱ，影响DNA超螺旋转化成为松弛状态，阻碍DNA复制与转录。③螯合铁离子后产生自由基从而破坏DNA、蛋白质及细胞膜结构，是导致蒽环类抗肿瘤药物产生心脏毒性的主要原因。

考点2 作用特点★★★

（1）蒽环类抗肿瘤抗生素有柔红霉素（DNR）、多柔比星（ADM）、表柔比星（EPI）、吡柔比星（THP）。大多直接作用于DNA或嵌入DNA，干扰DNA的模板功能从而干扰转录过程，阻止mRNA的形成。

（2）细胞增殖周期非特异性抑制剂药物，对增殖和非增殖细胞均有杀伤作用。

（3）毒性主要是骨髓抑制和心脏毒性，心脏毒性为其剂量限制性毒性，可能是由于醌环被还原成半醌自由基，诱发了脂质过氧化反应，引起心肌损伤。

药物	作用特点
柔红霉素	第一代蒽环类抗肿瘤药物，主要用于急性白血病
多柔比星	恶性淋巴瘤在 HD 及 NHL 的首选药之一。作为急性白血病的二线用药，在一线耐药时使用
表柔比星	多柔比星的异构体，适应证同多柔比星，疗效相等或略高，但对心脏毒性及脱发都明显低于多柔比星
吡柔比星	第二代蒽环类抗肿瘤药物，适应证与多柔比星基本相同，膀胱灌注对泌尿系肿瘤也有良好疗效
阿克拉阿霉素	第二代蒽环类抗肿瘤药物，具有亲脂性，易迅速进入细胞并维持较高浓度，有疗效高、心脏毒性低，可口服的优点

考点3 药物相互作用★

1.多柔比星 ①与各种骨髓抑制剂合用，或用药同时进行放疗，一次性剂量与总剂量均应酌减。②与 β 受体拮抗剂合用，可能增加心脏毒性。③与可能致肝功损害的药物合用，可增加肝毒性。④与阿糖胞苷同用可导致坏死性结肠炎。⑤与肝素、头孢菌素等同用易产生沉淀。⑥与柔红霉素、长春新碱和放线菌素 D 呈现交叉耐药性；与环磷酰胺、氟尿嘧啶、甲氨蝶呤、达卡巴嗪、顺铂、亚硝脲类药物合用，具有良好的协同作用。

2.柔红霉素 ①与有心脏毒性和作用于心脏的药物如氧烯洛尔合用，可加重心脏毒性。②用药期间及化疗停止后的 3~6 个月内，禁止接种病毒活疫苗。③与多柔比星存在交叉耐药性。

考点4 典型不良反应和禁忌★★

1.急性毒性反应 恶心、呕吐、腹泻、注射部位局部反应、红尿。

2.迟发毒性反应 骨髓抑制、心脏毒性、胃炎、脱发。

3.禁忌 骨髓功能抑制、心肺功能失代偿、严重心脏病、重症感染、电解质或酸碱平衡失调、胃肠道梗阻、肝功能损害、水痘或带状疱疹、妊娠及哺乳期妇女禁用。2 岁以下儿童，老年患者慎用。

考点5 代表药品★

药品	适应证	临床应用注意
多柔比星	急性白血病、淋巴瘤、软组织和骨肉瘤、儿童恶性肿瘤及成人实体瘤，尤其用于乳腺癌和肺癌	①禁忌：妊娠及哺乳期妇女；过敏；严重器质性心脏病和心功能异常 ②既往细胞毒药物治疗所致持续的骨髓抑制或严重全身性感染，明显的肝功能损害，严重心律失常，心功能不全，既往心肌梗死，既往蒽环类治疗已达药物最大累积剂量的患者禁止静脉给药 ③侵袭性肿瘤已穿透膀胱壁，泌尿道感染，膀胱炎症，导管插入困难，血尿的患者禁止膀胱内灌注治疗 ④少数患者用药后可引起黄疸或其他肝功能损害，肝功能不全者应减量 ⑤用药后 1~2 日可出现红色尿；肾功能不全者要警惕高尿酸血症的出现；痛风患者如应用，别嘌醇用量要相应增加 ⑥可用于浆膜腔内给药和膀胱灌注，但不能用于鞘内注射 ⑦外渗后可引起局部组织坏死，需确定静脉通畅后才能给药

第四节 抑制蛋白质合成与功能的药物（干扰有丝分裂）

考点 1 分类 ★★★

类别		代表药物
微管蛋白活性抑制药	长春碱类	长春新碱、长春碱、长春地辛、长春瑞滨
	紫杉烷类	紫杉醇、紫杉醇脂质体、白蛋白结合型紫杉醇、多西他塞
干扰核糖体功能的药物	高三尖杉酯碱类	三尖杉酯碱、高三尖杉酯碱
影响氨基酸供应的药物	门冬酰胺酶	L-门冬酰胺酶

考点 2 药理作用和作用特点 ★★

本类药物均为植物提取物或其半合成衍生物，作用机制为干扰微管蛋白聚合功能、干扰核糖体功能或影响氨基酸供应，从而抑制蛋白质合成与功能，使细胞生长停滞于分裂中期。

1. **长春碱类** 与微管蛋白结合，抑制微管聚合，从而使纺锤丝不能形成，细胞有丝分裂停止于中期，属细胞周期特异性药物，主要作用于 M 期细胞。长春碱及长春新碱为夹竹桃科植物长春花所含的生物碱。长春地辛和长春瑞滨均为长春碱的半合成衍生物。

2. **紫杉醇类** 促进微管聚合，同时抑制微管的解聚，从而使纺锤体失去正常功能，细胞有丝分裂停止。紫杉醇是由短叶紫杉醇或我国红豆杉的树皮中提取的有效成分。多西他赛是由植物提取巴卡丁的半合成衍生物，结构与紫杉醇相似，水溶性较高。

3. **三尖杉酯碱和高三尖杉酯碱** 从三尖杉属植物的枝、叶和树皮中提取的生物碱，可抑制蛋白质合成的起始阶段，并使核糖体分解，释出新生肽链，但对 mRNA 或 tRNA 与核糖体的结合无抑制作用，属细胞周期非特异性药物，对 S 期细胞作用明显。

4. **L-门冬酰胺酶** 水解某些肿瘤细胞不能自己合成的门冬酰胺，使肿瘤细胞缺乏门冬酰胺供应，生长受到抑制。

考点 3 药物相互作用 ★

1. **长春新碱** ①与肝药酶抑制剂伊曲康唑合用，增加肌肉–神经系统的副作用。②与苯妥英钠合用，降低苯妥英钠吸收。③与铂类药物同用，可能增强第Ⅷ对脑神经障碍。④与 L-门冬酰胺酶合用，可能增强神经系统及血液系统的障碍，可在 L-门冬酰胺酶给药前 12~24h 以前使用。

2. **紫杉醇** ①与 CYP3A4 抑制剂达福普汀同时给药可增加其血药浓度。②与顺铂同时使用时，可使其清除率降低约 1/3。③与多柔比星合用，加重中性粒细胞减少和口腔炎。④苯妥英可通过诱导细胞色素 P450 而降低紫杉醇作用。⑤使用时接种活疫苗（如轮状病毒疫苗），可增加活疫苗感染风险，使用时禁止接种活疫苗。

考点 4 典型不良反应 ★★

1. **长春碱类** 骨髓抑制、神经毒性、消化道反应、脱发以及注射局部刺激等，长春新碱对外周神经系统毒性较大。

2. 紫杉醇类 骨髓抑制、神经毒性、心脏毒性和过敏反应，紫杉醇的过敏反应可能与赋形剂聚氧乙基蓖麻油有关。

3. 三尖杉酯碱类 骨髓抑制、消化道反应、脱发等，偶有心脏毒性等。

4. L-门冬酰胺酶 消化道反应，偶见过敏反应。

考点 5 代表药品★★

药品	适应证	临床应用注意
长春新碱	急性白血病、急性和慢性淋巴细胞白血病、恶性淋巴瘤、生殖细胞肿瘤、小细胞肺癌、尤文肉瘤、肾母细胞瘤、神经母细胞瘤、乳腺癌、消化道癌、黑色素瘤和多发性骨髓瘤	①神经毒性表现为如手指、足趾麻木、腱反射迟钝或消失、外周神经炎，为剂量限制性毒性 ②仅用于静脉注射，药液外漏可导致组织坏死、蜂窝织炎 ③输注时应避免日光直接照射 ④可使血钾、血尿酸及尿尿酸升高 ⑤2岁以下儿童、痛风史、肝功能损害、感染、白细胞计数减少、神经-肌肉疾病、尿酸盐性肾结石病史、近期接受过放疗或化疗者慎用 ⑥治疗结束后应定期检查血常规、肝肾功能
长春瑞滨	非小细胞肺癌、乳腺癌	①禁忌：严重肝功能不全者、同时使用黄热病疫苗者、过敏者、进行包括肝脏的放疗时 ②常见不良反应有骨髓抑制、贫血、恶心、呕吐、腹泻、口腔炎、便秘、乏力、发热、失眠、感觉神经障碍、运动神经障碍、头晕、头痛、视力障碍、脱发、高血压、呼吸困难、皮肤反应、排尿困难 ③每次用药前均须检查外周血常规 ④缺血性心脏病史者或体能状态差者慎用
紫杉醇	卵巢癌、乳腺癌、非小细胞肺癌、头颈癌、食管癌、精原细胞瘤、复发非霍奇金淋巴瘤及与艾滋病相关性卡波西肉瘤	①禁忌：妊娠、哺乳期妇女、过敏者、基线中性粒细胞计数小的实体瘤或艾滋病相关性卡波西肉瘤患者 ②不良反应为脱发、骨髓抑制、感染、贫血、呼吸困难、过敏反应、血压下降、神经系统症状、脱水、发热 ③治疗前使用地塞米松、苯海拉明和西咪替丁或雷尼替丁预防过敏反应 ④溶液不应接触聚氯乙烯塑料（PVC）装置、导管或器械 ⑤肝功能不全者慎用
多西他赛	局部晚期或转移性乳腺癌、局部晚期或转移性非小细胞肺癌，即使是在以顺铂为主的化疗失败后也可使用	①禁忌：过敏者、白细胞计数小于$1.5×10^9$/L者、肝功能严重损害者 ②注意本品在过敏反应、皮肤反应、体液潴留、肝功能损害、神经系统、血液系统及其他方面的毒性 ③可能发生较严重的过敏反应，注射期间密切监测 ④用药期间如发生发热性中性粒细胞减少且持续一周以上小于$0.05×10^9$/L，出现严重或蓄积性皮肤反应或外周神经症状，应酌情减量
高三尖杉酯碱	急性非淋巴细胞白血病、骨髓增生异常综合征、慢性粒细胞白血病和真性红细胞增多症	①禁忌：过敏者、严重或频发的心律失常及器质性心血管疾病 ②常见不良反应有骨髓抑制、心脏毒性、低血压、厌食、恶心、呕吐 ③定期检查周围血常规、肝肾功能、心脏体征及心电图 ④静脉滴注速度过快或长期持续或重复给药时，会产生心脏毒性。避免与蒽醌类抗生素合用增加心脏毒性 ⑤老年患者、心律失常、器质性心血管病、肝肾功能不全、骨髓功能显著抑制、严重粒细胞或血小板减少、肝肾功能损害、痛风或尿酸盐肾结石病史的患者慎用

第五节 调节体内激素平衡的药物

考点1 分类★★★

类别		代表药物
抗雌激素类	雌激素受体拮抗剂	托瑞米芬、他莫昔芬
	芳香氨酶抑制剂	来曲唑、阿那曲唑、依西美坦
	孕激素类	甲羟孕酮、甲地孕酮
抗雄激素类		氟他胺
性激素	雌激素类	己烯雌酚、炔雌醇
	雄激素类	丙酸睾酮
促性腺激素释放激素（GnRH）激动剂/抑制剂		亮丙瑞林、戈舍瑞林、布舍瑞林

考点2 药理作用和作用特点★★★

激素类抗肿瘤药是通过特异性与激素受体结合而发挥作用的。

1. 抗雌激素类药

（1）雌激素受体拮抗剂：①他莫昔芬是目前临床上最常用的内分泌治疗药，主要用于治疗乳腺癌（ER阳性者，绝经前、后均可使用）、化疗无效的晚期卵巢癌和晚期子宫内膜癌。与雌激素竞争性结合乳腺癌细胞胞浆内的雌激素受体，形成他莫昔芬–受体蛋白复合物，进入乳腺癌细胞核内，抑制雌激素依赖性蛋白质的结合，最终抑制乳腺癌细胞的增殖。②托瑞米芬的抗肿瘤活性与他莫昔芬相当或略高，但不良反应较少。

（2）芳香氨酶抑制剂：抑制芳香化酶的活性，阻断卵巢以外的组织雄烯二酮及睾酮经芳香化作用转化成雌激素，达到抑制乳癌细胞生长，治疗肿瘤的目的。不能抑制卵巢功能，故不能用于绝经前乳腺癌患者。

2. 孕激素类 用于乳腺癌、子宫内膜癌、前列腺癌、肾癌，也可用于改善晚期肿瘤患者的恶病质。

3. 抗雄激素类 氟他胺是非甾体的雄激素拮抗剂，适用于晚期前列腺癌患者。与雄激素竞争肿瘤部位的雄激素受体，抑制组织细胞对雄激素的摄取，抑制雄激素与靶器官的结合。

4. 促黄体激素释放激素类似物（LHRHa） ①通过竞争结合垂体促黄体激素释放激素（LHRH）的大部分受体，降低LH和FSH的分泌能力，抑制卵巢雌激素的生成。②大剂量给予后造成垂体促性腺激素耗竭，最后使得血清中雄激素减少。③绝经前应用可使雌激素水平降低到绝经后水平，此过程可逆。④对于骨质疏松和心血管系统的副反应比卵巢切除轻，可用作绝经前或者围绝经期患者不可逆性卵巢切除的替代疗法。

考点3 药物相互作用★

1. 他莫昔芬 ①与雌激素合用影响疗效，不宜合用。②与抑酸剂西咪替丁、法莫替丁、雷尼替丁等合用，应间隔1~2h。③与华法林等抗凝血药联合应用，抗凝作用增强，出血风险增加。④与环磷酰胺、氟尿嘧啶、甲氨蝶呤等细胞毒药联合应用时，血栓栓塞的风险增加。⑤与依托泊苷合用可增加毒性。

2. 氟他胺　①与LHRH激动剂联合用药时，可增加疗效，但不可随意停药或改变剂量方案。②与抗凝血药（华法林、双香豆素乙酯等）联合应用，增加出血倾向，须监测凝血酶原时间，减少抗凝血药的服用剂量。③可增加睾酮和雌二醇的血浆浓度，可能发生体液潴留。

考点 4 典型不良反应和禁忌★

1. 抗雌激素类（他莫昔芬）　面部潮红、多汗、子宫出血、白带、疲劳、恶心、皮疹、瘙痒、头晕、抑郁等。

2. 抗雄激素类（氟他胺）　男性乳房女性化，乳房触痛、溢乳等。少数出现腹泻、呕吐、食欲增加、失眠或疲倦等。罕见性欲减退，暂时性肝功能异常和精子计数减少。过敏者禁用。

考点 5 代表药品★

药品	适应证	临床应用注意
他莫昔芬	复发转移乳腺癌、乳腺癌术后转移的辅助治疗和子宫内膜癌	①妊娠、哺乳期妇女禁用 ②应密切监测有血栓栓塞性事件高风险妇女；任何治疗者如发现异常的阴道出血，应立即进行检查 ③肝肾功能异常者、运动员、白细胞减少者和血小板减少者应慎用 ④患有乳腺癌的未绝经妇女不宜应用。若绝经前必须使用，应同时服用抗促性腺激素类药 ⑤治疗期间和停药后2个月，应严格避孕，并不得使用雌激素类药避孕
来曲唑	①雌激素或孕激素受体阳性的绝经后早期乳腺癌患者的辅助治疗 ②已接受他莫昔芬辅助治疗5年的、绝经后雌激素或孕激素受体阳性早期乳腺癌患者的辅助治疗 ③治疗绝经后、雌激素或孕激素受体阳性或受体状况不明的晚期乳腺癌患者	①妊娠、哺乳期、绝经前妇女禁用 ②治疗期间监测全身骨骼健康 ③可引起疲乏和头晕，偶见嗜睡，驾驶车辆或操作机器时应注意 ④CYP3A4和CYP2A6抑制剂的作用会减少来曲唑的代谢，从而增加血浆浓度 ⑤运动员慎用
依西美坦	①经他莫昔芬辅助治疗2~3年、绝经后雌激素受体阳性的早期浸润性乳腺癌的辅助治疗，直至完成5年的辅助治疗 ②经他莫昔芬治疗后，病情仍有进展的自然或人工绝经后妇女的晚期乳腺癌	①妊娠、哺乳期、绝经前妇女禁用 ②常见厌食、失眠、抑郁状态、腕管综合征、潮热、恶心、呕吐、便秘、消化不良、腹泻、出汗增多、皮疹、脱发、关节和肌肉骨骼痛、骨质疏松、疲劳、疼痛、外周性水肿等 ③治疗前监测患者的骨密度，评估活性维生素D水平，缺乏者应接受补充并治疗 ④不与其他含雌激素的药物合用 ⑤与CYP3A4诱导剂利福平、抗惊厥药（苯妥英、卡马西平、苯巴比妥等）合用时，可降低疗效 ⑥运动员、肝肾功能损害者慎用

续表

药品	适应证	临床应用注意
氟他胺	用于以前未经治疗或对激素控制疗法无效或失效的晚期前列腺癌患者，它可被单独使用（睾丸切除或不切除）或与LHRH激动剂合用	①妊娠、哺乳期妇女禁用 ②长期服用，应定期检查肝功能和精子计数，当肝功异常和胆汁淤积性黄疸时，应减量或停药 ③可单独应用，也可与LHRH激动剂、化疗药联合应用 ④对良性前列腺增生也有一定疗效 ⑤可引起液体潴留，心脏病患者慎用 ⑥与LHRH激动剂联合用药时，可同时用药或提前24h用药 ⑦羟基代谢物具有更高的亲和力，是更强的抗雄激素类药
氟维司群	在抗雌激素辅助治疗后或治疗过程中复发的，或是在抗雌激素治疗中进展的绝经后雌激素受体阳性的局部晚期或转移性乳腺癌	①妊娠、哺乳期妇女、过敏者、严重肝功能损害者禁用；禁用于儿童肌内注射 ②常见注射部位反应、无力、恶心和肝酶升高 ③晚期乳腺癌妇女中常见血栓栓塞发生，治疗时应考虑 ④有发生骨质疏松症的潜在危险；可能导致雌二醇水平假性升高 ⑤轻度至中度肝功能损害、严重肾功能损害、有出血体质或血小板减少症或正接受抗凝剂治疗的患者、运动员慎用
戈舍瑞林	①可用激素治疗的前列腺癌、绝经前及围绝经期妇女的乳腺癌 ②缓解子宫内膜异位症症状	①妊娠、哺乳期妇女禁用 ②可见轻度疼痛，出现皮肤潮红和性欲下降时，男性需中断治疗，女性无须中断 ③用药初期由于对垂体－性腺系统的刺激作用，血中睾丸素水平一过性增高，可使前列腺癌患者骨转移灶疼痛加剧，排尿困难或者出现脊髓压迫 ④女性患者可引起骨密度降低，已有骨代谢异常的妇女慎用

第六节 靶向抗肿瘤药

考点1 分类★★★

类别	代表药物
酪氨酸激酶抑制剂	表皮生长因子受体（EGFR）酪氨酸激酶抑制剂：吉非替尼、厄洛替尼、奥希替尼、埃克替尼
	Bcr/Abl酪氨酸激酶抑制剂：伊马替尼
	血管内皮生长因子受体（VEGFR）酪氨酸激酶抑制剂：舒尼替尼
单克隆抗体	贝伐珠单抗、利妥昔单抗、曲妥珠单抗、西妥昔单抗

考点2 作用特点★

分子靶向药物以肿瘤细胞的特性改变作为作用靶点。与传统化疗药相比，具有以下治疗特点：①对肿瘤细胞的选择性杀伤作用；②具有更高的疗效；③对肿瘤相关分子靶点的特异性作用；④对耐药性细胞的杀伤作用。

第一亚类　酪氨酸激酶抑制剂

考点3 药理作用与作用机制★

酪氨酸激酶抑制剂可作为三磷酸腺苷（ATP）与酪氨酸激酶结合的竞争性抑制剂，也可作为酪氨酸的类似物，阻断酪氨酸激酶的活性，抑制细胞增殖。

考点4 药物相互作用★★

1. 多数酪氨酸激酶抑制剂通过肝药酶CYP3A4代谢

（1）与CYP3A4抑制剂（胺碘酮、氟康唑、酮康唑、伊曲康唑、西咪替丁、环丙沙星、克拉霉素、多西环素、依诺沙星、红霉素等）合用，伊马替尼、埃罗替尼、吉非替尼的血药浓度增加。

（2）与CYP3A4诱导剂（利福平、苯巴比妥、苯妥英钠、卡马西平、糖皮质激素、莫达非尼、扑米酮、吡格列酮等）合用，上述药的血药浓度降低。

2. 伊马替尼　在体外还可抑制CYP2C9和CYP2C19的活性，同时服用华法林可见凝血酶原时间延长，注意监测。

考点5 典型不良反应和禁忌★

（1）常见皮疹、腹泻、皮肤颜色加深、转氨酶或胆红素升高等。如果发生中度或重度腹泻应给予洛哌丁胺治疗。严重者可见间质性肺炎、Q-T间期延长等，一旦发生应停药。

（2）禁用于对本类药物或药物中的非活性成分严重过敏者、妊娠及哺乳期妇女。

考点6 代表药品★

药品	适应证	临床应用注意
吉非替尼	表皮生长因子受体（EGFR）基因具有敏感突变的局部晚期或转移性非小细胞肺癌（NSCLC）患者的一线治疗和既往接受过化疗的局部晚期或转移性NSCLC	①不推荐用于儿童或青少年 ②偶可发生急性间质性肺炎，极少部分患者可死亡 ③定期监测肝功能 ④服用华法林的患者应定期监测凝血酶原时间或INR ⑤能显著且持续升高胃液pH值的药物可能会降低吉非替尼的血药浓度 ⑥与长春瑞滨合用，可加剧长春瑞滨的白细胞减少作用
厄洛替尼	EGFR基因具有敏感突变的局部晚期或转移性NSCLC的治疗，包括一线治疗、维持治疗和既往接受过至少一次化疗进展后的二线及以上治疗	①与葡萄柚汁同服时应考虑减量 ②同服华法林或其他双香豆素类抗凝药的患者应定期监测凝血酶原时间 ③CYP3A4抑制剂会使其暴露增加，CYP3A4诱导剂也应避免使用 ④慎用于肝脏功能损伤的患者
伊马替尼	慢性粒细胞白血病（CML）急变期、加速期或干扰素α治疗失败后的慢性期，不能手术切除或发生转移的恶性胃肠道间质肿瘤（GIST）	①治疗前、治疗中定期检查肝功能 ②有1%~2%患者发生严重水潴留，应定期监测体重 ③避免与CYP3A4诱导剂合用；可增加经CYP3A4代谢的其他药物的血浆浓度，与治疗窗较窄的CYP3A4底物（如环孢素、匹莫齐特）同服时谨慎 ④警惕与对乙酰氨基酚类药物合用

第二亚类 单克隆抗体

考点7 药理作用和作用特点★★★

单克隆抗体药物的作用特点：靶向、特效、低毒。

1. 曲妥珠单抗、利妥昔单抗、西妥昔单抗 在癌细胞膜外与生长因子竞争结合受体，阻断信号传递过程，从而阻止癌细胞的生长和扩散。具有高度特异性，只对癌细胞起作用而对正常体细胞几乎没有伤害。

2. 贝伐珠单抗 与循环中血管内皮生长因子（VEGF）结合，阻碍 VEGF 与其受体在内皮细胞表面相互作用，从而阻止内皮细胞增殖和新血管生成。

考点8 药物相互作用★

1. 利妥昔单抗 ①与顺铂合用，可致严重的肾毒性。②在治疗前 12h 及治疗过程中应避免应用抗高血压药。③既往有心血管病的患者在治疗中应严密监测并调整抗心绞痛药剂量。④用药期间接种活疫苗，可增加活疫苗感染的概率。

2. 西妥昔单抗 与顺铂、多柔比星、紫杉醇、拓扑替康、伊立替康、吉西他滨合用，可增强抗肿瘤疗效。

考点9 典型不良反应和禁忌★★

（1）单抗药为大分子蛋白质，静脉滴注可致患者发生过敏样反应或其他超敏反应。

（2）西妥昔单抗：治疗者80%以上可能发生皮肤反应，主要症状为粉刺样皮疹，其中约15%症状严重者可能发生Stevens–Johnson综合征或中毒性表皮坏死溶解。

（3）曲妥珠单抗：增加中、重度心力衰竭的发生率。

（4）禁忌：已知有严重超敏反应（3级或4级）者、妊娠及哺乳期妇女。

考点10 特殊人群用药★

1. 妊娠期妇女 可透过胎盘屏障，禁用。

2. 育龄期妇女 在使用单抗的过程中及治疗后的 12 个月，避孕。

3. 哺乳期妇女 在使用单抗类药治疗期间和最后 1 次用药后 1 个月内不要哺乳。

4. 老年患者 无需调整剂量。

考点11 代表药品★

药品	适应证	临床应用注意
贝伐珠单抗	转移性结直肠癌和晚期、转移性或复发性非小细胞肺癌	①严重出血或近期曾有咯血、肿瘤侵犯大血管的患者禁用 ②出现肠道穿孔（胃肠道穿孔、胃肠道瘘形成、腹腔脓肿）、内脏瘘形成、伤口裂开、重度出血、重度动脉血栓事件、危及生命的静脉血栓栓塞事件包括肺栓塞、高血压危象或高血压脑病、肾病综合征等情况，需停用；择期手术前至少4周、药物控制不良的重度高血压、中度到重度的蛋白尿需进一步评估、重度输液反应等需要暂停使用

药品	适应证	临床应用注意
利妥昔单抗	复发或耐药的滤泡性中央型淋巴瘤、未经治疗的CD20阳性Ⅲ～Ⅳ期滤泡性非霍奇金淋巴瘤以及CD20阳性弥漫大B细胞性非霍奇金淋巴瘤	①过敏者、严重活动性感染或免疫应答严重损害的患者、严重心力衰竭（NYHA分类Ⅳ）的患者禁用 ②可致细胞因子释放综合征 ③注意输液反应 ④可能出现一过性低血压，滴注前12h及滴注期间应考虑停用抗高血压药 ⑤可能导致严重的皮肤黏膜反应 ⑥定期检查全血细胞计数，骨髓功能差的患者慎用
曲妥珠单抗	人表皮生长因子受体-2（Her-2）过度表达的转移性乳腺癌，以及已接受过1个或多个化疗方案的转移性乳腺癌、联合紫杉烷类药治疗未接受过化疗的转移性乳腺癌	①禁止用于儿童肌内注射和过敏者 ②与蒽环类药和环磷酰胺合用时心脏不良事件风险增加 ③灭菌注射用水中的防腐剂苯甲醇对新生儿和3岁以下的儿童有毒性 ④不能使用5%葡萄糖注射液为溶剂 ⑤高血压、冠状动脉疾病、CHF、舒张功能不全、老年人慎用 ⑥应用前，必须对患者进行人表皮生长因子受体-2基因筛查

第七节　免疫治疗药物

考点1 分类★★★

类别		代表药物
免疫调节剂（非特异性）		干扰素、白介素、香菇多糖、胸腺肽、酵母多糖
免疫结合阻断治疗（免疫检查点抑制剂）	程序性细胞死亡蛋白-1（PD-1）抑制剂	帕博利珠单抗、纳武利尤单抗
	程序性细胞死亡蛋白-配体1（PD-L1）抑制剂	阿替利珠单抗、阿维鲁单抗

考点2 药理作用与作用机制★

肿瘤免疫学治疗的目的是激发或调动机体的免疫系统，增强肿瘤微环境抗肿瘤免疫力，从而控制和杀伤肿瘤细胞。以抗PD-1/PD-L1的单克隆抗体等免疫检查点抑制剂为代表的免疫疗法，利用人体自身的免疫系统抵御、抗击癌症，通过阻断PD-1/PD-L1信号通路使癌细胞凋亡，具有治疗多种类型肿瘤的潜力，实质性改善了癌症患者的总生存期。

考点3 作用特点★

PD-1抑制剂属于人源化或全人源化单克隆抗体，具有与其他治疗性单克隆抗体大致相同的药代动力学特性，很少或几乎不受肾、肝功能损害的影响，不经细胞色素P450（CYP）酶或其他药物代谢酶代谢，由血液扩散入组织有限，半衰期较长。

考点4 典型不良反应★★★

免疫治疗相关不良反应（irAEs）：最常见皮肤黏膜不良反应、结肠炎和腹泻、肝脏不良反应、内分泌不良反应等。大部分irAEs可逆转，或仅为暂时性反应。

1. 皮肤 最常见，多表现为早发型不良反应（发生于治疗开始后的前几周），出现皮疹、瘙痒及白癜风，白癜风最常见于黑色素瘤患者。

2. 内分泌 免疫相关内分泌疾病主要包括甲状腺疾病、垂体炎、1型糖尿病、肾上腺功能不全等。甲状腺功能紊乱发生率多见抗PD-1或抗PD-L1单抗治疗时。

3. 肝脏 免疫相关肝炎通常发生于治疗后8~12周。

4. 肺 罕见但有致命威胁，症状包括呼吸困难、咳嗽、发热或胸痛，偶尔会发生缺氧且会快速恶化以致呼吸衰竭，但也有约1/3的患者无任何症状，仅有影像学异常（磨玻璃结节影或斑片结节浸润影）。

5. 类风湿（骨骼肌）不良反应 主要表现为关节的肿胀、疼痛、晨起活动不灵（晨僵持续）30~60min。

6. 输注反应 表现出一些固定的症状，如发热、僵硬、瘙痒、低血压、胸部不适、皮疹、荨麻疹、血管性水肿、喘息或心动过速，也包括需要紧急处理的过敏性反应。

考点 5 代表药品 ★

药品	适应证	临床应用注意
纳武利尤单抗	①表皮生长因子受体（EGFR）基因突变阴性和间变性淋巴瘤激酶（ALK）阴性、既往接受过含铂方案化疗后疾病进展或不可耐受的局部晚期或转移性非小细胞肺癌（NSCLC）成人患者 ②食管癌的二线治疗 ③接受含铂类方案治疗期间或之后出现疾病进展且肿瘤PD-L1表达阳性的复发性或转移性头颈部鳞癌患者 ④国外已批准用于肺癌、黑色素瘤、肠癌、肝癌、泌尿系统肿瘤、头颈部鳞癌以及淋巴瘤在内的9个瘤种、10个适应证	①可引起免疫相关性不良反应。应持续进行监测（至少至末次给药后5个月） ②不经细胞色素P450（CYP）酶或其他药物代谢酶代谢，因此，合并使用的药物对这些酶的抑制或诱导作用预期不会影响纳武利尤单抗的药代动力学
帕博利珠单抗	①晚期恶性黑色素瘤的二线治疗 ②晚期非小细胞肺癌一线单药或联合化疗治疗	①与化疗药联合使用时，同一日应在化疗前给予帕博雷珠单抗 ②与沙利度胺及类似物来那度胺联用，增加多发性骨髓瘤患者死亡率 ③配置前复温至室温；从冰箱取出后最长放置24h

第十三章　抗过敏药

类别			代表药物
全身用抗过敏药	抗组胺药	第一代	苯海拉明、氯苯那敏、赛庚啶、异丙嗪、羟嗪、去氯羟嗪、曲普利啶、酮替芬、茶苯海明、安他唑啉、氯马斯汀、多塞平（三环类抗抑郁药）
		第二代	特非那定、非索非那定、氯雷他定、地氯雷他定、奥洛他定、卢帕他定、阿伐斯汀、贝他斯汀、咪唑斯汀、氮䓬斯汀、依巴斯汀、依美斯汀、西替利嗪、左西替利嗪
	肥大细胞稳定剂		色甘酸钠、酮替芬、奥洛他定、曲尼司特
	白三烯受体拮抗剂		孟鲁司特、普仑司特、异丁司特
	血栓素A_2受体拮抗剂		塞曲司特
鼻部抗过敏药			氮䓬斯汀、色甘酸钠、左卡巴斯汀、色甘萘甲那敏、酮替芬
眼部抗过敏药			奥洛他定、氮䓬斯汀、色甘酸钠、酮替芬、依美斯汀、吡嘧司特、左卡巴斯汀

考点2 药理作用和作用特点★★

过敏反应一般分为四型，其中Ⅰ型、Ⅱ型和Ⅲ型过敏反应是由于免疫球蛋白E（IgE）、免疫球蛋白G（IgG）等B淋巴细胞产生的抗体参与的过敏反应，而Ⅳ型过敏反应是由T淋巴细胞参与的过敏反应。常用抗过敏药物可针对过敏的一个或多个环节发挥药效。

1. 抗组胺药　在我国，抗组胺药通常是指抗过敏用途的H_1抗组胺药。

（1）目前新定义为组胺受体反向激动剂，即抗组胺药与组胺受体的非活性构象亲和力更强，使组胺受体的活性/非活性构象之间平衡向非活性构象偏移，过敏得以缓解。

类别	作用特点
第一代抗组胺药	易透过血-脑屏障，受体选择性差
第二代抗组胺药	不易透过血-脑屏障，对H_1受体选择性高，安全性好

（2）可局部给药的抗组胺药

类别	药物
鼻用制剂	酮替芬、氮䓬斯汀、左卡巴斯汀
眼用制剂	奥洛他定、氮䓬斯汀、酮替芬、依美斯汀、左卡巴斯汀
皮肤外用制剂	苯海拉明、赛庚啶、多塞平

（3）是治疗变应性鼻炎、过敏性结膜炎和慢性荨麻疹等变应性疾病的核心药物和一线药物，但对特应性皮炎、哮喘、速发过敏救治、非过敏性血管性水肿、上呼吸道感染、中耳炎等疾病疗效不佳。

（4）建议早用药、规律用药，因本类药对已发生的临床症状不起作用，故给药要尽可能在症状出现前，且需规律连续用药才能预防后续的临床症状。

（5）第一代抗组胺药也广泛用于中枢神经系统和前庭疾病，如苯海拉明和异丙嗪用于围手术期镇静、镇痛和止吐，多塞平则主要用于治疗抑郁症及焦虑性神经症，不再常规作为抗过敏药使用。

2. 肥大细胞稳定剂　也称过敏反应介质阻滞剂，代表药物是色甘酸钠、酮替芬、奥洛他定，后两者也兼属于抗组胺药。

3. 白三烯受体拮抗剂　代表药物是孟鲁司特、普仑司特、异丁司特等。白三烯是花生四烯酸经 5- 脂氧合酶途径代谢产生的一组炎性介质。白三烯受体拮抗剂与位于支气管平滑肌等部位上的受体选择性结合，竞争性地阻断白三烯的作用。

4. 钙剂　代表药物是葡萄糖酸钙和氯化钙。钙剂能增加毛细血管的致密度，降低通透性，从而减少渗出，减轻或缓解过敏症状，钙剂通常采用静脉注射，起效迅速。

5. 糖皮质激素类药物　糖皮质激素是一种强烈的抗过敏、抗炎药物，对免疫功能具有非特异性抑制作用，但长期全身使用会引起全身性不良反应，目前用于过敏性疾病时多使用局部给药方式，包括吸入剂、鼻用剂、眼用剂和皮肤外用剂型。

6. 血栓素 A_2 受体拮抗剂　代表药物是塞曲司特，血栓素 A_2 不仅可以引起支气管收缩以及气道高反应性，还可引起咳嗽以及黏液高分泌等，塞曲司特能有效地拮抗血栓素 A_2 的上述作用，因此可用于支气管哮喘及咳嗽、多痰等症状的治疗。

考点 3 药物相互作用★

1. 酒精、镇痛药、镇静催眠药会加重抗组胺药的中枢抑制，要避免同时使用。

2. 大环内酯类药物、西咪替丁、茶碱或其他抑制 CYP3A4 肝药酶的药物，能升高依巴斯汀、咪唑斯汀、氯雷他定等肝脏代谢药物的血药浓度，合用需慎重。

3. 皮试或划痕试验前，需提前停用抗组胺药，氯雷他定需停用 2 天，西替利嗪需停用 3 天，依巴斯汀则需停用 5~7 天。

4. 含有铝和氢氧化镁盐的抗酸剂能降低非索非那定的生物利用度，推测是因为两种药物在胃肠道内的结合影响了吸收。

考点 4 典型不良反应★★

类别	药物
第一代抗组胺药	①易透过血-脑屏障，抑制中枢神经，镇静作用明显，引起困倦、嗜睡以及注意力、警觉性、精神运动效率、学习和记忆能力下降 ②用药过量可能会导致极度嗜睡、精神错乱、谵妄、昏迷，呼吸抑制 ③婴儿和低龄儿童用药过量后，在出现困倦、嗜睡等中枢神经系统抑制症状之前，可出现反常的兴奋症状，如易怒、过于警觉、失眠、幻觉 ④服药期间不能从事驾驶或操作，且停药后需再次评估药物后续影响，再决定何时恢复驾驶或操作 ⑤会产生抗胆碱能、抗5-羟色胺、抗多巴胺作用，造成口干、便秘、排尿困难、心律失常、体位性低血压、心动过缓、散瞳、视物模糊、眼压升高等症状，因此不适用于前列腺增生、青光眼患者使用

续表

类别	药物
第二代抗组胺药	中枢抑制风险小，但仍可能引起嗜睡。我国药品说明书规定的服药期间不能驾车或从事精密操作的第二代抗组胺药包括氮䓬斯汀、西替利嗪、依美斯汀、奥洛他定

考点5 特殊人群用药★

1. 妊娠期和哺乳期妇女使用抗组胺药，均应权衡利弊，在获益大于潜在风险时使用。

2. 抗组胺药，特别是第一代组胺药，通过乳汁被婴儿摄入后，最常见的不良反应是易激惹和嗜睡。

考点6 代表药品★

药品	适应证	临床应用注意
西替利嗪	季节性鼻炎、常年性过敏性鼻炎、过敏性结膜炎及过敏引起的瘙痒和荨麻疹引起的对症治疗	①推荐剂量用药后，有轻微的中枢神经系统不良反应，包括嗜睡、疲劳、麻木、注意力障碍、头晕和头痛 ②严重肾功能损害患者禁用 ③服药期间不得驾驶机、车、船，从事高空作业、机械作业及操作精密仪器
氯雷他定	①缓解过敏性鼻炎有关的症状，如喷嚏、流涕、鼻痒、鼻塞以及眼部痒及烧灼感 ②缓解慢性荨麻疹、瘙痒性皮肤病及其他过敏性皮肤病的症状及体征	①常见不良反应有乏力、头痛、嗜睡、口干，胃肠道不适包括恶心、胃炎以及皮疹等 ②在每天10mg的推荐剂量下，本品未见明显的镇静作用 ③当与酒精同时服用时，氯雷他定无药效协同作用

第十四章　糖类、盐类、酸碱平衡调节药与营养药

第一节　糖类、盐类、酸碱平衡调节药

考点1 分类★★★

药物分类	代表药物
糖类	葡萄糖、二磷酸果糖
盐类	氯化钠、氯化钾、氯化钙、门冬氨酸钾镁
酸碱平衡调节药	乳酸钠

第一亚类　糖类

考点2 药理作用与作用机制★★★

1. 葡萄糖

（1）人体主要的热量来源之一，每1g葡萄糖可产生4 cal（16.7kJ）热能，可用于补充热量，治疗低血糖症。

（2）和胰岛素一起静滴，促进钾离子进入细胞内，降低血钾，可用于治疗高钾血症。

（3）高渗葡萄糖注射液快速静脉推注可用作组织脱水剂。

（4）维持和调节腹膜透析液渗透压的主要物质。

2. 二磷酸果糖

（1）促进细胞对循环中钾的摄取及刺激细胞内高能磷酸和2,3-二磷酸甘油的产生，促进钾内流，恢复细胞内的极化状态，改善细胞代谢。

（2）减少机械创伤引起的红细胞溶血和抑制化学刺激引起的氧自由基的产生，有利于休克、缺氧、缺血、损伤、体外循环、输血等状态下的细胞能量代谢和对葡萄糖的利用，利于心肌细胞的修复，改善功能状态。

（3）加强细胞内高能基团的重建作用，保持红细胞的韧性。

（4）改善心肌缺血。

（5）对人体代谢调节具有显著的多种功能。

（6）加强呼吸肌强度。

考点3 药物相互作用★

1. 葡萄糖　可诱发或加重强心苷类中毒。在应用期间应注意同时补钾。

2. 二磷酸果糖　禁忌与碱性药物、钙剂配伍。

考点4 典型不良反应★★

1. 葡萄糖

（1）长期单纯补给葡萄糖时易出现低钾、低钠及低磷血症；1型糖尿病患者应用高浓度

葡萄糖时偶见发生高钾血症。

（2）高钾血症者应用高浓度注射液时偶见出现低钾血症、低钠血症。

（3）原有心功能不全者补液过快可致心悸、心律失常，甚至急性左心衰竭。

（4）高浓度注射液外渗可致局部肿痛、静脉炎。

2. 二磷酸果糖 偶见尿潜血、血色素尿、血尿、高钠血症、低钾血症，大剂量和快速静脉滴注时可出现乳酸中毒。

考点5 禁忌★★

（1）葡萄糖对糖尿病酮症酸中毒未控制者、葡萄糖–半乳糖吸收不良者（避免口服）、高血糖非酮症性高渗状态者禁用。

（2）对二磷酸果糖过敏者、高磷血症者、肾功能衰竭者禁用。

考点6 代表药品★★

药物	适应证	临床应用注意
葡萄糖	①补充能量和体液，用于各种原因引起的进食不足或大量体液丢失（如呕吐、腹泻等）、肠外营养、饥饿性酮症 ②低糖血症 ③高钾血症 ④高渗溶液用作组织脱水药 ⑤配制腹膜透析液、极化液，或静脉用药品稀释剂	①分娩时注射过多葡萄糖，可刺激胎儿胰岛素分泌，发生产后婴儿低血糖 ②应用高渗葡萄糖注射液时选用大静脉滴注 ③注意倾倒综合征及低血糖反应 ④儿童及老年患者补液过快、过多，可致心悸、心律失常，甚至急性左心衰竭 ⑤水肿及严重心肾功能不全、肝硬化腹水者，易致水潴留，应控制输注量，心功能不全者尤其应控制滴速
二磷酸果糖	心肌缺血引起的各种症状（心绞痛、心肌梗死和心力衰竭），慢性疾病（酒精中毒、长期营养不良、慢性呼吸衰竭）中出现的低磷血症	①肌酐清除率低于50%者需要监测血磷水平 ②静滴速度过快会引起腹胀、恶心、呕吐、稀便、上腹烧灼感、口唇麻木、血管疼痛、面部潮红；药液漏出血管外时，可引起轻度刺激和疼痛 ③发生过敏反应，应立即停药，给予抗过敏和抗休克治疗，监测血压和心率 ④宜单独应用，勿添加其他药品，尤其禁忌溶于碱性溶液和钙盐溶液中 ⑤伴有心力衰竭者剂量可酌情减半 ⑥不可肌内或静脉注射

第二亚类 盐类

考点7 代表药品★★★

药物	适应证	临床应用注意
氯化钠	各种原因所致低渗性、等渗性和高渗性失水，高渗性非酮症糖尿病昏迷，低氯性代谢性碱中毒。注射液溶剂外用可冲洗眼部、伤口等	①水肿性疾病、急性肾衰竭少尿期、慢性肾衰竭尿量减少而对利尿剂反应不佳者、高血压、低钾血症者慎用 ②监测血电解质、酸碱平衡指标、肾功能及血压和心肺功能 ③儿童及老年人的补液量和速度应严格控制 ④浓氯化钠主要用于各种原因所致的水中毒及严重的低钠血症，应稀释后应用

续表

药物	适应证	临床应用注意
氯化钾	低钾血症，洋地黄中毒引起的频发性、多源性期前收缩或快速心律失常	①急性脱水、代谢性酸中毒伴少尿、慢性肾功能不全、家族性周期性麻痹、肾前性少尿、传导阻滞性心律失常，尤其应用洋地黄类药物时慎用；大面积烧伤、肌肉创伤、严重感染、大手术后24h和严重溶血等可引起高钾血症、肾上腺性异常综合征伴盐皮质激素分泌不足、接受留钾利尿剂患者、胃肠道梗阻、慢性胃炎、溃疡病、食管狭窄、憩室、肠张力缺乏以及溃疡性结肠炎患者慎用 ②监测电解质、酸碱平衡指标、心电图、肾功能和尿量 ③静脉补钾浓度一般不宜超过40mmol/L（0.3%），滴速不宜超过750mg/h（10mmol/h），否则可引起局部剧烈疼痛，且有导致心脏停搏的危险 ④老年人应用时较易发生高钾血症
门冬氨酸钾镁	①低钾血症、低钾及洋地黄中毒引起的心律失常，心肌代谢障碍所致的心绞痛、心肌梗死、心肌炎后遗症，慢性心功能不全 ②急性黄疸性肝炎、肝细胞功能不全和急、慢性肝炎的辅助治疗	①妊娠、哺乳期妇女、老年人慎用 ②不宜与留钾利尿剂合用 ③静滴速度过快可引起高钾血症和高镁血症、恶心、呕吐、血管疼痛、面部潮红、血压下降、偶见心率减慢。大剂量应用可能引起腹泻 ④不可肌内或静脉推注
氯化钙	①低钙血症、高钾血症、高镁血症以及钙通道阻滞剂中毒（心功能异常） ②血钙过低所引起手足抽搐、肠绞痛、输尿管绞痛 ③解救镁盐中毒 ④甲状旁腺功能亢进症术后的"骨饥饿综合征" ⑤过敏性疾病 ⑥作为强心剂，用于心脏复苏	①电解质紊乱时应先纠正低血钾，再纠正低钙，以免增加心肌应激性 ②静脉注射时患者出现不适、明显心电图异常，应立即停药 ③监测血电解质、酸碱平衡指标，肾功能及血压和心肺功能 ④不推荐用于心搏骤停 ⑤有强烈的刺激性，不宜皮下或肌内注射，静脉注射时宜以10%~25%葡萄糖注射液稀释后缓慢注射，注射后应平卧；若注射时药液漏出血管外，应立即停用，并应用氯化钠注射液作局部冲洗，局部给予氢化可的松、1%利多卡因注射液注射，热敷或抬高患肢

第三亚类 酸碱平衡调节药

考点8 代表药品★★

药物	适应证	临床应用注意
乳酸钠	代谢性酸中毒，碱化体液或尿液；高钾血症或普鲁卡因胺引起的心律失常伴有酸血症者	①注射液不可遗漏于血管外，如有遗漏宜及时应用0.5%普鲁卡因注射液作局部封闭；滴速不宜过快，以免发生碱中毒、低钾血症或低钙血症 ②不宜应用0.9%氯化钠注射液稀释，以免形成高渗溶液 ③治疗高钾血症时，若患者存在有缓慢异位心律失常，应在心电图监护下应用 ④嗜酒者可能发生乳酸性酸中毒 ⑤用药过量可出现碱中毒、低血钾 ⑥糖尿病患者服用二甲双胍，易引起乳酸中毒 ⑦肝功能不全、水肿患者伴有钠潴留倾向、高血压、缺氧、酗酒、水杨酸中毒、糖尿病酮中毒者及老年人慎用

第二节　维生素

考点 1 分类 ★★★

药物分类	代表药物
水溶性维生素	维生素 B_1、维生素 B_2、维生素 B_6、维生素 C、烟酸、叶酸
脂溶性维生素	维生素 A、维生素 D、维生素 E、维生素 K

考点 2 药理作用 ★★★

1. 水溶性维生素的药理作用

维生素	药理作用
维生素 B_1	①参与维持正常的糖代谢及神经、心脏系统功能 ②缺乏可致神经系统反应（干性脚气病）、心血管系统反应（湿性脚气病）、韦尼克脑病及多发神经炎性精神病
维生素 B_2	①参与细胞氧化还原系统传递氢的反应，促进脂肪、糖及蛋白质的代谢。对皮肤、黏膜和视觉正常功能有一定作用 ②缺乏可出现咽喉炎和口角炎，然后为舌炎、唇炎（红色剥脱唇）、面部脂溢性皮炎、躯干和四肢出现皮炎，随后有贫血和神经系统症状
维生素 B_6	①在红细胞内转化为磷酸吡哆醛，作为人体不可缺乏的辅酶，可参与氨基酸、碳水化合物及脂肪的正常代谢。还参与色氨酸将烟酸转化为 5-羟色胺的反应，刺激白细胞的生长，是形成血红蛋白所需物质 ②缺乏的症状主要表现在皮肤（眼、鼻和口部皮肤脂溢样皮肤损害，伴有舌炎和口腔炎）和神经系统（周围神经炎、伴有关节肿胀和触痛）
维生素 C	①体内高效抗氧化剂；参与许多重要的生物合成过程；减少毛细血管通透性，增加血管弹性；刺激骨髓造血功能，加速红细胞的生长；中和毒素，促进抗体生成，增强机体的解毒功能及对传染病的抵抗力；抗组胺作用及阻止致癌物质亚硝胺生成 ②用于防治坏血病、牙龈出血，各种急、慢性传染疾病及紫癜等的辅助治疗；促进去铁胺对铁的螯合，加速铁排出，用于慢性铁中毒
烟酸	①参与体内脂质代谢、组织呼吸的氧化过程和糖原分解的过程。缺乏时可发生糙皮病 ②超过维生素用量时具有明显调血脂作用，抑制极低密度脂蛋白分泌，减少低密度脂蛋白（LDL）生成和升高高密度脂蛋白（HDL）；具有强烈的扩张血管作用，可致恶心、呕吐、腹泻、发热、瘙痒、皮肤干燥、面部潮红等；大剂量可引起血糖升高、尿酸增加、肝功能异常。严重痛风者禁用
叶酸	①物质代谢过程中催化"一碳单位"转移反应的辅酶组成成分；也是骨髓红细胞成熟和分裂所需的物质，用于治疗巨幼细胞贫血、血小板减少症 ②补充叶酸和维生素 B_{12} 能降低同型半胱氨酸（Hcy）水平，用于伴 Hcy 升高的高血压患者

2. 脂溶性维生素的药理作用

维生素	药理作用
维生素 A	①对视网膜的功能、上皮组织的生长和分化、骨骼生长、生殖和胚胎发育起重要作用；对各种细胞膜具有稳定作用，调节膜的通透性 ②视网膜的杆状细胞感光物质（视紫质）的生物合成前体，缺乏致夜盲症

续表

维生素	药理作用
维生素D	①促进小肠对钙的吸收，代谢活性物促进肾小管重吸收磷和钙，维持及调节血浆钙、磷正常浓度。缺乏时钙、磷不能在骨组织内沉积，骨形成受阻 ②婴儿和儿童缺乏引起骨生长障碍（佝偻病）；成人缺乏引起骨软化或成人佝偻病（多见于妊娠期或哺乳期）
维生素E	①促进生殖力，促进性激素分泌，增加男性精子活力和数量，增高女性雌激素浓度，提高生育能力，预防流产 ②缺乏时会出现睾丸萎缩和上皮细胞变性，孕育异常，临床用于治疗先兆流产和习惯性流产
维生素K	①肝脏合成凝血酶原（因子Ⅱ）的必需物质，并参与凝血因子Ⅶ、Ⅸ、Ⅹ以及蛋白C和蛋白S的合成。缺乏可致凝血因子合成障碍而引起出血，此时给予维生素K可止血。维生素K_2尚具有镇痛作用 ②应用广谱抗菌药物（头孢菌素类）可致肠道菌群改变，造成维生素B和K合成受阻，维生素K缺乏，长期大量应用时（10日以上）宜适当补充维生素K、维生素B族 ③用于防治维生素K缺乏所致的出血，如阻塞性黄疸、胆瘘、慢性腹泻、广泛肠切除所致肠吸收不良患者，早产儿、新生儿低凝血酶原血症，香豆素类（华法林）或水杨酸类过量等引起的出血的救治

考点3 药物相互作用★★★

1. 水溶性维生素的药物相互作用

维生素	药物相互作用
维生素B_1	与抗酸药碳酸氢钠、枸橼酸钠等合用，可发生变质和破坏。与依地酸钙合用，可防止维生素降解（螯合作用）
维生素B_2	①与吩噻嗪类抗精神病药、三环类抗抑郁药、丙磺舒等合用，可使人体对维生素B_2的需求量增加 ②与甲状腺素、促胃肠动力药甲氧氯普胺合用，可减少维生素的吸收
维生素B_6	①乙硫异烟胺、异烟肼等可拮抗维生素B_6或增加维生素B_6经肾排泄，引起贫血或周围神经炎 ②与非甾体抗炎药合用，可增强后者的镇痛作用 ③小剂量（5mg/d）与左旋多巴合用，可降低后者抗震颤麻痹综合征的疗效；但制剂中若含有脱羧酶抑制剂如卡比多巴时，对左旋多巴无影响 ④服用雌激素时应增加用量 ⑤与抗精神病药氟哌啶醇或促胃肠动力药多潘立酮合用，可消除后两者所致的胃肠道不良反应，并预防多潘立酮所致的泌乳反应
维生素C	①大剂量维生素C可干扰抗凝血药的抗凝效果，缩短凝血酶原时间 ②使糖皮质激素代谢降低，作用增强 ③与去铁胺合用，促进后者与铁的络合，增加尿铁排出。与铁络合，可提高铁的吸收率

2. 脂溶性维生素的药物相互作用

维生素	药物相互作用
维生素A	①大剂量与抗凝血药（华法林）同服，可致凝血因子Ⅱ降低 ②口服避孕药可提高血浆维生素A的浓度 ③维生素E可促进维生素A吸收和利用，增加肝脏的储存量，加速利用和降低毒性

续表

维生素	药物相互作用
维生素D	①与噻嗪类利尿剂合用，增加高钙血症发生的风险 ②与强心苷洋地黄类药合用，引起高钙血症，易诱发心律失常 ③与降钙素合用，可减弱或抵消后者对高钙血症的疗效
维生素E	①避孕药可加速代谢，导致维生素E缺乏 ②代谢物具有拮抗维生素K的作用，降低血液凝固性，应避免与双香豆素及华法林同用

考点 4 典型不良反应 ★★★

1. 水溶性维生素的不良反应

维生素	典型不良反应
维生素B$_1$	大剂量肌内或静脉注射，可发生过敏性反应或休克，表现有头痛、吞咽困难、瘙痒、面部水肿、喘鸣、红斑、支气管哮喘、荨麻疹、接触性皮炎或休克
维生素B$_2$	大量服用后尿呈黄色；偶见有过敏反应；罕见引起类甲状腺功能亢进症
维生素B$_6$	注射时偶见头痛、便秘、嗜睡；罕见有过敏反应；长期大量应用可致严重的周围神经炎，出现感觉异常、进行性步态不稳、手足麻木。妊娠期妇女大量应用后可致新生儿产生维生素B$_6$依赖综合征
维生素C	偶见腹泻、皮肤红亮、头痛、尿频、恶心、呕吐、胃部不适、胃痉挛、尿频等反应。长期大量（2g/d以上）应用可引起泌尿系统尿酸盐、半胱氨酸盐或草酸盐结石；静脉滴注速度过快可引起头晕、晕厥

2. 脂溶性维生素的不良反应

维生素	典型不良反应
维生素A	长期、大量服用可引起慢性中毒，出现疲乏、软弱、全身不适、发热、颅内压增高、夜尿增多、毛发干枯或脱落、皮肤干燥或瘙痒、体重减轻、四肢疼痛、贫血、眼球突出、剧烈头痛等现象。急性中毒可见异常激动、嗜睡、复视、颅内压增高等症状
维生素D	长期、大量服用可引起低热、烦躁哭闹、惊厥、厌食、体重下降、肝大、肾脏损害，骨硬化等
维生素E	大量服用（400~800mg/d）可引起视物模糊、乳腺肿大、类流感样综合征、胃痉挛、疲乏、软弱。长期超量服用（＞800mg/d）可改变内分泌代谢和免疫功能，影响性功能，并有出现血栓危险（较严重的有血栓性静脉炎或肺栓塞）
维生素K$_1$	常见呕吐；偶见味觉异常、出汗、支气管痉挛、心动过速、低血压、过敏；静脉注射速度过快，可出现面部潮红、出汗、胸闷、血压下降，甚至虚脱等，一般宜选肌内注射。较大剂量可致新生儿、早产儿溶血性贫血、高胆红素血症及黄疸；对红细胞葡萄糖-6-磷酸脱氢酶缺乏症者可诱发急性溶血性贫血

考点 5 代表药品 ★★

药物	适应证	临床应用注意
维生素A	维生素A缺乏症（角膜软化、干眼病、夜盲症、皮肤角质粗糙等）	①妊娠期一日不宜超过6000U ②慢性肾功能减退患者、婴幼儿慎用 ③大量或长期服用可引起齿龈出血，唇干裂 ④老年人长期服用时，可因视黄基醛廓清延迟而致维生素A过量 ⑤长期服用，应随访监测暗适应试验、眼震颤、血浆胡萝卜素及维生素A含量

续表

药物	适应证	临床应用注意
维生素E	①吸收不良新生儿、早产儿、低出生体重儿 ②进行性肌营养不良、心、脑血管疾病，习惯性流产及不孕症的辅助治疗	①大量应用可致血清胆固醇及三酰甘油升高 ②维生素K缺乏引起的低凝血酶原血症及缺铁性贫血者慎用 ③需要量与膳食中不饱和脂肪酸含量呈正相关 ④食物中硒、维生素A、含硫氨基酸摄入不足或含有大量不饱和脂肪酸时，人体对维生素E的需求则大量增加，若不及时补充，可能导致维生素E缺乏 ⑤严禁对婴儿静脉给药
维生素B_1	①维生素B_1缺乏所致脚气病、韦尼克脑病、周围神经炎、消化不良等 ②遗传性酶缺陷病（亚急性坏死性脑脊髓病、支链氨基酸病） ③全胃肠道外营养及营养不良的补充	①大剂量应用时，测定尿酸浓度可呈假性增高，尿胆原可呈假阳性 ②大剂量肌内注射时，偶见发生过敏性休克，应在注射前做皮肤敏感试验，且不宜静脉注射
维生素B_6	用于维生素B_6缺乏的预防和治疗，防治药物（青霉胺、异烟肼、环丝氨酸）中毒引起的维生素B_6缺乏、脂溢性皮炎、口唇干裂，也可用于妊娠呕吐及放疗和化疗抗肿瘤所致的呕吐，新生儿遗传性维生素B_6依赖综合征、遗传性铁粒幼细胞贫血	①妊娠期妇女大量应用可致新生儿发生维生素B_6依赖综合征，但哺乳期妇女摄入正常剂量对婴儿几乎无影响 ②可使尿胆原试验呈假阳性
维生素C	防治坏血病，创伤愈合期、急慢性传染病、紫癜及过敏性疾病的辅助治疗；特发性高铁血红蛋白血症；慢性铁中毒；克山病患者发生心源性休克时，可用大剂量本品治疗；某些病对维生素C需要量增加，如接受慢性血液透析的患者、发热、创伤、感染、手术后及严格控制饮食、营养不良者	①突然停药可能出现坏血病症状 ②半胱氨酸尿症、痛风、高草酸盐尿症、尿酸盐性肾结石、糖尿病、葡萄糖-6-磷酸脱氢酶缺乏症者慎用 ③宜空腹服用，但消化道溃疡者慎用 ④肾功能不全者不宜多服 ⑤大量服用后不可突然停药，可引起药物的戒断反应，应逐渐减量至停药 ⑥对维生素A有破坏作用，大量服用后宜注意补充足量的维生素A和叶酸

第三节　肠内营养药

第一亚类　通用型肠内营养药

考点 1 代表药品★

药品	药理作用与机制	适应证	临床应用注意
肠内营养粉剂（TP）	与水混合后为低渣流质，作为日常营养补充或完全饮食替代，口服或管饲后能提供均衡的营养供给	作为全营养支持或部分营养补充，适用于成人及四岁或以上的儿童。可口服或管饲	①正确混合对于防止插管堵塞和保证全部的营养转运是重要的 ②冲调好应立即服用或加盖冰箱保存，24h内服完 ③不能胃肠外注射或静脉注射 ④禁忌：不能口服或肠内进食的情况（肠梗阻、严重的短肠症或高排泄量的瘘）、半乳糖血症及牛乳或大豆蛋白过敏者

第二亚类　疾病特异型肠内营养药

考点2 代表药品★

药品	药理作用与机制	适应证	临床应用注意
肠内营养乳剂（TPF-D）	①营养成分完全，专供糖尿病患者使用的肠内全营养制剂 ②处方中碳水化合物主要来源于木薯淀粉和谷物淀粉，减少糖尿病患者与糖耐受不良患者的葡萄糖负荷。丰富的膳食纤维有助于维持胃肠道功能 ③不含牛奶蛋白，适用于对牛奶蛋白过敏者	适用于有以下症状的糖尿病患者：咀嚼和吞咽障碍、食道梗阻、中风后意识丧失、恶病质、厌食或疾病康复期、糖尿病合并营养不良，也可用于其他糖尿病患者补充营养	①注意妊娠期维生素A的摄入量 ②高浓度营养液，使用过程中必须监测液体平衡 ③使用前摇匀。25℃以下，不得冰冻。开启后最多冷藏保存24h ④含维生素K，对使用香豆素类抗凝剂的患者应注意 ⑤输入过快或严重超量时，可能出现恶心、呕吐或腹泻等胃肠道反应 ⑥禁忌：不适于用肠内营养的患者（胃肠道张力下降、急性胰腺炎以及有严重消化和吸收功能障碍）、肝功能不全、肾功能不全、对本品所含物质有先天性代谢障碍、对果糖有先天性不耐受的患者禁用

第四节　肠外营养药

第一亚类　氨基酸类制剂

考点1 分类★★★

类别		代表药物
平衡型氨基酸制剂	复方氨基酸注射液（18AA）	
疾病适用型氨基酸制剂	用于肾病的氨基酸制剂	复方氨基酸注射液（9AA）、复方 α-酮酸片
	用于肝病的氨基酸制剂	复方氨基酸注射液（6AA）、复方氨基酸注射液（15AA）、复方氨基酸注射液（20AA）
	用于颅脑损伤的氨基酸制剂	赖氨酸注射液
	免疫调节型氨基酸制剂	丙氨酰谷氨酰胺注射液
	用于创伤（应激）的氨基酸制剂	
小儿用氨基酸注射液	小儿复方氨基酸注射液（19AA-I）	

考点2 药理作用与作用机制★

1.合成蛋白质。

2.氮平衡作用。

3.转变为糖或脂肪。

4.参与酶、激素及部分维生素的组成。

考点3 作用特点★

氨基酸的缓冲容量较大，尤其氨基酸复方制剂的可滴定酸度比一般输液剂高，易引发酸中毒。在临床应用尤其是大量应用时，应密切监测患者的酸碱平衡状态，适量加入5%碳酸氢钠注射液，使pH调整至7.4。

考点4 药物相互作用★

（1）精氨酸与谷氨酸钠或谷氨酸钾合用，可增加治疗肝性脑病的疗效。

（2）精氨酸与螺内酯联用时可引起高钾血症。

考点5 典型不良反应★

（1）静脉滴注速度过快可致发热、头痛、心悸、寒战，也可致血栓性静脉炎，应及时减慢滴注速度（15滴/分为宜）。

（2）长期大量静脉滴注可致胆汁淤积性黄疸；偶见肝功能损害等。

考点6 禁忌★

（1）严重氮质血症、严重肝功能不全、肝性脑病昏迷或有向肝性脑病昏迷发展趋势、严重肾衰竭或尿毒症者。

（2）对氨基酸有代谢障碍等者。

（3）过敏者。

（4）心力衰竭者及酸中毒状态等未纠正者。

（5）高氯性酸中毒、肾功能不全及无尿患者。

考点7 代表药品★

药品	适应证	临床应用注意
复方氨基酸注射液（18AA）	蛋白质摄入不足、吸收障碍等氨基酸不能满足机体代谢需要的患者。亦用于改善手术后患者的营养状况	①哺乳期妇女应避免使用 ②可致疹样过敏反应，一旦发生应停药。偶有恶心、呕吐、胸闷、心悸、发冷、发热或头痛等不良反应
复方氨基酸注射液（9AA）	急性和慢性肾功能不全患者的肠外营养支持；大手术、外伤或脓毒血症引起的严重肾衰竭以及急慢性肾衰竭	①应用时应给予低蛋白，高热量饮食 ②滴注时严格控制给药速度 ③定期监测血生化及电解质 ④尿毒症患者宜在补充葡萄糖同时给予适量胰岛素 ⑤尿毒症性心包炎、尿毒症脑病、无尿、高钾血症等应首先采用透析治疗 ⑥注意水平衡，以防血容量不足或过多
复方氨基酸注射液（6AA）	肝性脑病、慢性迁延性肝炎、慢性活动性肝炎及亚急性与慢性重型肝炎引起的氨基酸代谢紊乱	①有高度食管和胃底静脉曲张时，注意用量及滴速，以免静脉压力过高而致破裂出血 ②高度腹水、胸水时，应注意水的平衡 ③不加稀释或输注速度过快时可引起患者胸闷、恶心、呕吐，甚至引起呼吸、循环衰竭，故输注速度宜慢 ④遇冷易析出结晶，可微温溶解后再使用

第二亚类　脂肪乳类制剂

考点8 药理作用与作用机制★

脂肪乳类制，如中/长链脂肪注射液为需要接受静脉营养的病人提供能量和必需脂肪酸（亚麻酸和亚油酸）。

1. 中链三酰甘油　比长链三酰甘油更快地从血中消除和更快的氧化供能，更适合为机体提供能量，尤其适用于因病理状态引起的肉毒碱转运酶缺乏或活性降低而不能利用长链三酰甘油的患者。

2. 多不饱和脂肪酸（PUFA）　由长链三酰甘油提供，可预防因必需脂肪酸缺乏所致的生化紊乱，纠正必需脂肪酸缺乏出现的问题。

3. 卵磷脂　含有磷，为生物膜的组成成分，可保证膜的流动性的生物学功能。甘油可参与体内能量代谢，或合成糖原和脂肪。

考点9 典型不良反应★

1. 速发型反应　呼吸困难、发绀、变态反应、高脂血症、血液凝固性过高、恶心、呕吐、头痛、潮红、发热、出汗、寒战、嗜睡及胸骨痛等。

2. 迟发型反应　肝大、中央小叶胆汁淤积性黄疸、脾大、血小板减少、白细胞减少、短暂性肝功能改变及脂肪超载综合征、网状内皮系统褐色素沉着（静脉性脂肪色素）。

考点10 禁忌★

（1）过敏者、严重高脂血症、严重肝功能不全、严重凝血功能异常、严重肾功能不全、急性休克者。

（2）人体处于不稳定状态者（如严重创伤后状态、失代偿性糖尿病、急性心肌梗死、中风、栓塞、代谢性酸中毒、严重脓毒症、低渗性脱水）。

（3）存在输液禁忌者：急性肺水肿、水潴留、失代偿性心功能不全。

考点11 代表药品★

药品	适应证	临床应用注意
中/长链脂肪乳注射液（C8-24）	肠外营养药，能量补充剂。用于胃肠外营养，满足能量和必需脂肪酸的要求	①妊娠和哺乳期使用的安全性尚未评价，妊娠早期前3个月不宜用药 ②输注时，应掌握患者血液循环中脂肪的廓清情况 ③25℃以下，不得冻结

第十五章　生殖系统用药、性激素及生育用药

第一节　女性激素类

第一亚类　雌激素类

考点1 分类 ★★★

药物分类	代表药物	特点
天然雌激素	雌二醇、雌酮、雌三醇	①雌二醇：活性最强，口服后从胃肠道迅速吸收，由于在肝脏中被破坏而失活，口服效价很低 ②雌三醇：活性最弱
雌激素合成衍生物	炔雌醇（乙炔雌二醇）、戊酸雌二醇	①炔雌醇（乙炔雌二醇）：口服有效 ②戊酸雌二醇：雌二醇的酯类衍生物，能沉积于注射局部，缓慢吸收，故有长效作用；口服吸收后在肝内代谢，分解成雌二醇和戊酸
全合成雌激素	己烯雌酚	全合成的非甾体化合物，有雌激素作用。己烯雌酚口服有效，作用强，但不良反应亦多

考点2 药理作用与作用机制 ★★★

雌激素能促使细胞合成DNA、RNA和相应组织内各种不同的蛋白质。雌激素能通过减少下丘脑促性腺激素释放激素（GnRH）的释出，导致卵泡刺激素（FSH）和黄体生成激素（LH）从垂体的释放也减少，从而抑制排卵。男性LH分泌减少可使睾丸分泌睾酮降低。

考点3 作用特点 ★★

雌激素可通过皮肤、黏膜、皮下、肌肉等各种途径吸收，吸收后经血流和组织液转运到靶细胞，与甾体激素结合球蛋白（SHBG）特异结合，游离部分能与组织内特异性受体蛋白在雌激素反应组织中结合，形成"活化"的复合体，后者具有多种功能。主要在肝脏代谢，经过肠肝循环可以再吸收。注意事项如下。

（1）注意药物的特异性或非特异性交叉过敏反应。

（2）长期服用雌激素者需定期检查：①血压；②肝功能；③阴道脱落细胞；④每6~12个月体检1次或遵医嘱；⑤每年1次宫颈防癌刮片。

（3）应用最低有效量，时间尽可能缩短，以减少可能发生的不良反应。

（4）男性以及女性子宫切除后患者，通常采用周期性治疗，即用药3周后停药1周，相当于自然月经周期中雌激素的变化情况；有子宫的女性，为避免过度刺激，可在周期的最

后10~14日加用孕激素，模拟自然周期中激素的节律性变化浓度。

（5）长期或大量使用雌激素者，当停药或减量时须逐步减量。

考点4 药物相互作用★

（1）与抗凝药合用，可降低抗凝效应。

（2）与肝药酶CYP3A4诱导剂卡马西平、苯巴比妥、苯妥英钠、扑米酮、利福平等合用，减低雌激素的效应。

（3）与三环类抗抑郁药合用，可增强抗抑郁药的不良反应，降低其应有的效应。

（4）与抗高血压药合用，可减低抗高血压的作用。

（5）可降低他莫昔芬的治疗效果。

（6）可增加钙剂的吸收。

考点5 典型不良反应★

（1）不常见或罕见，但应注意的不良反应：不规则阴道流血、点滴出血、突破性出血、长期出血不止或闭经；困倦；尿频或排尿疼痛；严重或突发的头痛；行为突然失去协调，不自主性动作（舞蹈病）；胸痛、上腹（胃）痛、腹股沟或腿痛，尤其是腓肠肌痛；臂或腿无力或麻木；呼吸急促；突发失语或发音不清；视力突然改变（眼底出血或血块）；血压升高；乳腺出现小肿块；精神抑郁；眼结膜或皮肤黄染，肝炎或胆道阻塞；皮疹；外阴阴道念珠菌病。

（2）较常发生，但在继续用药后减少的不良反应：腹部绞痛或胀气；胃纳不佳；恶心；踝及足水肿；乳房胀痛和（或）肿胀；体重增加或减少。

考点6 禁忌★★

（1）已知或怀疑患有乳腺癌、雌激素依赖性肿瘤。

（2）急性血栓性静脉炎或血栓栓塞。

（3）过去使用雌激素时，曾伴有血栓性静脉炎或血栓栓塞史者。

（4）有胆汁淤积性黄疸史。

（5）未明确诊断的阴道不规则流血者。

（6）妊娠早期不要使用己烯雌酚，全身用药可能导致胎儿畸形，阴道用药也应注意。

（7）哺乳期妇女。

考点7 代表药品★

药品	适应证
戊酸雌二醇	①补充雌激素不足，如萎缩性阴道炎、女性性腺功能减退症、外阴阴道萎缩、绝经期血管舒缩症状、卵巢切除、原发性卵巢衰竭等 ②晚期前列腺癌 ③与孕激素类药物合用，抑制排卵，可作避孕药

第二亚类 孕激素类

考点8 **药理作用与作用机制** ★★★

（1）通过染色体的交互作用，增加RNA的合成，使增殖期子宫内膜变为分泌期。

（2）长期应用可抑制垂体前叶LH的释放，抑制排卵。

（3）长期大剂量应用使子宫内膜腺癌和乳腺癌组织萎缩坏死。

（4）维持早孕蜕膜组织和抑制子宫肌肉收缩，故可以保胎。

（5）可使宫颈黏液变稠，不利于精子穿透。

考点9 **作用特点** ★

（1）妊娠初始4个月内慎用，不宜用作早孕试验。黄体酮，美国FDA妊娠期用药安全性分级为口服给药B。甲羟孕酮，美国FDA妊娠期用药安全性分级为肠道外给药X。

（2）有精神抑郁史者慎用。人工合成的黄体酮因有胎儿致畸问题，必须慎用。

（3）长期用药需注意检查肝功能，特别注意乳房检查。

（4）长期给予孕激素应按28日周期计算孕激素的用药日期。

（5）长期使用孕激素妇女不宜吸烟。

考点10 **典型不良反应** ★

（1）十分常见：肠道反应、痤疮、液体潴留和水肿、体重增加、过敏性皮肤炎症、精神压抑、乳房疼痛、性欲改变、月经紊乱、不规则出血或闭经。

（2）少见：头痛；胸、臀、腿部，特别是腓肠肌处疼痛；手臂和足无力、麻木或疼痛；突发原因不明的呼吸短促；突发失语或发音不清；突然视力改变、复视，不同程度失明等。

（3）长期应用可引起：肝功能异常；缺血性心脏病发病率上升。

（4）早期妊娠时应用可能发生：某些雄激素活性高的孕激素可引起女性后代男性化；后代发生泌尿生殖道畸形，多见尿道下裂。

（5）甲羟孕酮治疗肿瘤，剂量过大时可出现类库欣综合征。

（6）良性、恶性及未详细说明的肿瘤（包括囊肿和息肉）：孕激素依赖性肿瘤大小的增加。

（7）精神疾病：抑郁情绪、精神紧张。

（8）雌激素－孕激素治疗相关性不良反应：乳腺癌、子宫内膜增生、子宫内膜癌、性激素依赖性肿瘤(恶性/良性)、静脉血栓形成、心肌梗死、心血管意外。

考点11 **禁忌** ★★

（1）心血管疾病和高血压者。

（2）肝、肾功能不全者。

（3）糖尿病患者。

（4）哮喘患者。

（5）癫痫患者。

（6）偏头痛患者。

（7）未明确诊断的阴道出血患者。

（8）有血栓栓塞病史（晚期癌瘤治疗除外）患者。

（9）胆囊疾病患者。

（10）已知或疑有孕激素依赖性肿瘤。

（11）严重肝功能障碍：肝脏肿瘤、Dubin-Johnson综合征、Rotor综合征、黄疸。

（12）妊娠期或应用性激素时产生或加重的疾病或症状，如严重瘙痒症、阻塞性黄疸、妊娠期疱疹、血卟啉病和耳硬化症。

考点12 代表药品★

药品	适应证
黄体酮	①月经失调，如闭经和功能失调性子宫出血、黄体功能不全、先兆流产和习惯性流产及经前期紧张综合征 ②激素替代疗法 ③宫内节育器缓释孕激素药物
甲羟孕酮	①月经不调、功能失调性子宫出血及子宫内膜异位症等 ②注射液可用作长效避孕药，亦可用于绝经期后乳腺癌及子宫内膜癌
地屈孕酮	痛经、子宫内膜异位症、继发性闭经、月经周期不规则、功能失调性子宫出血、经前期紧张综合征、孕激素缺乏所致先兆流产或习惯性流产、黄体功能不全所致不孕症

第二节　阴道局部用药

考点 代表药品★

药品	药理作用与作用机制	适应证	临床应用注意
聚甲酚磺醛	高酸性物质，选择性凝固和排除坏死或病变组织，使病变组织易于脱落，局部收敛止血，促进组织再生和上皮重新覆盖。对正常鳞状上皮组织无作用，在阴道内可杀死多种病原微生物，如厌氧菌、滴虫和念珠菌，又能维持阴道酸性环境	①宫颈慢性炎症、柱状上皮外移（糜烂） ②阴道感染（细菌性阴道炎、滴虫性阴道炎和念珠菌性外阴阴道炎） ③宫颈取活检或息肉后止血 ④外科皮肤伤口或肢体溃疡的局部治疗 ⑤外阴尖锐湿疣	①只能局部用药 ②治疗期间避免性交。月经期间停止治疗。妊娠期间不宜阴道局部用药 ③阴道栓应放入阴道深部贴近宫颈处 ④有刺激性，避免接触眼睛 ⑤高酸性，所有织物沾上药后应立即用水洗净，治疗用具用完后应浸泡在水中 ⑥有的会发生轻度局部刺激症状，阴道烧灼感和肛门下坠感

续表

药品	药理作用与作用机制	适应证	临床应用注意
干扰素 α 2a	具有广谱抗病毒、免疫调节及抗肿瘤功能。可治疗由病毒引起的宫颈病变。通过诱导细胞产生抗病毒蛋白来发挥活性。宫颈慢性炎症中的宫颈糜烂，病毒易于侵入或潜藏在此，常见人乳头状瘤病毒（HPV）、单纯疱疹病毒（HSV）-2型、巨细胞病毒等	宫颈慢性炎症、柱状上皮外移（糜烂）及宫颈、阴道HPV感染	①治疗期间避免性交 ②月经期间停止治疗 ③妊娠期间不宜阴道局部用药 ④只能局部用药 ⑤需在2~8℃储存 ⑥上药时有轻度外阴阴道烧灼感

第三节　退乳药

考点1 退乳药的分类和作用特点★★★

药物分类	代表药物	药理作用和作用特点
多巴胺受体激动药	溴隐亭、甲麦角林	刺激丘脑下部泌乳素抑制因子（多巴胺）的释放，直接抑制腺垂体合成和释放泌乳素，使血清泌乳素浓度下降，乳汁分泌减少至停止。既可用于产后退乳，也可防治乳溢症
雌激素	雌二醇、己烯雌酚	较大剂量时能抑制腺垂体泌乳素的释放，从而减少乳汁分泌，用于退乳；但产后子宫进行复旧时可刺激子宫内膜，引起血栓栓塞，现临床少用

考点2 溴隐亭的药理作用与作用机制★★

多肽类麦角生物碱，选择性地激动多巴胺（DA）受体。①一般剂量时激动D_2受体，发挥抗震颤麻痹作用。②小剂量时激动突触前膜D_3受体，使多巴胺释放减少。③可激动垂体细胞的多巴胺受体，使垂体催乳激素及生长激素释放减少。④作为催乳激素的抑制剂，可制止生理性泌乳及伴随的闭经或不排卵。

考点3 溴隐亭的药物相互作用★

（1）口服激素类避孕药可致闭经或溢乳，不宜同时应用。

（2）氟哌啶醇、甲基多巴、单胺氧化酶抑制剂、甲氧氯普胺、吩噻嗪类、利血平、硫杂蒽类、各种镇静催眠药和H_2受体拮抗药等，能升高血清泌乳素浓度，干扰本品效应。

（3）与其他麦角碱衍生物合用时，偶可引起高血压加重。

（4）与降压药合用，可加强降压效果，降压药的用量应酌减。

（5）与左旋多巴合用治疗帕金森病时，能增强药效。

（6）与红霉素和交沙霉素合用，血药浓度增加，毒性增强。

考点4 溴隐亭的典型不良反应与禁忌★

（1）口干、恶心、呕吐、食欲丧失、便秘、腹泻腹痛、头痛、眩晕、疲倦、精神抑郁、雷诺现象、夜间小腿痉挛等，也可出现低血压、多动症、运动障碍及精神症状。

（2）禁忌：①对麦角生物碱过敏者、心脏病、周围血管性疾病及妊娠期妇女；②有严重精神病史和患心肌梗死者。

考点5 溴隐亭的适应证与使用注意★

药品	适应证	临床应用注意
溴隐亭	①分娩后、自发性、肿瘤性、药物等引起的闭经 ②高泌乳素血症引起的月经紊乱、不孕继发性闭经、排卵减少 ③抑制泌乳 ④产后的乳房充血、高泌乳素血症引起的特殊的乳房触痛、乳房胀痛和烦躁不安 ⑤高泌乳素血症引起男性性功能低下（如阳痿和精子减少） ⑥肢端肥大症的辅助治疗	①用于治疗闭经或乳溢，可产生短期疗效，但不宜久用。治疗期间可以妊娠，如需计划生育，应使用不含雌激素的避孕药或其他措施 ②消化道溃疡患者慎用

第四节 促性腺激素（绒促性素）

考点1 药理作用与作用机制★★

绒促性素为妊娠期妇女尿中提取的促性腺激素类药物。

（1）对女性能促进和维持黄体功能使黄体合成孕激素。

（2）促进卵泡生成和成熟，模拟生理性的促黄体生成素（LH）的高峰而促排卵。

（3）使男性垂体功能不足者的睾丸产生雄激素，促使睾丸下降和男性第二性征的发育。

考点2 药物相互作用★

绒促性素与脑垂体促性腺激素合用时（如HMG）可能使不良反应增加，应慎用。

考点3 典型不良反应★

（1）用于促排卵时，较多见诱发卵巢囊肿或轻至中度的卵巢肿大，伴轻度胃胀、胃痛、盆腔痛。少见严重的卵巢过度刺激综合征，表现为腹部或盆腔部剧烈疼痛、消化不良、水肿、尿量减少、恶心、呕吐或腹泻，气促、下肢肿胀等。往往发生在排卵后7~10日或治疗结束后，反应严重可危及生命。

（2）治疗隐睾症时，偶见男性性早熟，表现为痤疮、阴茎和睾丸增大、阴毛生长增多、身高生长过快。

（3）较少见乳房肿大、头痛、易激动、精神抑郁、易疲劳。

（4）偶有注射局部疼痛、过敏性皮疹。

考点4 禁忌★

疑有垂体增生或肿瘤，前列腺癌或其他雄激素相关肿瘤者。性早熟、诊断未明的阴道流血、子宫肌瘤、卵巢囊肿或卵巢肿大、血栓性静脉炎、对性腺刺激激素过敏者。

考点5 适应证与应用注意★

药品	适应证	临床应用注意
绒促性素	①青春期前隐睾症的诊断和治疗 ②垂体功能低下所致的男性不育，可与尿促性素合用。长期促性腺激素功能低下者，还应辅以睾酮治疗 ③垂体促性腺激素不足所致的女性无排卵性不孕症，常在氯米芬治疗无效后，与尿促性素合用以促进排卵 ④用于体外受精以获取多个卵母细胞，需与尿促性素联合应用 ⑤女性黄体功能不全、功能性子宫出血、妊娠早期先兆流产、习惯性流产	①前列腺增生、哮喘、癫痫、心脏病、偏头痛、肾功能损害，运动员、高血压患者慎用 ②发现卵巢过度刺激综合征及卵巢肿大、胸腔积液、腹水等合并症时应停药或征求医生意见 ③可增加多胎率或新生儿发育不成熟、早产等 ④妊娠试验可出现假阳性，应在用药10日后进行检查 ⑤宜用前临时配制 ⑥儿童用药应注意可能引起性早熟，骨端早期闭锁 ⑦老年患者减量，应考虑潜在诱发与雄激素有关的肿痛的可能性

第五节　促性腺激素释放激素类似物

考点 代表药品★

药品	药理作用与机制	适应证	临床应用注意
戈那瑞林	注射给药后使垂体释放LH和FSH增加，约2周后垂体进入不应期，垂体释放LH和FSH明显减少，使卵巢内卵泡发育受抑制，雌激素降低到去势水平，停药后可恢复。用药使垂体释放黄体生成素明显减少后，可提高诱发排卵效果。雌激素降低到去势水平，对雌激素依赖性疾病有治疗作用	鉴别诊断男性或女性由于下丘脑或垂体功能低下所引起的生育障碍，性腺萎缩性的性腺功能不足、乳溢性闭经、原发和继发性闭经、绝经和早熟绝经、垂体肿瘤、垂体的器官损伤和事实上的下丘脑功能障碍等	①不宜同时接受直接影响垂体分泌促性腺激素的药物 ②在正常经期的卵泡期给药，应做好避孕措施 ③注射部位瘙痒、疼痛或肿胀及全身性或局部性过敏、腹部或胃部不适；骨质疏松；血栓性静脉炎及性欲减退等 ④妊娠期妇女、垂体腺瘤患者、垂体相关性闭经者、对本品过敏者禁用

第六节　女性避孕药

考点1 分类和药理作用★

药物分类	代表药物	药理作用与作用机制
短效口服避孕药	左炔诺孕酮、去氧孕酮、孕二烯酮、双炔失碳酯	①大多数由孕激素和雌激素配伍组成，主要作用是抑制排卵 ②单用孕激素可用作探亲避孕药或事后避孕药，主要作用是增加宫颈黏液稠度、抑制子宫内膜发育及影响卵子运行速度等
长效避孕药	羟孕酮、庚酸炔诺酮	多为孕激素与长效雌激素配伍或通过剂型改变而达到长效避孕目的

续表

药物分类	代表药物	药理作用与作用机制
事后避孕药	米非司酮	强抗孕激素，能与黄体酮受体及糖皮质激素受体结合，对受孕动物各期妊娠均有引产效应，可作非手术性抗早孕药。有效剂量下对皮质醇水平无明显影响。单用于抗早孕时不完全流产率较高，加用小剂量前列腺素后使完全流产率显著提高。同时具有软化和扩张子宫颈的作用
阴道杀精药	壬苯醇醚	非离子型表面活性剂，通过降低精子脂膜表面张力、改变精子渗透压而杀死精子或导致精子不能游动，从而使精子不能进入宫颈口，无法使卵受精，达到避孕目的

第一亚类　短效口服避孕药

考点2 药理作用和作用特点★★★

药物分类	药理作用和作用特点
左炔诺孕酮	紧急避孕药，越早服用越好。可在月经周期任何时间服用。不宜作为常规避孕药
去氧孕酮	口服强效孕激素。无雄激素作用，还可升高高密度脂蛋白（HDL）。抗雌激素活性强于炔诺酮和左炔诺孕酮。显著抑制排卵，还能改变宫颈黏液稠度、抑制子宫内膜发育
孕二烯酮	具有较强的抗早孕、抗着床以及使宫颈黏液变稠的作用
双炔失碳酯	具有抗着床作用的避孕药，并无孕激素活性。小剂量与孕激素有协同作用，大剂量则有抗孕激素活性。能抑制子宫内膜腺体的发育，同时影响受精卵的运行速度，使其与内膜发育不同步，从而不利于着床。如在月经周期前期服药有排卵抑制作用。不受月经周期的限制，只需在房事后服用1片即可

考点3 药物相互作用★

1. 左炔诺孕酮　与苯巴比妥、苯妥英钠、利福平、利福布汀、卡马西平、大环内酯类抗生素、咪唑类抗真菌药、西咪替丁及抗病毒药（奈韦拉平、依法韦仑）等同服，可影响避孕效果。

2. 去氧孕酮　利福平、巴比妥类、苯妥英钠等可降低本品活性。

3. 孕二烯酮

（1）阿托伐他汀、维生素C及药酶抑制剂如氟康唑等，可升高本品血药浓度。

（2）抗菌药尤其是广谱抗菌药、药酶诱导剂如苯巴比妥、苯妥英钠、利福平等，可使降低避孕效果，避免同服。

（3）影响其他药物的疗效，使其作用减弱的有抗高血压药、抗凝血药及降糖药；使其疗效增强的有三环类抗抑郁药。

考点4 典型不良反应★

1. 左炔诺孕酮　偶有轻度恶心、呕吐。宫内节育系统放置后，会改变月经模式，出血时间延长或不规则出血，月经稀发。硅胶棒可见月经紊乱、类早孕反应、乳房胀痛，偶见体重增加、血压上升、痤疮、精神抑郁或性欲改变等。

2. 去氧孕酮　轻度的恶心、头痛、乳房胀痛以及在月经周期中点滴出血，少见呕吐、腹痛、腹泻；情绪低落、情绪改变；不能耐受隐形眼镜；乳房溢乳、阴道分泌物改变；各种皮肤不适（如皮疹、荨麻疹、光敏性、结节性红斑、多形性红斑）；体液潴留；体重改变；过敏反应；

性欲改变等。

3. 孕二烯酮 恶心、呕吐、头痛、体重增加、乳房胀、经间少量出血等。

4. 双炔失碳酯 服药初期常见恶心、呕吐、乏力、嗜睡等类早孕反应。少数人有月经周期、经量不同程度的改变。

考点5 代表药品★

药品	适应证	临床应用注意
左炔诺孕酮	①短效口服避孕药：与炔雌醇组成复方制 ②长效避孕药：剂型改变，如宫内节育器（曼月乐）、硅胶棒等，曼月乐还可治疗特发性月经过多	①可能使下次月经提前或延迟，如逾期一周仍未来潮，应检查以排除妊娠 ②宫内节育系统须注意无菌操作。放置于宫腔内可维持5年有效。放置后4~12周必须随访检查，此后每年一次 ③硅胶棒用于要求长期避孕的育龄妇女，既往月经不调、经常有闭经史者、产后或流产后尚未恢复正常月经者、哺乳期或45岁以上妇女不宜使用。计划妊娠者，需在取出六个月后方可受孕
去氧孕烯	避孕	①慎用：静脉血栓家族病史、延长固定术、外科手术或外伤、肥胖；吸烟、异常脂蛋白血症、高血压、心脏瓣膜病、房颤、糖尿病，系统性红斑狼疮、溶血性尿毒症综合征、慢性肠炎性疾病、高血脂患者 ②出现下列情况应停用：听力或视觉障碍、持续血压升高、胸部锐痛或突然气短、偏头痛、乳房肿块、癫痫发作次数增加、严重腹痛或腹胀、皮肤黄染或全身瘙痒等
孕二烯酮	与炔雌醇组成复方制剂口服，避孕	乳腺癌、生殖器官癌、肝功能异常或近期有肝病或黄疸史、阴道异常出血、镰状细胞性贫血、深静脉血栓形成、脑血管意外、高血压、心血管病、高脂血症、抑郁症及哺乳期妇女禁用
双炔失碳酯	适用于探亲或新婚夫妇使用，特别是探亲两周以上多次房事的妇女	①服药初期常见恶心、呕吐、头晕、乏力、嗜睡等类早孕反应。偶有阴道出血、白带增多、乳胀、乳头发深色、腹胀、食欲缺乏、口干等 ②少数人月经周期、经量有不同程度改变。对月经周期延长或闭经者，可加服甲羟孕酮和炔雌醇 ③有肝、肾疾病的患者，人工流产未满半年者、哺乳期妇女或腹泻妇女禁用

第二亚类　长效避孕药

考点6 分类★

药物分类	代表药物
口服长效避孕药	左炔诺孕酮、氯地孕酮与炔雌醚配伍
注射长效避孕针	复方己酸羟孕酮注射液、复方庚酸炔诺酮注射液
埋植剂	左炔诺孕酮埋植剂：低量恒定缓慢释药
含药阴道环	左炔诺孕酮避孕环、甲硅环：低量恒定缓慢释放的剂型
含药宫内节育器	缓释系统，能提高避孕有效率，降低脱落率

考点 7 代表药品 ★

药品	适应证	临床应用注意
羟孕酮	①长效孕激素，与戊酸雌二醇配伍作长效注射避孕药 ②单用治疗习惯性流产、月经不调、子宫内膜异位症、功能性子宫出血等	①要按时注射，并须将药液抽净，作深部肌内缓慢注射。注射后留观15~20min，以防过敏 ②子宫肌瘤、高血压患者慎用 ③定期体检乳腺、肝功能、血压和宫颈刮片，发现异常者应即停药 ④注射后可出现月经改变（如经期延长、周期缩短、经量增多及不规则出血等） ⑤有肝、肾疾病的患者、心血管疾病和血栓史、高血压、糖尿病、甲状腺功能亢进、精神病或抑郁症、高血脂、子宫肌瘤、乳房肿块患者及妊娠期妇女禁用
庚酸炔诺酮	长效孕激素，与戊酸雌二醇配伍组成复方庚炔诺酮注射液，长效避孕	常见恶心、呕吐、食欲缺乏、乳房胀痛、头晕、乏力、嗜睡等，但随用药次数增加而减少或消失

第三亚类　事后避孕药

考点 8 代表药品 ★

药品	适应证	临床应用注意
米非司酮	与前列腺素药物序贯合并使用，可用于终止停经49日内的妊娠	①早孕反应严重者不宜用 ②确诊早孕者，停经时间不应超过49日 ③服药后，一般会较早出现少量阴道流血，约80%妊娠期妇女在使用前列腺素类药物后6h内排出绒毛胎囊 ④用药后8~15日应去复诊确定流产效果 ⑤不能与利福平、卡马西平、灰黄霉素、巴比妥类、苯妥英钠、非甾体抗炎药、阿司匹林、肾上腺糖皮质激素等合用 ⑥部分早孕妇女可见轻度恶心、呕吐、眩晕、乏力、下腹痛、肛门坠胀感和子宫出血等 ⑦有心、肝、肾脏疾病及肾上腺皮质功能不全者，有使用前列腺素类药物禁忌者（如青光眼、哮喘及对前列腺素类药物过敏等），带宫内节育器妊娠和怀疑异位妊娠者，年龄超过35岁的吸烟妇女禁用

第四亚类　阴道杀精药

考点 9 代表药品 ★

药品	适应证	临床应用注意
壬苯醇醚	女性外用短期避孕	①必须放入阴道深处，否则易导致避孕失败 ②房事后6~8h内不要冲洗阴道 ③阴道刺激局部反应，阴道分泌物增多及烧灼感 ④可疑生殖道恶性肿瘤者及有不规则阴道出血者禁用

第七节 其他妇科用药

考点 代表药品★

药品	药理作用	适应证	临床应用注意
醋酸棉酚	①对卵巢及子宫内膜、肌层甾体激素受体有抑制作用，从而使子宫内膜和肌层明显变薄，月经量减少 ②高浓度棉酚可与细胞生长相关的酶或功能蛋白作用，使细胞凋亡 ③抑制肾脏随袢升支粗段（Na^+-K^+-Cl^-）联合运转系统，减少Na^+，K^+，Cl^-重吸收，使肾脏排钾	治疗妇科疾病，包括子宫功能性出血，子宫肌瘤并月经过多，子宫内膜异位症等	①心、肝、肾功能异常者慎用 ②长期服用应注意检测血钾及心电图 ③低钾血症、肌无力、食欲减退、恶心、呕吐、心悸及肝功能轻度改变；可引起绝经的更年期症状出现，如闭经、性欲减退、潮热、皮肤瘙痒、出汗等 ④妊娠期及哺乳期妇女、老年患者禁用

第八节 子宫收缩药及引产药

考点 分类和药理作用★

药物分类	代表药物	药理作用
垂体后叶制剂	垂体后叶素	从动物脑垂体中提取，产科现已少用
	缩宫素、卡贝缩宫素	缩宫素用于引产、催产、产后及流产后因宫缩无力或缩复不良而引起的子宫出血
		卡贝缩宫素用于选择性硬膜外或腰麻下剖宫产术后，以预防子宫收缩乏力和产后出血
麦角制剂	麦角流浸膏、麦角新碱、甲麦角新碱	用于产后子宫出血或子宫复原不佳
前列腺素（PG）	地诺前列酮(PGE_2)、硫前列酮(PGE_2类似物)、地诺前列素($PGF_{2\alpha}$)、卡前列素氨丁三醇、吉美前列素(PGE_1衍生物)、卡前列甲酯(15-甲基$PGF_{2\alpha}$甲酯)、米索前列醇(PGE_1类似物)	选择性地兴奋子宫平滑肌，使其产生节律性收缩，并软化和扩张子宫颈，促使宫口开全和胎儿娩出，临床用于中期引产、足月妊娠引产及治疗性流产
促进子宫颈成熟的药物	普拉睾酮、地诺前列酮等	松弛子宫颈管，促进宫颈成熟，使宫口开大，缩短分娩时间，提高引产成功率等作用

第九节　抗早产药

考点 代表药品★

药品	药理作用
利托君	β₂肾上腺素受体激动剂，可激动子宫平滑肌中的 β₂受体，抑制子宫平滑肌的收缩频率和强度，减少子宫的活动而延长妊娠期。同时由于其可使腺苷酸环化酶的活性增强而产生保胎作用
硫酸镁	镁离子能直接抑制子宫平滑肌的动作电位，对子宫平滑肌的收缩产生抑制作用，使宫缩频率减少，强度减弱，用于早产的治疗

第十节　雄激素类和男性生殖系统用药

第一亚类　雄激素及睾酮衍生物

考点1 药理作用与作用机制★★★

睾酮或二氢睾酮对靶组织的影响是通过与细胞的胞质上的雄激素受体（AR）结合而发挥作用的。

（1）对性器官和第二性征的作用（男性化作用）：促进生殖器官的生长发育；毛发的生长；促使皮脂腺增生和分泌（皮肤增厚，痤疮）；喉结的生长并致声音变得低沉；对行为的影响（增加体能和攻击性，引起阴茎勃起）以及对男性胎儿的性分化作用。

（2）对骨骼和骨骼肌的作用（同化作用）：增加骨骼肌生长。促进骨骼生长，刺激骨骺的成熟和闭合。睾酮芳香化后产生的雌二醇可促进骨矿化，增加骨密度。

（3）红细胞生成：对正常造血细胞有兴奋作用。可以增强红细胞生成素的产生及作用，对干细胞转变成红细胞也有直接的刺激作用。

考点2 作用特点★

（1）雄激素及睾酮衍生物的作用特点如下。①男性雄激素替代治疗：原发性及继发性男性性腺功能减退症患者的替代治疗。②妇科疾病：与雌激素合用减少产后妇女的乳房充血；达那唑治疗子宫内膜异位症。绝经后妇女，使用雄激素联合雌激素作为替代治疗，可减少单用雌激素时子宫内膜出血发生的风险，同时性欲有增加。也可用于绝经前妇女乳腺癌的治疗。③用作蛋白质合成代谢药。④作为生长刺激剂使用。⑤衰老的治疗。⑥血管性水肿：17α-烷化剂的雄激素（司坦唑醇、达那唑）刺激肝脏合成酯酶抑制因子以减少血管性水肿的发作次数。⑦男性原发性（特发性）不育症。

（2）由于睾酮雄性活性的结构专一性很强，对其结构略加改动就可以降低雄性活性及增加蛋白同化活性，这类睾酮的衍生物也称为蛋白同化类固醇或同化激素（苯丙酸诺龙、司坦唑醇、达那唑）。

考点3 药物相互作用★

（1）与肾上腺糖皮质激素，尤其是盐皮质激素合用时，可增加水肿。合用促皮质激素或糖皮质激素，可加速痤疮的产生。

（2）可增强抗凝活性，在与双香豆素类合用时要减少用量。

（3）可使血糖下降，与口服降糖药和胰岛素合用时，因密切注意低血糖的发生。

（4）与环孢素A合用时，可升高环孢素A的血药浓度增加肾脏毒性。

（5）与有肝毒性的药物合用时，可加重对肝脏的损害。

考点4 典型不良反应和禁忌★★

1. 男性化

（1）青春期前的男孩的男性化体征过早形成。

（2）妇女若过度使用常引起面部和躯体的多毛症、痤疮、月经紊乱，闭经、声音低沉、阴蒂增大、会阴增大、性欲增加、食欲增强和身体脂肪减少等。

（3）男性若长期应用，可表现为男子女性乳房（外周组织经芳香化酶作用转化为雌二醇增多所致）。

2. 肝脏毒性 导致 AST、ALT、LDH 和 ALP 等水平的升高。口服雄激素可引起胆汁淤积性黄疸，长期使用可能诱发肝癌。

3. 影响胆固醇水平 可使 HDL 水平降低，LDL 水平增加，增加动脉硬化和心血管事件的发生风险。

4. 水肿 可以引起钠潴留和水肿（尤其是心力衰竭患者）。

5. 血栓形成 睾酮促红细胞生成，可引起卒中、心肌梗死、深静脉血栓形成和肺栓塞等血栓栓塞。

6. 精神状态的改变 抑郁、谵妄、急性精神分裂症发作、躁狂症等。

7. 其他 骨骺过早闭合。高龄患者可发生葡萄糖耐量改变。

8. 禁忌 疑似或患有前列腺癌或乳腺癌以及重度前列腺增生的男性患者，禁止使用雄激素。雄激素不会导致前列腺癌，但可以促进癌变的前列腺生长。

考点5 特殊人群用药★

1. 儿童 可引起儿童过早雄性化，以加速骨骺闭合，从而降低成年后的身高。

2. 妊娠期妇女 致畸性，可导致女性胎儿男性化（阴道畸形、阴蒂增大及形成类似男性阴囊样结构）。

3. 哺乳期妇女 禁用。

4. 老年人 发生心肌梗死或卒中等血栓栓塞性疾病的风险增加。

考点6 代表药品★

药品	适应证	临床应用注意
十一酸睾酮	①原发性或继发性睾丸功能减退 ②男孩体质性青春期延迟 ③乳腺癌转移的姑息性治疗 ④再生障碍性贫血的辅助治疗 ⑤中老年部分雄性激素缺乏综合征 ⑥类风湿关节炎	①多毛、痤疮、阴茎异常勃起、精子减少、精液量减少、水钠潴留 ②青春期前男孩性早熟或骨骺早闭 ③偶见胃肠不适或过敏反应

续表

药品	适应证	临床应用注意
达那唑	①子宫内膜异位症 ②纤维囊性乳腺病 ③自发性血小板减少性紫癜 ④遗传性血管性水肿 ⑤系统性红斑狼疮 ⑥男子女性化乳房 ⑦青春期性早熟	—

第二亚类　治疗男性勃起功能障碍药

考点 7　分类和药理作用 ★

类别	代表药物	药理作用与作用特点
口服药物 （5-磷酸二酯酶抑制剂）	西地那非、伐地那非、他达拉非	抑制海绵体PDE-5，升高cGMP水平，激发或维持阴茎勃起，是勃起功能障碍首选治疗药物
非口服药物	前列地尔（前列腺素E_1，PGE_1）	抑制阴茎组织中α肾上腺素能活性，舒张海绵体平滑肌和扩张阴茎动脉血管加速血流。采用专门器具将软膏或特制药丸经尿道给药，也可采取阴茎海绵体注射给药
	酚妥拉明、罂粟碱	两药常联用治疗神经性和血管性勃起功能障碍。用法是阴茎海绵体注射给药，常见的不良反应是阴茎异常勃起（持续6h以上）和纤维结节
	雄激素及其衍生物	对各种原因所致的原发性或继发性性腺功能减低患者往往合并勃起功能障碍，给予雄激素补充治疗可增强性欲和改善勃起功能。睾酮水平较低的勃起功能障碍患者，雄激素与PDE-5抑制剂合用对勃起功能障碍改善有增效作用，尤其是对于单用PDE-5抑制剂效果不满意者

考点 8　PDE-5抑制剂的临床应用 ★ ★

1. **治疗勃起功能障碍（ED）**　对于没有勃起功能障碍的男性勃起质量或持续时间没有影响。

2. **治疗肺动脉高压**　西地那非和他达拉非可改善肺动脉高压患者的动脉血氧饱和度并显著提高患者的运动耐量。

考点 9　PDE-5抑制剂的药物相互作用 ★ ★

（1）与硝酸酯类药（如硝酸甘油、硝酸异山梨酯）合用，发生严重的低血压的可能性非常大。禁用于正在使用硝酸酯类的男性。

（2）与CYP3A4抑制剂（西咪替丁、红霉素、克拉霉素、伊曲康唑、利托那韦、茚地那韦、沙奎那韦等）合用，血药浓度升高。

（3）与CYP3A诱导剂如波生坦合用，血药浓度降低。

（4）与α_1受体拮抗剂合用，可增加发生低血压的风险，因此禁止合用，但如他达拉非与坦索罗辛（0.4mg，一日1次）合用是个例外。

考点10 PDE-5抑制剂的典型不良反应和禁忌★★★

1. **低血压** 表现为头痛、面部潮红、消化不良、鼻塞和眩晕。

2. **阴茎异常勃起** 如勃起时间延长（超过4h）和异常勃起（痛性勃起超过6h），未得到即刻处理，阴茎组织将可能受到损害并可能导致永久性的勃起功能丧失。

3. **视觉障碍和眼症状** 大剂量的西地那非可导致颜色视觉障碍，对蓝绿色分辨不清，光感增强，严重的还会出现非动脉性缺血性视神经病变（NAION）。

4. **其他** 食管下括约肌松弛可引起胃反流和消化不良、恶心、呕吐。偶见肌痛、背痛和突发性耳聋（西地那非）。

5. **禁忌** 有冠心病和正在使用硝酸酯类药物者禁用。

考点11 PDE-5抑制剂的特殊人群用药★

1. **儿童** 不用于儿童。

2. **妊娠期和哺乳期妇女** 在FDA妊娠用药安全分类中属于B类，但该药不用于包括妊娠期妇女、哺乳期妇女在内的所有女性。如果服用这些药物的男性的性伴侣为妊娠期妇女，建议他们使用安全套。

3. **老年人** 65岁及以上老年人建议减量使用。

考点12 代表药品★

药品	适应证	临床应用注意
西地那非	勃起功能障碍	①当发生用药过量时，采取常规支持疗法。因西地那非与血浆蛋白结合率高，故肾脏透析不会增加清除率 ②在已有心血管危险因素存在时，用药后性活动有发生非致命性或致命性心脏事件的危险。在性活动开始时如出现心绞痛、头晕、恶心等症状，须终止性活动 ③西地那非可引起心电图Q-T间期延长，慎用于Q-T间期异常或已使用延长Q-T间期药（如奎尼丁）的患者

第十六章　眼科、耳鼻喉科用药

第一节　眼科用药

考点1 药理作用与作用机制★

1. 抗眼部感染药

（1）抗眼部细菌感染药：用于敏感菌引起的结膜炎、角膜炎、沙眼、睑缘炎、泪囊炎等眼部感染。

（2）抗菌药联合糖皮质激素：妥布霉素地塞米松滴眼液（眼膏）和四环素可的松眼膏，在杀菌或抑菌的同时抑制各种因素引起的眼部炎症反应。

（3）抗眼部病毒感染药：用于单纯疱疹性角膜炎、带状疱疹病毒眼部感染的治疗。

2. 青光眼用药（降眼压药）

类别	代表药物	药理作用与作用机制
拟胆碱药	毛果芸香碱	选择性直接作用于M胆碱受体，引起缩瞳，眼压下降，并有调节痉挛等作用
β受体拮抗剂	噻吗洛尔、倍他洛尔、卡替洛尔、左布诺洛尔、美替洛尔	减少睫状体的房水生成
α_2受体激动剂	溴莫尼定、安普乐定	促进房水流出和减少房水生成
碳酸酐酶抑制剂	布林佐胺、醋甲唑胺、乙酰唑胺	减少房水生成
前列腺素衍生物	拉坦前列素、曲伏前列素、贝美前列素、他氟前列素	通过影响葡萄膜、巩膜通道促进房水流出
复方制剂	拉坦噻吗、曲伏噻吗、贝美素噻吗洛尔、布林佐胺噻吗洛尔	既可以减少药物滴眼的次数，提高用药依从性，又可以减少抑菌剂对眼部的不良影响

3. 散瞳药　包括不同浓度的阿托品、托吡卡胺、复方托吡卡胺滴眼液等，多用于屈光检查、治疗虹膜－睫状体炎、解除调节痉挛治疗假性近视、治疗恶性青光眼等。

（1）阿托品：抗胆碱药，可拮抗眼内肌M胆碱能受体，使瞳孔括约肌和睫状肌松弛，导致去甲肾上腺素能神经支配的瞳孔扩大肌的功能占优势，从而使瞳孔散大。瞳孔散大把虹膜根部推向虹膜角膜角，减少通过小梁网排入巩膜静脉窦的房水量，增加眼内压。阿托品使睫状肌松弛，拉紧悬韧带使晶状体变扁平，减低其屈光度，同时造成调节麻痹。

（2）复方托吡卡胺：由托吡卡胺及去氧肾上腺素组成，同时具有阿托品样的副交感神经抑制作用和去氧肾上腺素的交感神经兴奋作用，可引起散瞳、调节麻痹及局部血管收缩。临床常用0.5%托吡卡胺与0.5%去氧肾上腺素滴眼液，两药合用有协同散瞳作用及减少用药量和减轻不良反应。

4. 治疗干眼症药　治疗药物主要为不同类型的人工泪液类。

类别	代表药物	药理作用与作用机制
润滑作用类	玻璃酸钠、羟丙甲纤维素、羧甲基纤维素钠、卡波姆、聚乙二醇、右旋糖酐70	主要成分是高分子聚合材料，黏度高，保湿性好
牛血清提取物	小牛血去蛋白提取物、小牛血清去蛋白	促进细胞能量代谢，改善组织营养，刺激细胞再生和加速组织修复
细胞因子类	重组牛成纤维细胞生长因子、重组人表皮生长因子	促进角膜上皮细胞的再生，缩短受损角膜愈合时间

5. 治疗视网膜黄斑变性的药物　目前已有多种抑制血管内皮生长因子（VEGF）活性的药物应用于临床，如雷珠单抗、康柏西普、阿柏西普。作用机制是竞争性地抑制 VEGF 与受体的结合，从而抑制内皮细胞增殖和血管新生。

6. 其他类眼科用药

（1）缓解视疲劳类的药物：以对症治疗为主，如含有血管收缩剂萘甲唑啉成分，可收缩结膜血管，减轻眼部充血症状，但不宜长期用药。

（2）眼局部麻醉药：眼科手术常用药物，如丙美卡因，点于角膜和结膜表面，产生局麻作用。

（3）眼科独有的诊断用药：如荧光素钠和吲哚菁绿。

考点2　常用药品的适应证与临床应用★

1. 常用眼科抗感染及抗炎制剂

制剂名称	药理作用及适应证	临床应用注意
妥布霉素滴眼液（眼膏）	用于外眼及附属器敏感菌株感染	长期应用将导致非敏感菌株过度生长，甚至引起真菌感染。如果出现二重感染，应及时给予适当的治疗
氯霉素滴眼液	用于治疗由大肠埃希菌、流感嗜血杆菌、克雷伯菌属、金黄色葡萄球菌、溶血性链球菌和其他敏感菌所致眼部感染，如沙眼、结膜炎、角膜炎、眼睑缘炎等	大剂量长期使用（超过3个月）可引起视神经炎或视盘血管炎（特别是小儿）
红霉素眼膏	用于沙眼、结膜炎、眼睑缘炎及眼外部感染	—
夫西地酸滴眼液	用于急性细菌性结膜炎	—
左氧氟沙星滴眼液	用于眼睑炎、睑腺炎、泪囊炎、结膜炎、睑板腺炎、角膜炎、眼科围手术期的无菌化疗法	尽量将用药时间控制在治疗疾病所需的最少时间以内
硫酸庆大霉素氟米龙滴眼液	用于对庆大霉素易感的细菌引起的眼前段细菌性感染（如细菌性结膜炎）。眼前段炎症，有发生细菌性感染的危险（如眼科术后治疗）	长期使用糖皮质激素或抗菌药物治疗，可能会增加继发性真菌或非敏感细菌感染，故使用复方制剂，勿超过两周

续表

制剂名称	药理作用及适应证	临床应用注意
阿昔洛韦滴眼液	对1、2型单纯疱疹病毒（HSV）有效，其次对水痘-带状疱疹病毒（VZV）也有效，而对EB病毒及巨细胞病毒作用较弱。主要用于单纯疱疹病毒性角膜炎	在低温条件下易析出结晶。若有结晶，应将塑瓶放置在温水中使其溶解后再使用
更昔洛韦眼用	广谱抗病毒药，对疱疹病毒具有广谱抑制作用，对巨细胞病毒作用最强。主要用于单纯疱疹病毒性角膜炎	精神病患者及神经中毒症状患者慎用；严禁过量用药
重组人干扰素α2b滴眼液	具有广谱抗病毒、抑制细胞增殖以及提高免疫功能等作用，用于治疗单纯疱疹毒性角膜炎	—

2. 常用青光眼用制剂

制剂名称	药理作用及适应证	注意
毛果芸香碱滴眼液	选择性直接作用于M胆碱受体。主要用于①治疗原发性青光眼，包括开角型与闭角型青光眼②用于激光虹膜造孔术前使虹膜伸展便于激光打孔，以及防止激光手术后的反应性眼压升高③滴眼用于眼科手术后或应用扩瞳剂后，以抵消睫状肌麻痹剂或散瞳药的作用④注射液可用于白内障人工晶状体植入手术中缩瞳	滴眼时需用手指压迫内眦，以免药液流入鼻腔吸收引起全身不良反应。儿童慎用，在确有应用指征时，应权衡利弊后决定是否使用。哺乳期妇女服药期间宜暂停哺乳。如果意外出现毛果芸香碱毒性反应，如流涎、出汗、恶心、呕吐、腹泻等，应及时就诊，并及时给予抗胆碱药如阿托品等进行对抗治疗
噻吗洛尔滴眼液	①用于原发性开角型青光眼及无晶状体性青光眼，某些继发性青光眼和高眼压②也用于某些对药物或手术治疗后无效的青光眼	如原用其他药物进行治疗时，不宜突然停用原药，应自改用本品后之第2日起逐渐停用
曲伏前列素滴眼液	前列腺素F2α类似物，是一种高选择性和高亲和力的前列腺素FP受体激动剂，通过增加经由小梁网和葡萄膜巩膜通路的房水外流的机制降低眼压。已有曲伏噻吗滴眼液（复方制剂）用于降低开角型青光眼或高眼压症患者升高的眼压	用药后可能发生：①眼部颜色变化②眶周和（或）眼睑皮肤变黑③眼的睫毛变长、浓密④无晶状体、虹膜炎/葡萄膜炎患者应慎用

3. 常用治疗干眼症、视网膜黄斑变性及其他眼用制剂

制剂名称	分类	药理作用学及适应证	注意
卡波姆滴眼液（眼用凝胶）	干眼症用药	与季戊四醇烯丙醚或蔗糖交联的聚丙烯酸聚合物。凝胶剂可以黏附于角膜的表面并且可以潴留液体。凝胶的结构会被泪液中的盐分破坏，释放出其中的水分。滴眼液可黏着在角膜表面，并在眼球表面形成液体储库	—

续表

制剂名称	分类	药理作用学及适应证	注意
聚乙二醇滴眼液	干眼症用药	高分子聚合物，具有亲水性和成膜性，在适宜浓度下，能起人工泪液的作用。用于暂时缓解由于眼睛干涩引起的灼热和刺痛症状	–
玻璃酸钠滴眼液	干眼症用药	广泛存在于动物和人体内的生理活性物质，是由N-乙酰氨基葡萄糖和葡糖醛酸组成的高分子黏多糖。具有生理性的酸碱度和离子强度，无毒，无色，抗原性低，不引起炎症反应。替代泪液，缓解干眼造成的眼表组织损伤	–
雷珠单抗注射液	血管内皮生长因子（VEGF）抑制剂	竞争性地抑制VEGF与受体的结合，从而抑制内皮细胞增殖和血管新生。用于治疗湿性（新生血管性）年龄相关性黄斑病变	①需无菌注射，注射后60min内眼压升高，需监测眼内压和眼内炎②有潜在的免疫原性③可引起短暂的视觉障碍
硫酸阿托品眼用凝胶	散瞳药	虹膜睫状体炎、检查眼底前的散瞳、验光配镜屈光度检查前的散瞳	青光眼及前列腺增生患者禁用
丙美卡因滴眼液	局部麻醉药	用于眼科局部麻醉	癫痫病、心脏病患者、甲状腺功能亢进或有呼吸问题的患者使用本品应特别慎重。使用本品时应避免接触皮肤

第二节 耳鼻喉科用药

考点1 分类与代表药物的药理作用★

类别	代表药物	药理作用
局部麻醉药	中效酰胺类（利多卡因）长效酯类（丁卡因）麻醉强度：丁卡因>利多卡因>普鲁卡因	抑制神经细胞膜的钠离子通道，起到阻断神经兴奋与传导作用
血管收缩药	肾上腺素 α 受体激动药（麻黄碱、去氧肾上腺素）肾上腺 α_1 受体激动（羟甲唑啉、赛洛唑啉）	使外周血管收缩，缓解鼻黏膜充血肿胀引起的鼻塞，减少鼻腔分泌物或鼻出血
组胺 H_1 受体拮抗剂	左卡巴斯汀、氮䓬斯汀、酮替芬	消除组胺与 H_1 受体结合而产生的过敏症状，用于季节性及常年性过敏性鼻炎的预防与治疗

续表

类别	代表药物	药理作用
局部用糖皮质激素	倍氯米松、糠酸莫米松、布地奈德、氟替卡松	发挥局部抗炎作用
鼻黏膜保护药（用于干燥性鼻炎和萎缩性鼻炎）	复方薄荷脑	薄荷与樟脑等配成液状石蜡溶液，有抑菌作用、抑制痛觉神经和刺激腺体分泌
	氯己定鱼肝油	氯己定为双胍类表面活性剂型杀菌药，鱼肝油有保护黏膜、防止上皮干燥结痂作用
耳部用药	氯霉素滴耳液、氧氟沙星滴耳液、环丙沙星滴耳液、克霉唑滴耳液	发挥局部抗菌作用
咽喉部用药（用于咽喉炎及扁桃体炎等）	西地碘及碘喉片	在唾液作用下可释放出碘，直接氧化和卤化菌体蛋白
	度米芬	季铵盐类阳离子型表面活性剂，广谱杀菌药
纤毛激动药与黏液促排药	桃金娘油	在上、下呼吸道黏膜均能迅速发挥溶解黏液，促进分泌的作用，并可产生 β 拟交感神经效应，刺激黏膜纤毛运动，增强黏膜纤毛清除功能，使黏液移动速度显著增加，有助于痰液排出，且有抗炎作用，用于急、慢性鼻窦炎、支气管炎及支气管扩张等
	氨溴索	溴己新在体内的代谢产物，能刺激呼吸道黏膜浆液腺的分泌，减少黏液腺分泌，减少和断裂痰液中的黏多糖纤维，使痰液黏度降低；还可促进肺表面活性物质的分泌，增强支气管纤毛运动，使痰液易于咳出。用于伴痰液分泌不正常及排痰功能不良的急、慢性呼吸道疾病

考点 2 常用耳鼻喉科用制剂 ★

制剂名称	适应证
氯霉素滴耳液（10ml ：0.25g）	用于治疗敏感菌引起的外耳炎、急、慢性中耳炎
氧氟沙星滴耳液（5ml ：15mg）	用于治疗敏感菌引起的中耳炎、外耳道炎、鼓膜炎
氢化可的松新霉素滴耳液（5ml ：2.5mg，12.5mg）	用于治疗中耳及外耳道炎症
硼酸冰片滴耳液（9%，0.4%）	耳内消炎止痛药用于耳底、耳塞、耳内流黄水等症
碘甘油（1%）	用于治疗口腔黏膜溃疡、牙龈炎及冠周炎
利巴韦林滴鼻液（10ml ：50mg）	用于病毒引起的感染
盐酸麻黄碱滴鼻液（1%）	用于缓解鼻黏膜充血肿胀引起的鼻塞
呋麻滴鼻液（10ml ：2mg ：100mg）	除抑菌外，还可使鼻黏膜血管收缩，缓解急、慢性鼻炎的鼻塞症状

第十七章　皮肤及外用药

第一节　皮肤寄生虫与感染治疗药

考点1 药理作用与作用机制★★★

局部应用的杀灭疥虫药，主要包括林旦乳膏、克罗米通、苯甲酸苄酯、硫黄软膏等。其中以林旦乳膏（疥灵霜，γ-666霜）疗效最佳。

1. 升华硫　接触皮肤后转化为硫化氢和五硫磺酸而产生杀虫及杀菌（细菌和真菌）作用，还能去除油脂，有角质促成（2%~3%）和角质溶解作用。

2. 林旦　杀灭疥虫的有效药物，亦有杀灭虱和虱卵的作用，与疥虫和虱体体表接触后，透过体壁进入体腔和血液，引起神经系统麻痹而致死。

3. 克罗米通　①局部麻醉作用：可治疗各型瘙痒症。②特异性杀灭疥螨：作用于疥螨神经系统使其麻痹而死亡。③抑制链球菌和葡萄球菌的生长。④易于透入皮肤，作用迅速，可持续作用6 h。

4. 苯甲酸苄酯　高浓度时可杀灭疥虫，作用优于硫黄。

5. 莫匹罗星　由荧光假单胞菌培养液产生的代谢物——假单胞菌A。高浓度时杀菌，低浓度时抑菌，可逆地与异亮氨酸转移RNA合成酶结合，阻止异亮氨酸渗入，终止细胞内含异亮氨酸的蛋白质合成。

考点2 典型不良反应★★

1. 轻度刺激症状　少数患者出现灼热感、瘙痒、皮疹等。

2. 克罗米通　偶见过敏反应。

3. 林旦　长期大量使用，对肝、肾功能及中枢神经系统产生毒害，诱发癫痫等。

4. 硫黄　长期大量用药，有刺激性，数日内可出现皮肤发红和脱屑，引起接触性皮炎。

考点3 禁忌★★★

（1）过敏者禁用。

（2）有癫痫病史、中枢神经系统器质性病变者、妊娠及哺乳期妇女、2岁以下儿童禁用林旦、苯甲酸苄酯。

（3）急性渗出性皮肤病禁用克罗米通。

考点4 特殊人群用药★★★

1. 儿童　①儿童使用5%硫黄软膏（成人用10%），4岁以下者最好先用2.5%软膏。②林旦治疗疥疮时，4岁以上儿童应减量。③婴幼儿及儿童应慎用或忌用苯甲酸苄酯。

2. 妊娠期妇女　禁用林旦治疗疥疮。妊娠期妇女及哺乳期禁用苯甲酸苄酯。

考点5 代表药品★★

药品	适应证	临床应用注意
林旦	疥疮和阴虱病	①家庭成员、集体宿舍成员中密切接触者均应同时接受治疗 ②不应与碱性物质或铁器接触 ③涂药前勿用热水和肥皂洗澡 ④避免接触眼和黏膜 ⑤洗去药物时水温不要过热 ⑥擦药后可有局部刺激症状，数日后消退；若长期大量使用，可产生较大的神经毒性如癫痫发作，以及皮肤损害和营养不良等，应立即停药。少数患者可出现荨麻疹 ⑦过敏、有癫痫病史者及4岁以下婴幼儿禁用。精神病患者尽量不用。老年患者慎用
克罗米通	外用于疥疮、皮肤瘙痒	①避免接触眼睛和黏膜 ②若误服，需立即洗胃 ③偶可引起接触性皮炎，应立即停药 ④误服及透过皮肤时，可引起高铁血红蛋白血症 ⑤急性炎症、糜烂或渗出性皮肤损害禁用 ⑥慎用于婴儿及低龄儿童的皮肤，尤其应避免大面积涂搽
莫匹罗星	①各种细菌性皮肤感染，主要用于革兰阳性球菌引起的皮肤感染，如脓疱疹、疖肿、毛囊炎等 ②湿疹、各型溃疡和创伤等基础上的继发性细菌感染	①妊娠期遵医嘱用药。哺乳期妇女慎用。中、重度肾功能不全者慎用 ②不适于鼻内和眼内使用 ③偶见烧灼感、刺痛或瘙痒、氨基转移酶升高等，通常较轻微，不需停药 ④过敏者禁用

第二节　痤疮治疗药

考点1 分类★★★

类别		代表药物
抗菌药	非抗生素类抗菌药	过氧苯甲酰
		壬二酸
	抗生素	红霉素、林可霉素及克林霉素、氯霉素、克林霉素、夫地西酸等
抗角化药	维A酸类	维A酸
		阿达帕林
		异维A酸

考点2 药理作用和作用特点★★★

1.过氧苯甲酰　强氧化剂，易分解，能缓慢释放出新生态氧，氧化细菌的蛋白质，杀灭痤疮丙酸杆菌，对厌氧菌也有效。还有轻度角质溶解作用、脱屑作用及降低毛囊皮脂腺内游离脂肪酸的作用。对痤疮丙酸杆菌无耐药性，为炎性痤疮首选外用抗菌用药。

2. 壬二酸 ①直接抑制和杀灭皮肤表面和毛囊内的细菌，对各种需氧菌和厌氧菌包括痤疮丙酸杆菌和表皮葡萄球菌有效。②抗角质化作用，减少滤泡过度角化，可降低色素沉着和减小黑斑病损伤。

3. 外用抗生素 抗痤疮丙酸杆菌和抗炎作用，适用于丘疹、脓包等浅表性炎性痤疮皮损。但外用抗生素易诱导痤疮丙酸杆菌耐药，不推荐作为单独或长期使用，建议和过氧化苯甲酰、外用维A酸类或者其他药物联合应用。

4. 维A酸 维生素A的代谢中间体，调节表皮细胞的有丝分裂和表皮的细胞更新，使病变皮肤的增生和分化恢复正常；促进毛囊上皮的更新，抑制角蛋白的合成，防止角质栓的形成。具有改善毛囊皮脂腺导管角化，溶解微粉刺和粉刺、抗炎，预防和改善痤疮炎症后色素沉着和痤疮瘢痕等作用。还能增加皮肤渗透性，在联合治疗中可以增加外用抗菌及抗炎药物的疗效。

5. 阿达帕林 维A酸类化合物，与维A酸细胞核受体有较高亲和力，具有强大抗炎作用，可抑制外周血中多核型白细胞的化学趋化，缓解细胞介导的炎性反应，抑制角质形成细胞过度增生，溶解痤疮和粉刺，调节毛囊、皮脂腺上皮细胞的分化，减少粉刺的产生。

6. 异维A酸 维A酸的光学异构体，机制与维A酸类似，可诱导表皮细胞增生，促进表皮颗粒层细胞向角质层分化，调节毛囊皮脂腺上皮角化异常过程；具有缩小皮脂腺，抑制皮脂腺活性，减少皮脂分泌，以及减轻上皮细胞分化和减少毛囊中痤疮丙酸杆菌的作用。对严重的结节囊肿型痤疮有高效。

考点3 药物相互作用★

1. 过氧苯甲酰

（1）与其他能引起脱屑作用的外用药合用，如间苯二酚、水杨酸、硫黄、维A酸，可增加刺激或干燥的不良反应。

（2）与药用肥皂等清洁剂、各种含乙醇的用品（如剃须后的涂洗剂、芳香化妆品、修面霜或洗剂）或药用化妆品合用，可增加刺激或干燥的反应。

2. 维A酸

（1）与皮质激素、抗生素等合用，增强药效。

（2）与噻唑类、四环素类、氟喹诺酮类、吩噻嗪类、磺胺类等光敏感药物共用，增加光敏感危险。

（3）与过氧苯甲酰同时同部位外用有配伍禁忌。若需合用，可早晚交替使用。

（4）与异维A酸、抗角化药（如间苯二酚、水杨酸、硫黄等）及其他痤疮治疗药合用，可加剧皮肤刺激或干燥。

（5）与含乙醇制剂、碱性大的肥皂、收敛剂、脱毛剂等合用，可加剧皮肤干燥和刺激作用。

3. 阿达帕林

（1）不宜同用有相似作用机制的维A酸类药物或使用"蜡质"脱毛法，且不能同时涂敷乙醇或香水。

（2）与有干燥或刺激皮肤作用的药皂、高浓度乙醇、脱皮剂、收缩剂等物质同用，可增加局部刺激反应。

（3）不应与含硫、间苯二酚、水杨酸的制剂合用。

4. 异维 A 酸

（1）避免和四环素同用，可致大脑假性肿瘤，引起良性脑压升高，表现为伴有头痛的高血压、眩晕和视觉障碍。

（2）与阿维A、维胺酯或维A酸共用，可增加不良反应发生率及严重程度。

（3）与光敏感药物共用，可加剧光敏感反应。

（4）与华法林合用，可增强华法林作用。

（5）与甲氨蝶呤合用，可增加甲氨蝶呤血药浓度而加重肝损。

考点 4 典型不良反应★

1. 非抗生素类抗菌药

（1）过氧苯甲酰：过敏性接触性皮炎和干燥现象，出现局部轻度痒感或灼热感、红斑、脱皮、皮肤干燥等。

（2）壬二酸：局部刺激反应，偶见皮肤脱色，罕见光敏感。

2. 抗角化药

（1）局部反应：烧灼感、红斑、刺痛、瘙痒、皮肤干燥或脱屑，对紫外光敏感性增强。可出现一过性皮肤色素沉着。用于眼周可出现局部刺激和水肿、脱屑。

（2）口服异维A酸：皮肤或黏膜（口唇、眼、鼻黏膜）可出现干燥、脱皮、鼻出血、头痛、肌肉与关节痛、血脂升高、AST及ALT升高、精神变化；偶见过敏反应及光敏反应。妊娠期妇女服后可致自发性流产及胎儿发育畸形。

考点 5 禁忌★

1. 非抗生素类抗菌药 过氧苯甲酰禁用于过敏者及皮肤急性炎症或破溃者。

2. 抗角化药

（1）禁用于过敏者、妊娠及哺乳期妇女。

（2）维A酸：眼部、急性或亚急性皮炎、湿疹类皮肤病患者。

（3）异维A酸：肝肾功能不全、维生素A过量及高脂血症患者。

（4）阿达帕林：有显著渗出的皮肤损害、有创伤的皮肤、湿疹及皮炎部位禁用。禁用于十分严重的痤疮患者。

考点 6 特殊人群用药★

1. 儿童 外用维A酸类药物均可用于≥12岁的儿童患者。系统用抗生素可选择大环内酯类如红霉素或阿奇霉素，避免使用四环素类抗生素，12岁以下儿童也尽量不用维A酸类口服药物。

2. 妊娠或哺乳期妇女 以外用药物为主。妊娠期妇女禁用维A酸。哺乳期间应停用维A

酸。维A酸有致畸性，育龄妇女至少在用药前一个月、用药期间及治疗终止后一个月确保避孕。哺乳期痤疮妇女可外用过氧化苯甲酰和壬二酸。

考点7 代表药品★

药品	适应证	临床应用注意
过氧苯甲酰	寻常痤疮。严重时可与抗生素、维A酸制剂或硫磺–水杨酸制剂合用	①若出现严重刺激反应应立即停药并予以适当治疗 ②不得用于眼睛周围或黏膜处 ③能漂白毛发；与有颜色物品接触时，可能出现漂白或褪色现象 ④避免用药部位过度日光照晒
维A酸	外用治疗寻常痤疮、鱼鳞病及银屑病，亦可用于其他角化异常性皮肤病	①湿疹、晒伤、急性和亚急性皮炎、酒渣鼻患者不宜使用 ②不宜用于皮肤皱褶部位 ③用药期间避免同时使用含磨砂剂、易引起痤疮或有收敛作用的化妆品 ④避免同时采用局部光疗照射 ⑤避免用于大面积严重痤疮，避免接触眼、鼻、口腔黏膜 ⑥治疗最初几周，可能出现红斑、灼痛、瘙痒、干燥或脱屑等皮肤刺激现象，一般为轻至中度对阳光敏感者不应用本药外用制剂
阿达帕林	以粉刺、丘疹和脓疱为主要表现的寻常型痤疮；面部、胸和背部的痤疮	①如产生过敏或严重的刺激反应，应即停药 ②用药期间，暴露在日光下应降低到最小用量 ③避免接触眼、唇、口腔、鼻黏膜、内眦和其他黏膜组织 ④增加局部用药量，并不能增加疗效，反而可引起红斑、脱屑和其他不适 ⑤暴露在阳光下时有升高皮肤癌发生率危险

第三节 皮肤真菌感染治疗药

考点1 分类★★

类别		代表药物
抗生素类	多烯类	两性霉素B、制霉菌素
	非多烯类	灰黄霉素
唑类	咪唑类	咪康唑、联苯苄唑、益康唑、酮康唑、克霉唑
	三唑类	伊曲康唑、氟康唑、伏立康唑
丙烯胺类		萘替芬、特比萘芬
吗啉类		阿莫罗芬
吡啶酮类		环吡酮胺

考点2 药理作用与作用机制★

（1）直接作用于真菌细胞膜，破坏细胞膜脂质结构及功能。

（2）影响真菌细胞膜麦角甾醇的生物合成，使真菌细胞膜的通透性发生改变，使细胞重要内容物漏失。

（3）作用于真菌细胞壁，主要影响几丁质、葡聚糖、甘露聚糖和甘露聚糖–蛋白质复合体。

（4）干扰真菌的核酸合成及功能。

（5）其他的不明机制。

考点3 作用特点★★★

1. **两性霉素B** 抗真菌活性最强，唯一可用于治疗深部和皮下真菌感染的多烯类药物。

2. **制霉菌素** 对念珠菌属的抗菌活性较高，不易产生耐药性。局部外用治疗皮肤、黏膜浅表真菌感染。口服吸收很少，仅适于肠道白色念珠菌感染。因毒性大，不宜用作注射给药。

3. **丙烯胺类** 角鲨烯环氧化酶的非竞争性、可逆性抑制剂。

4. **吗啉类（阿莫罗芬）** 局部抗真菌药，通过干扰真菌细胞膜麦角固醇的合成导致真菌死亡。对皮肤癣菌、念珠菌、皮炎芽生菌、荚膜组织胞浆菌、申克孢子丝菌有抗菌活性。

5. **吡啶酮类（环吡酮胺）** 作用于真菌细胞膜。高浓度使细胞膜的渗透性增加，钾离子和其他内容物漏出，细胞死亡。此药渗透性强，可渗透过甲板。体外抑菌试验显示对皮肤癣菌、酵母菌、放线菌及其他真菌有较强的抑制作用，对球菌、杆菌和阴道滴虫亦有抑制作用。

考点4 典型不良反应和禁忌★

1. **不良反应** 红斑、烧灼、干燥、瘙痒、接触性皮炎等局部刺激症状。

2. **禁忌** 过敏者禁用。

考点5 特殊人群用药★

1. **儿童**

（1）阿莫罗芬禁用于儿童，尤其婴幼儿。

（2）制霉菌素：儿童减量，不推荐5岁以下儿童使用。

（3）克霉唑：12岁以下女童禁用阴道栓。

（4）咪康唑：儿童可外用2%乳膏，一日2次。花斑癣患儿，一日1次。感染部位若有破损，应使用洗剂。

（5）特比萘芬：2岁以下儿童慎用。

2. **妊娠期与哺乳期妇女** 妊娠期妇女、哺乳期妇女慎用。妊娠期妇女用药应权衡利弊，哺乳期若需用药应停止哺乳，如克霉唑、酮康唑等可经乳汁分泌。

考点6 代表药品★★

药品	适应证	临床应用注意
制霉菌素	皮肤、黏膜念珠菌病。口服治疗肠道或食管念珠菌病，局部用药治疗口腔念珠菌病、阴道念珠菌病和皮肤念珠菌病	①对全身真菌感染无效，治疗念珠菌病，局部用药后24~72h达最大效应 ②为防止复发，用药至症状消失、细菌培养转阴后48h ③阴道给药时若出现刺激症状，立即停药

续表

药品	适应证	临床应用注意
克霉唑	外用治疗 ①皮肤癣菌所致的浅表皮肤真菌感染，如手癣，足癣、体癣、股癣 ②头癣 ③白念珠菌等所致的皮肤念珠菌感染和念珠菌性外阴阴道炎 ④马拉色菌属所致的花斑癣	①避免接触眼睛 ②出现局部皮肤刺激症状，应立即停药，并将局部洗净 ③对念珠菌病、股癣、体癣治疗2周，手癣、足癣治疗4周，以免复发 ④月经期间禁止阴道给药治疗
联苯苄唑	外用治疗 ①皮肤癣菌所致的浅表皮肤真菌感染，如手癣，足癣、体癣、股癣 ②头癣 ③白念珠菌等所致的皮肤念珠菌感染和念珠菌性外阴阴道炎 ④马拉色菌属所致的花斑癣	①避免接触眼睛和其他部位黏膜 ②用药部位如有过敏、皮疹加重、瘙痒，应立即停药 ③患处有糜烂、渗液或皲裂时应慎用
特比萘芬	外用治疗 ①皮肤癣菌所致的浅表皮肤真菌感染，如手癣，足癣、体癣、股癣 ②头癣 ③白念珠菌等所致的皮肤念珠菌感染和念珠菌性外阴阴道炎 ④马拉色菌属所致的花斑癣	①出现局部皮肤过敏、皮疹加重、瘙痒，应立即停药 ②不能局部用于眼睛、口腔或阴道内 ③与唑类抗真菌药合用，有一定协同作用 ④严重肝肾功能不全者禁用，肝肾功能不全者慎用
环吡酮胺	外用治疗 ①皮肤癣菌所致的浅表皮肤真菌感染，如手癣，足癣、体癣、股癣 ②头癣 ③白念珠菌等所致的皮肤念珠菌感染和念珠菌性外阴阴道炎 ④马拉色菌属所致的花斑癣	①避免同时使用其他外用皮肤制剂，尤其禁止合用其他外用抗真菌药物 ②广谱抗真菌药，甲表面涂用后，可渗入甲下，部分可进入甲床。1%乳膏剂外用于人体后背，仅1.3%吸收入血

第四节　皮肤用糖皮质激素

考点1 分类★★★

强度	药物
弱效	布地奈德醋酸氢化可的松
中效	醋酸地塞米松、丁酸氢化可的松、醋酸曲安奈德、地塞米松
强效	糠酸莫米松、二丙酸倍氯米松、氟轻松、哈西奈德（0.025%）
超强效	卤米松、哈西奈德（0.1%）、丙酸氯倍他索

考点2 药理作用与作用机制★

（1）外用糖皮质激素具有抗炎、止痒、免疫抑制及抗增生等药理作用。

（2）机制：①糖皮质激素分子穿入细胞膜后与细胞质中特异性糖皮质激素受体结合，形成配体–受体复合物，通过糖皮质激素结合球蛋白转运至细胞核内，与细胞核中高亲和性

DNA 位点结合，随即产生糖皮质激素诱导蛋白，可抑制磷酸酯酶 A 的活性，而该酶是花生四烯酸合成所必需，从而抑制了多种炎性介质的生成；②降低血管通透性；③直接与细胞膜结合并改变其功能，使细胞发生黏附障碍，抑制溶酶体的释放等；④使血管收缩，从而减轻组织水肿，减轻红斑，抑制发热；⑤对炎性细胞产生作用，使炎症部位的多形核白细胞数目减少。

考点3 作用特点★★

1. 适应证 ①强效及超强效：适合重度皮损初始治疗，如银屑病、扁平苔藓、斑秃等。②中效：适合特应性皮炎、湿疹、重症面部皮炎等皮炎初始治疗。③弱效：适合眼睑皮炎、轻度面部皮炎等初始治疗。

2. 抗炎作用特点 ①抑制多种原因引起的炎症。②抑制炎症各个阶段。③抗炎不抗菌。糖皮质激素在抑制炎症，减轻症状的同时，也降低机体的防御功能，可致感染扩散，阻碍创口愈合等。

考点4 典型不良反应★★

（1）可预期的不良反应：表皮和真皮萎缩致使皮肤变薄，出现皮纹、毛细血管扩张和紫癜等，最常见于高吸收区（如面、颈、腋窝、会阴、生殖器）。

（2）播散或加重用药局部的皮肤感染、皮肤萎缩、毛细血管扩张、接触性皮炎、口周皮炎、痤疮、色素沉着或减退及多毛等。

（3）长期外用强效药者，可引起激素依赖性皮炎，多见于面部，可见红斑、毛细血管扩张和痤疮样丘疹似酒渣鼻样，伴有瘙痒或灼热感。

（4）长期大面积外用或加封包使用强效、超强效糖皮质激素，由于经皮吸收累积量增加，可发生系统性不良反应，如库欣综合征等。

考点5 禁忌★★

（1）过敏者。

（2）皮肤溃疡或有皮肤萎缩的部位。

（3）原发性细菌性、真菌性及病毒性等感染性皮肤病。

（4）不应长期、大面积使用。

考点6 特殊人群用药★★

1. 儿童 宜选择弱效或软性激素如地奈德、糠酸莫米松。儿童使用强效激素制剂，连续使用不应超过 2 周。婴儿尿布皮炎尤应慎用，外用激素制剂应限于 5~7 日内。

2. 老年人 宜选择弱效或软性激素如地奈德、糠酸莫米松，对伴有慢性疾病的老年患者，特别是高血压、糖尿病、心衰患者，不宜过多使用。

3. 妊娠、哺乳期妇女 慎用，孕早期勿用含氟激素。

考点 7 代表药品 ★

药品	适应证	临床应用注意
糠酸莫米松	对糖皮质激素有效的皮肤病，如接触性皮炎、特应性皮炎、湿疹、神经性皮炎及银屑病等瘙痒性及非感染性炎症性皮肤病	①伴有皮肤感染时，应同时合用抗感染药物 ②不可用于眼部 ③过量、长期局部使用糖皮质激素类药物可能抑制下丘脑－垂体－肾上腺轴，造成继发性肾上腺功能不足。儿童敏感性大于成年人，可影响儿童的生长发育 ④局部可见烧灼感、瘙痒、刺痛及皮肤萎缩等反应。若出现刺激症状，应停用。长期大量使用可出现皮肤萎缩、多毛、口周皮炎、继发感染、皮肤条纹状色素沉着或减退等 ⑤在封包用药、大剂量、角质层屏障功能破坏或炎症性皮肤病情况下，会增加本药的系统吸收，有发生系统性不良反应的危险
丁酸氢化可的松	对糖皮质激素外用有效的皮肤病，如接触性皮炎、特应性皮炎、脂溢性皮炎、湿疹、神经性皮炎、银屑病等瘙痒性及非感染性炎症性皮肤病。可适于儿童及面部皮肤的使用	①有致畸作用，可透过胎盘屏障，妊娠期妇女不宜使用 ②可经乳汁分泌，抑制婴儿生长及肾上腺皮质功能，哺乳期妇女慎用 ③婴儿及儿童勿长期、大面积使用或采用封包治疗 ④避免与眼睛接触 ⑤偶见过敏反应。长期用药可致皮肤萎缩、毛细血管扩张、色素沉着以及继发感染 ⑥可经皮肤吸收，皮肤破损处吸收更快
曲安奈德	①接触性皮炎、脂溢性皮炎、神经性皮炎、湿疹、银屑病、盘状红斑狼疮等糖皮质激素外用有效的皮肤病 ②局部注射可用于瘢痕疙瘩、肥厚性瘢痕、腱鞘炎、滑囊炎及肩周炎等的治疗	①不宜长期、大面积使用，由于全身性吸收作用造成可逆性下丘脑－垂体－肾上腺轴的抑制 ②不可用于眼部。面部、腋下、腹股沟等皮肤细嫩部位。长期使用，可发生皮肤萎缩变薄和毛细血管扩张等 ③患处涂药后不需封包。封包疗法只适于掌跖及肥厚的皮损 ④局部注射时，有高血压、心脏病、糖尿病、溃疡病、骨质疏松症、青光眼、肝肾功能不全等患者视病情慎用或禁用 ⑤抗炎作用是氢化可的松的5倍。外用可经皮肤吸收，皮损处吸收更快
卤米松	对糖皮质激素有效的各种非感染性炎症性皮肤病，如亚急性和慢性湿疹、脂溢性皮炎、接触性皮炎、特应性皮炎、局限性神经性皮炎、寻常型银屑病和扁平苔藓等	①儿童慎用，治疗不应超过7日 ②不可用于眼部，勿接触眼结膜。慎用于面部或皱褶部位如腋窝、腹股沟，且只能短期使用 ③用药的皮肤面积不应超过体表面积的10%，不应使用封包疗法 ④禁用：过敏者、原发性细菌性、真菌性和病毒性等感染性皮肤病（如水痘、脓皮病、体癣、股癣、单纯疱疹、带状疱疹）、接种疫苗后、梅毒性皮肤病变、皮肤结核病等患者。玫瑰痤疮、口周皮炎、寻常痤疮患者禁用

第五节 增色素药

考点 1 药理作用和作用特点 ★★

外用的增色素药通过一定的光敏反应，使皮肤上出现黑色素沉着，用于治疗白癜风。

1. **甲氧沙林** 补骨脂素衍生物，光敏剂，可被紫外线激活，与表皮细胞 DNA 双螺旋上的胸腺嘧啶发生光化学反应，产生光毒反应，减缓表皮细胞更新速度，治疗银屑病。光敏反应还可使黑素细胞中的酪氨酸酶活力增加，促使黑素细胞形成；促使毛囊中的黑素细胞向表皮中移动，从而使皮肤上出现色素沉着，用于治疗白癜风。

2. 补骨脂素和异补骨脂素　来源于豆科植物的果实补骨脂，成分主要为呋喃香豆素类化合物，有抗肿瘤、促进皮肤色素再生、抗衰老等作用。其单一或复方外用制剂用于治疗白癜风。

3. 三甲沙林　补骨脂素衍生物，活性较甲氧沙林强，但毒性也较强。在白化病中，三甲沙林能增加皮肤对日光的耐受性，但不能形成黑素。

考点2 相互作用★

（1）不得同时服用其他光敏性药物。

（2）与吩噻嗪类药物同用可加剧对眼脉络膜、视网膜和晶体的光化学损伤。

（3）治疗期间，不宜食用含呋喃香豆素类食物，如酸橙、无花果、香菜、芥菜、胡萝卜或芹菜，避免增加光毒性。

考点3 典型不良反应★

（1）口服后，常见消化道不适（如恶心、呕吐）。有的可出现头晕、头痛、精神抑郁。

（2）外用，配合UVA照射24~48h后常见的反应是红斑、水疱，也可见皮肤色素沉着、瘙痒。若照射剂量过大或时间过长，照射部位皮肤上将出现红肿、水疱、疼痛、脱屑等皮疹现象。严重时出现鳞状细胞癌、白内障、中毒性肝炎，但少见。

考点4 禁忌★★★

（1）12岁以下儿童、年老体弱者及妊娠期妇女。

（2）红斑狼疮、皮肌炎、卟啉症、多形性日光疹、着色性干皮病等光敏性疾病。

（3）严重肝病。

（4）白内障或其他晶体疾病。

（5）心血管病、白化病、糖尿病、活动性肺结核。

考点5 代表药品★

药品	适应证	临床应用注意
甲氧沙林	口服或外用，治疗白癜风、银屑病、蕈样肉芽肿，也可用于掌跖脓疱病、湿疹、特应性皮炎、扁平苔藓等的治疗	①需同时与长波紫外线（UVA）合用，以增加皮肤对日光的耐受性 ②照光时，应戴墨镜并遮盖正常皮肤 ③慎用于黏膜上，避免局部刺激 ④应与食物或牛奶一起服，减少对胃肠道的刺激 ⑤治疗银屑病，需8~10次治疗后见效。治疗白癜风的疗效则出现得慢些 ⑥慎用于有皮肤癌病史，日光敏感家族史，新近接受放射线或细胞毒药物、砷剂、煤焦油和UVB治疗，胃肠道疾病，慢性感染的患者

第六节　治疗银屑病药

考点 1　药理作用和作用特点 ★★★

作用于皮肤表皮细胞，抑制细胞有丝分裂，改善表皮细胞增殖速率和恢复其正常分化状态，纠正或缓解银屑病疾病进程。

1. 维 A 酸类（阿维 A 酯、阿维 A）　与表皮细胞的维 A 酸细胞核受体有高亲和力，降低或抑制表皮细胞的有丝分裂，抑制酶活性，使皮肤表皮细胞的增生速率和角蛋白分化正常化，促进表皮增殖和角朊细胞末端分化。

2. 卡泊三醇　维生素 D_3 的衍生物，抑制皮肤角质形成细胞的过度增生和诱导其分化，纠正银屑病表皮细胞的增生和分化。

3. 煤焦油　抑制表皮细胞的有丝分裂，使皮肤增生速率恢复正常。

4. 地蒽酚　作用于表皮细胞内的酶，抑制细胞代谢酶代谢，使酶失去活性，降低增生表皮的有丝分裂，使表皮细胞增殖恢复正常。

考点 2　药物相互作用 ★

1. 煤焦油　与光敏药物合用，可加剧光敏感作用，不得与甲氧沙林或三甲沙林合用。

2. 地蒽酚

（1）皮质激素可减轻其刺激性，缩短皮损清除期，但银屑病复发率高，引起脓疱型银屑病反跳，应慎合用。

（2）尿素可增加其透皮吸收，降低其使用浓度而减轻其皮肤刺激。

（3）水杨酸可防止地蒽酚氧化为蒽酮。

（4）胺类药物可促进其氧化失活，故脂溶性胺可抑制角质层中其引起的炎症反应。

（5）与焦油合用，减轻刺激性且不影响抗银屑病活性。

3. 阿维 A 酯

（1）与痤疮制剂、含脱屑药制剂（如过氧化苯甲酰、间苯二酚、水杨酸、硫、维 A 酸）联合外用，可加剧皮肤的局部刺激或干燥作用。

（2）与异维 A 酸、维 A 酸、维生素 A 等合用，可增加毒性，应避免同服。

（3）与甲氨蝶呤、苯妥英等肝毒性药物合用，可增加药物性肝炎等肝毒性的发生。

（4）与光敏药物合用，可增强光敏作用。

（5）与四环素合用，可增加颅内压，增加大脑假性肿瘤发生。

4. 阿维 A

（1）与维生素 A 和其他维 A 酸类合用，可引起维生素 A 过多症。

（2）甲氨蝶呤合用，肝毒性增加。

（3）与四环素合用，出现作用相加的颅内压升高。

（4）与低剂量的孕激素类避孕药合用，可能导致避孕失败，应避免合用。

（5）合用苯妥英，需监测苯妥英游离血药浓度，可出现毒性反应，不建议合用。

（6）不宜与圣·约翰草合用，可导致服用阿维A和激素类避孕药的女性发生意外怀孕和出生缺陷。

5. 他扎罗汀 与四环素、氟喹诺酮、吩噻嗪、磺胺类等有光敏性的药物合用，会增强光敏性。

考点 3 典型不良反应★

1. 煤焦油 常见局部轻度刺痛感。少见接触性皮炎、毛囊炎、脓疱性或皮肤囊肿反应等，浅色毛发者可有暂时性的色泽改变。

2. 地蒽酚 用药部位出现皮肤发红、灼热及瘙痒等刺激症状，一般不妨碍继续用药。

3. 卡泊三醇 常见皮肤发斑、烧灼感及瘙痒等刺激症状，一般不需停药。

4. 阿维A酯 常见的不良反应有口干、唇炎、甲沟炎、皮肤干燥、脱屑、肌痛和关节痛等。大剂量用药，可有骨骼变化和良性颅内压升高现象，糖尿病、肥胖、酗酒、脂代谢紊乱者可见三酰甘油升高。

5. 他扎罗汀 常见皮肤红斑、烧灼感及瘙痒等刺激症状。

考点 4 禁忌★

（1）过敏者禁用。

（2）煤焦油：婴儿。

（3）地蒽酚：急性皮炎、有糜烂或渗出的皮损部位；面部、外生殖器部位或皱褶部位。

（4）卡泊三醇：高钙血症。

（5）阿维A酯：肾功能不全者、妊娠期妇女，哺乳期妇女。

（6）阿维A：维生素A过多症、高脂血症、严重肝肾功能不全、妊娠期妇女或计划3年内妊娠者和哺乳期妇女。

（7）他扎罗汀：妊娠期妇女、哺乳期妇女及有生育计划的妇女；急性湿疹、皮炎类。

考点 5 特殊人群用药★

1. 儿童 ①煤焦油禁用于婴儿；②卡泊三醇慎用于儿童；③阿维A酯耐受性好，儿童可按成人量使用；④阿维A仅用于严重角化异常且无有效替代疗法的儿童患者；⑤他扎罗汀不推荐用于18岁以下银屑病患者及12岁以下儿童痤疮患者。

2. 妊娠期妇女与哺乳妇女 慎用煤焦油、卡泊三醇；禁用阿维A酯、阿维A和他扎罗汀。

3. 肝、肾功能不全者 严重者禁用阿维A酯，慎用阿维A。

考点 6 代表药品★

药品	适应证	临床应用注意
煤焦油	头屑多、脂溢性皮炎、特应性皮炎、湿疹、银屑病（与紫外线联合治疗）	①含苯酚、煤酚、愈创木酚、吡啶等，色黑有异臭，有光敏性 ②用于急性炎症、开放性伤口或皮肤感染时，应权衡利弊 ③可暂时将头发染色，使皮肤或衣服着色 ④避免接触眼睛 ⑤慎用于急性炎症、开放性伤口或皮肤感染、光敏性皮肤病患者

药品	适应证	临床应用注意
地蒽酚	寻常型银屑病、斑秃等	①勿接触眼（接触后能发生严重结膜炎及角膜炎）和其他黏膜，外涂时勿擦破皮肤，用后立即洗手 ②可将皮肤、头发、衣服、床单、浴缸等染成红色。皮肤染色可外用水杨酸软膏，一般2~3周内即可去除 ③首次用药宜低浓度小面积开始，根据耐受和反应情况，逐渐提高浓度，扩大面积范围 ④慎用于肝功能不全患者
卡泊三醇	用于寻常性银屑病	①勿用于面部，因有刺激；用药后应将手洗净 ②大剂量用药，应在用前和使用中监测尿钙升高情况，停药后尿钙可恢复 ③搽剂含可燃成分，应远离火源 ④不要与水杨酸制剂合用 ⑤较骨化三醇安全有效，引起高钙血症和高钙尿症的作用较骨化三醇弱200倍，对维生素D受体的亲和力与骨化三醇相当 ⑥全身生物利用度低，经皮吸收量为1%~5%。用于银屑病患者皮损处后，约6%被吸收
阿维A酯	①严重银屑病，尤其是红皮病型、脓疱型及斑块型银屑病 ②难治性角化病（鱼鳞病、毛发红糠疹、毛囊角化症、掌跖角化病）及严重顽固口腔扁平苔藓等	①可致畸，妊娠期妇女和计划3年内妊娠者禁用。哺乳妇女禁用 ②定期检查肝功能和血脂，肝功能不全者慎用。肾功能不全者禁用 ③停药后不要献血 ④用药期间，夜间视力可能减退，要避免驾驶或机械操作 ⑤连续用药2~3个月治疗方见效，治疗初期可能出现银屑病症状加剧 ⑥与高脂肪食物同服可增加吸收 ⑦用药期间饮酒，可发生高三酰甘油血症 ⑧慎用于有心血管疾病、糖尿病、肝病、高脂血症、大量饮酒及肥胖症等患者 ⑨有较强亲脂性，以高浓度储存在脂肪组织（肝和皮下）中，消除半衰期达120日左右
他扎罗汀	治疗斑块型银屑病及寻常痤疮	①用药部位发生瘙痒等皮肤刺激反应，可涂少量润肤剂，改为隔日给药；严重时，应停止用药 ②用药期间，应避免在阳光下过多暴露 ③避免药物与眼睛、口腔和黏膜接触，并尽量避免与正常皮肤接触。如果与眼接触，应用水彻底冲洗 ④在治疗前、治疗期间和停止治疗后一段时间，必须避孕。若已妊娠，应终止妊娠 ⑤对严重的银屑病无效 ⑥慎用于18岁以下银屑病患者或12岁以下儿童痤疮患者

第七节　消毒防腐药

考点 1 药理作用和作用特点★★

消毒防腐药是指用化学方法来达到杀菌、抑菌和防腐目的的抗菌药，它分为消毒药和防腐药两类。消毒药可杀灭病原微生物，防腐药是能抑制病原微生物生长繁殖。消毒药在低浓度时仅有抑菌作用，而防腐药在高浓度时也有杀菌作用。药物的作用与药物本身的理化性质、使用浓度、作用时间、剂型等有关。

（1）药物浓度越高，杀菌抑菌效果越好。但70%~75%乙醇比90%的杀菌效果要高。

（2）药物浓度越高和作用时间越长，对机体组织的刺激性越大，容易产生不良反应。

（3）苯酚的水溶液有强大的杀菌作用，其甘油剂和油溶液则作用显著降低。

（4）病原微生物本身对药物的敏感性也不相同，如苯酚的杀菌作用强，但对病毒无效；70%~75%乙醇对细菌、病毒（包括新型冠状病毒）有效。

考点 2 典型不良反应和禁忌 ★

（1）部分消毒防腐药可能会对皮肤、黏膜有一定刺激性，或可引起接触性皮炎、瘙痒和烧灼感等反应。

（2）禁忌如下。①过敏体质者。②尽量不要接触眼结膜或其他敏感黏膜组织，避免刺激。③聚维酮碘：非毒性甲状腺瘤、烧伤患者（尤其大面积烧伤者）、肝功能不全者。④氯己定：禁用于脑、脑膜、中耳及其他敏感性组织，禁止高浓度用于冲洗膀胱等。妊娠3个月内的妇女。⑤戊二醛：禁用于面部、肛门、生殖器等部位。⑥硼酸：禁止内服，禁用作药品或食品的防腐剂。

考点 3 代表药品 ★

药品	适应证	临床应用注意
过氧乙酸	0.5%~2.5%浓度可用于室内表面、病房用品、医疗器械、水果、蔬菜、餐具、纺织品、皮肤等环境、空气和预防消毒	①稀释的溶液不稳定，应随配随用，防止阳光直射，远离火源 ②要注意：配制正确；保证浓度；盛放于有盖的清洁容器中；消毒品要干燥放入，不能带有水分；按时更换，不过期使用；气温低于10℃时，应延长消毒时间 ③勿用于金属器械的消毒，有腐蚀作用 ④有漂白作用，勿用于有色织物 ⑤不慎沾染到皮肤和眼睛，立即用清水冲洗 ⑥遇热、金属离子、碱性物质和有机物可加速分解，分解产物无毒性 ⑦酸性强氧化性消毒药，遇有机物释放出新生态氧起氧化作用，能杀灭病毒、细菌、真菌、芽孢等各种病原微生物 ⑧对皮肤、黏膜有刺激性，可见接触性皮炎、急性湿疹、酸性眼结膜损伤，可能诱导支气管哮喘、过敏性鼻炎者疾病复发
聚维酮碘	皮肤消毒、黏膜冲洗，医务人员刷手、泡手，注射、手术部位皮肤消毒，不需用乙醇脱碘。用于治疗皮肤黏膜细菌性感染，如烫伤、滴虫性或真菌性阴道炎、化脓性皮肤炎、皮肤真菌感染等	①大的开放性伤口、用锂治疗的患者、甲状腺疾病患者不宜局部或长期使用 ②聚维酮碘10%水溶液pH值为1.5~5，避光保存 ③毒性监测参数为蛋白结合率、肾功能、电解质 ④对新生儿应每7~10日测定T_4和TSH，不建议用于极低体重的新生儿，有诱发甲状腺功能减退的危险 ⑤使用时，建议用无离子水稀释 ⑥不得加温使用。但在行腹膜无痛麻醉下羊膜穿刺术时，可考虑温热本品，因患者对温热状态顺应性更好 ⑦与过氧化氢混合可引起爆炸。不宜与碱性溶液及还原物质合用 ⑧广谱强效杀菌药，对细菌、病毒、真菌、原虫和芽孢都有效，且大多数微生物对碘不耐药

药品	适应证	临床应用注意
氯己定	洗液或乳膏剂用于皮肤或伤口的消毒和清洗。口腔凝胶、喷剂或漱口液用于治疗口腔感染，又用作器械消毒药、滴眼药的防腐药	①含漱液使用1周后，能使口腔黏膜着色，使用6个月后可使牙齿着色 ②高浓度溶液可软化口腔上皮而发生溃疡 ③意外静脉用药可造成溶血 ④浸泡过的针头和针筒，用前须用清水彻底冲洗干净 ⑤经长时间热处理可分解，故1%以上高浓度溶液不能高压灭菌，稀溶液高压灭菌时间不超过115℃，30min ⑥与肥皂、阴离子物质、碘化钾有配伍禁忌 ⑦遇软木（塞）可失去药物活性 ⑧阳离子表面活性剂，有广谱杀菌、抑菌作用。抗菌谱涵盖革兰阳性和阴性菌、白念珠菌等真菌以及HIV、HBV病毒等，但对芽孢、杆菌和其他真菌、病毒无效
戊二醛	器械消毒，治疗寻常疣和多汗症	①皮肤接触本品后，可用肥皂和水清洗 ②采取适当防护措施，保护皮肤和眼睛，避免吸入本品蒸汽和接触高浓度溶液 ③误服可使消化道黏膜产生炎症、坏死和溃疡。误服后，可服用水、牛奶、活性炭或其他可缓和胃肠道刺激的药物，但应避免洗胃和使用催吐剂，必要时可进行辅助通气并治疗休克，纠正酸中毒 ④碱性溶液具有较好杀菌作用。pH7.5~8.5时作用最强。该溶液在14日内可保持化学稳定性，杀灭细菌繁殖体、芽孢、真菌、病毒的作用比甲醛强2~10倍
依沙吖啶	①糜烂、水肿、充血等范围较大、渗出较多的口腔黏膜溃疡 ②牙龈炎、牙周炎的辅助治疗 ③各种唇炎、扁平苔藓、盘状红斑狼疮、渗出性多形性红斑、药物过敏等唇部有厚痂糜烂病损需要湿敷者	①仅供外用，切忌口服 ②见光易分解，颜色加深，不可再用 ③用于湿敷的医用纱布或棉球，应剪成病损大小；湿敷过程中，纱布、棉球要保持药液饱和状态；湿敷后若病损结痂未变软，则应继续湿敷，至结痂变软为止 ④不应与含氯溶液、氯化物、碘化物、苯酚、碘制剂以及碱性药物等配伍应用 ⑤碱性染料，能抑制革兰阳性菌和少数革兰阴性菌繁殖，对人无害无刺激
硼酸	①皮炎、湿疹类皮肤病的湿敷 ②眼、口腔、膀胱、子宫等的冲洗 ③软膏用于化脓性皮肤病或软化痂皮	①无刺激性，可以抑制多种细菌和真菌的生长，但作用较弱 ②不宜长期、大面积外用，以免吸收致蓄积中毒 ③婴儿应用过多含硼酸扑粉可通过皮肤吸收后中毒 ④外用因吸收过多引起的不良反应，早期表现为恶心、呕吐、腹泻。慢性蓄积中毒者可出现乏力、厌食、脱发、月经紊乱、神经错乱等。吸收量大者可出现谵妄、神志不清、心肾衰竭、死亡